# WERNER-CHRISTIAN SIMONIS

## Medizinisch-botanische Wesensdarstellungen einzelner
## HEILPFLANZEN BAND II

Dr. med.
Werner-Christian Simonis

Medizinisch-botanische Wesensdarstellungen einzelner

# HEILPFLANZEN

Band 2

Lehrbriefe
nach Heilpflanzen-Unterricht
an einer ärztlichen Fortbildungsstätte

**Novalis Verlag**

Alle Zeichnungen vom Verfasser

Novalis Verlag
CH 8201 Schaffhausen
Satz: IBV Lichtsatz KG, Berlin
ISBN 3-7214-0106-9

# Inhalt

Sammeln und Aufbewahren der Heilkräuter 9

Helleborus niger/die Christrose 17

Adonis vernalis/Das Adonisröschen 37

Aconitum napellus/Der blaue Eisenhut 51

Paeonia officinalis/Die Pfingstrose oder Benediktenrose 73

Actaea spicata und Actaea racemosa/Christophskraut und
   Schlangenwurz 89

Helleborus foetidus/Die stinkende Nieswurz 105

Geum urbanum/Die echte Nelkenwurz 115

Aesculus hippocastanum/Die Rosskastanie 125

Urtica dioica/Die große Brennessel 149

Cyclamen europaeum/Das Alpenveilchen 165

Primula farinosa/Die Mehlprimel 181

Primula elatior und Primula officinalis/Die hohe und die
   Frühlingsschlüsselblume 191

Teucrium scorodonium/Salbeiblättriger Gamander 209

Atropa belladonna/Die Tollkirsche 221

Hyoscyamus niger/Das schwarze Bilsenkraut 255

Datura strammonium/Der Stechapfel 275

Datura metel/Datura tatula/Datura fastuosa/Datura
   arborea/Datura sanguinea 291

Atropa belladonna (Tollkirsche), Hyoscyamus niger
   (Bilsenkraut) und Datura strammonium (Stechapfel):
   eine Zusammenschau 305

Orobanche racemosa/Ästige Sommerwurz 319

Lathraea squamaria/Die Schuppenwurz 325

Die Wegeriche 333

Nachwort 351

Literaturverzeichnis 353

# *Vorwort*

In dem sonst üblichen Vorwort
eines Buches verweisen wir dieses Mal
auf das Nachwort, das auf die Besonderheit
dieser Ausgabe hinweist.

# Liebe Kolleginnen! Liebe Kollegen!

*Behandlung der Heilkräuter.*

*Sammeln und Aufbewahren der Heilkräuter.*

Bevor wir unsere Heilpflanzenbetrachtungen fortsetzen, möchte ich *auf einige grundlegende* Verhaltensweisen hindeuten, nach denen man sich richten sollte, wenn man Heilpflanzengut zur Verfügung hat und es zu arzneilichen Zwecken für den Gebrauch an kranken Menschen herrichten muß.

Nachdem wir uns schon klar gemacht haben, wie die Pflanzen hinsichtlich ihrer Organik unterschiedlich ausgebildet sind, so daß man da ganz sachgemäß vielerlei Organe unterscheiden kann (Wurzel – Blätter – Blüten – Früchte, Samen), ist es wohl auch einzusehen, daß diese Organe durchaus unterschiedlich behandelt sein wollen, wenn sie im Zuge einer Heilkräuterbehandlung das Ziel ihrer Organbezogenheit und ihrer dort jeweils wirkenden Kräfte im menschlichen Leibe die kranken Organe erreichen sollen.

Von den «Blüten» wissen wir, daß sie eine besondere Beziehung zu den menschlichen Nieren, zu den Unterleibsorganen bzw. zum Stoffwechsel haben. Es wirken aber nicht alle Pflanzen rein organotrop, sondern oft oder meistens über die Anregung der Lebensorganisation und des Astralleibes.

«Blätter», die eigentlichen rhythmischen oder «Atmungs-Organe» der Pflanzen sind in ihrer Wirkung überwiegend auf die rhythmische Mitte des Menschen, auf seine Atmungs- und Kreislauforgane ausgerichtet.

Die «Wurzeln» und «Rhizome» wirken dagegen im menschlichen Organismus vorwiegend auf die Kopf- und Nervenorgane, während die «Samen» eine starke Beziehung zum Herzen haben. Diese Pflanzenorgane werden und wurden nicht immer entsprechend den hier angegebenen Bezügen verwendet. Die Unterscheidungen können oder sollten aber als Richtlinien in einer rationell befolgten therapeutischen Haltung beachtet werden.

Entsprechend den angedeuteten Differenzierungen sollte man die Heilpflanzen auch unterschiedlich behandeln, wenn man sie herrichten will etwa für Arznei-Tees, als Arznei-Umschläge, als Arznei-Badezusätze oder als Teilbäder usw. Es kommt immer auf eine schonende Behandlung des Kräutermaterials an. Man sollte Blätter und vor allem Blüten niemals kochen wie Rinden, Samen oder Wurzeln. Man wird es auch lernen, sich niemals nur dogmatisch zu verhalten, sondern sich bewußt hineinzuleben in die lebendigen Zusammenhänge.

Die Wurzeln speichern bekanntlich Salze. Deswegen müssen sie eben länger ausgekocht werden. Je höher man von Heilpflanzen Organe verwenden will, um so weniger darf man scharf auskochen. Der Same aber gehört wieder oft zu jener Region, wo ihrem Wesen nach die Wurzeln ihren Kraftbereich haben, deshalb werden manche auch regelrecht ausgekocht, doch unterscheidet da natürlich immer der Charakter der Heilpflanze das «Wie».

Der Schachtelhalm mit seiner Kieselsäure verträgt zum Beispiel – obgleich er kein Wurzelorgan darstellt, längeres Auskochen, sonst gibt er seine kolloidale Kieselsäure überhaupt nicht frei. –

Die Angaben in den Arznei- und Kräuterbüchern bezüglich der empfohlenen Mengen und den differenzierten Zubereitungen der Kräuter sind oft unterschiedlich und wohl auch mißverständlich, deshalb werden hier erst einmal einige allgemein übliche Richtlinien angegeben. So sind Angaben in Gramm-Mengen oft – vor allem in Privathaushalten – nicht recht realisierbar. Es hat sich nun die Gewohnheit herausgebildet, sich etwa nach folgendem Schema zu richten:

10

Wenn in den Anweisungen von $^1/_4$ Gramm gesprochen wird, so entspricht das einer Menge, die von einer Taschenmesserspitze erfaßt wird; $^1/_2$ Gramm ist eine große Taschenmesserspitze voll. 1 Gramm ist ein $^1/_2$ Teelöffel voll getrockneten Krautes. Ein voller Teelöffel wird als 2-Gramm-Menge angesehen. Will man 3 Gramm verwenden, so nimmt man einen Eßlöffel gestrichen voll bis zum Rande. Ein gehäufter Eßlöffel voll wird mit 5 Gramm berechnet. Daß diese Mengenangaben alle nur annähernd gültig sein können, dürfte verständlich sein. Der Apotheker hat natürlich genauere Wiegemöglichkeiten, die dem privaten Haushalte zumeist nicht zur Verfügung stehen.

Wenn von einer Teemenge gleich einer Tasse voll gesprochen wird, dann sind das etwa $^1/_4$ Liter. Das ist die übliche, jeweilige Menge, die als Einzelgabe einzunehmen ist. Verordnet der Arzt oder verlangt der Krankheitsfall mehr, dann müssen so viel Tassen Tee aufgenommen werden, wie der Arzt vorschreibt. Auf keinen Fall sollte man aber dem Wahn huldigen, daß «viel auch viel hilft». Heilung hat immer mit der Zeit zu tun und insbesondere mit der Geduld.

*Von der Verwendung und der Zubereitung der Kräuter:*

Es haben sich im Laufe der Zeiten bei den sachkundigen Kräutertherapeuten etwa fünf Zubereitungsarten entwickelt, nach denen sich der Laie auch richten kann. Der übliche und wohl allbekannte Aufguß steht als am gebräuchlichsten an der Spitze. Für einen solchen Aufguß überbrüht man die vorgeschriebene Teemenge in einer Tasse mit $^1/_4$ l kochendem Wasser, läßt das Ganze 10 Minuten zugedeckt ziehen und filtriert dann ab. Wohlgemerkt! – nicht länger ziehen lassen als 10 Minuten. Auf diese Weise werden empfindliche und aromatische Kräuter so behandelt, daß von ihren wertvollen Substanzen möglichst das meiste in den Aufguß übergeht und als Heiltrank zur Verfügung steht.

Stellt es sich heraus, daß ein solcher Aufguß von dem Kranken beim anfänglichen Gebrauch nicht ohne objektive oder subjektive Gegenreaktion oder Antiappetit vertragen wird, dann verkürzt man die Zeit des Ziehenlassens auf 5, 6, 7 oder 8 Minuten. Die Wirkung wirkt in der erwarteten Richtung, und der Kranke gewöhnt sich an das ungewohnte Getränk.

Unter leichter Abkochung versteht man folgendes Vorgehen. Man verrühre die vorgeschriebene Menge Kräuter in $1/4$ l kochenden Wassers, läßt 1- bis 2mal aufwallen, entferne das Gefäß von der Feuerstelle, decke es zu und lasse das so Gekochte noch wenige Minuten, um es dann abzufiltern.

Ein anderes Vorgehen besteht darin, daß man die vorgeschriebene Kräutermenge mit $1/4$ l kalten Wassers auf die Wärmequelle setzt und dann aufkochen läßt; darauf abfiltrieren. Will man stärkere Abkochungen bereiten, geht man ähnlich vor. Man stellt die Flüssigkeit sofort nach dem Aufkochen von der Wärmequelle weg und läßt sie zugedeckt noch 10 Minuten ziehen. Das ist ein Verfahren, das vor allem für Rhizom- und Wurzelabkochungen angewendet wird.

Sogenannte «kalte Auszüge» bekommt man, wenn man die verordnete Kräutermenge mit $1/4$ l kalten Wassers übergießt und sie 6–12 Stunden ziehen läßt. Je länger das Wasser auszieht, um so kräftiger wird der Auszug. Alkoholische Auszüge kommen für den Laiengebrauch wohl weniger in Anwendung.

Man kann aus frisch gesammelten Kräutern «Preß-Saft» herstellen. Da nimmt man geeignete frische Pflanzenteile, zerstampft sie in einem Mörser und preßt die bereitete Masse durch ein sauberes Tuch ab. Den so gewonnenen Preß-Saft gibt man den Kranken teelöffelweise in Milch oder Mineralwasser. Auch Heilpflanzen-Pulver kann man bereiten. Man nehme gut getrocknete Heilkräuter oder Teile von ihnen und stampfe sie in einem Mörser zu Pulver, darauf siebe man das gewonnene Pulver durch ein feines Sieb. Die Anwendung als innerliche Arznei erfolgt derart, daß man eine vorgeschriebene Menge des Pulvers jeweils in einem Eßlöffel voll Milch einnimmt.

Kräuter-Umschläge sind zuweilen gebräuchlich. Man nehme in ¼ l Wasser eine vorgeschriebene Menge an Heilkraut – z. B. 10 g = 2 gehäufte Eßlöffel Schafgarbe – und bereite daraus einen Kräutertee. In dem abgefilterten heißen Tee werden saubere weiße, mehrfach zusammengelegte Tücher (aus Bourette-Seide) eingeweicht, dann ausgepreßt und warm (nicht heiß) als Umschlag verwendet. Darauf wird ein Stück wasserdichten Stoffes gelegt und dann ein warmes Wolltuch über die Packung. Längeres Warmhalten kann eine Gummiwärmflasche bewirken.

Eine andere Methode zu feuchten Umschlägen liegt in folgendem Vorgehen: Man füllt ein weißes Säckchen mit Kräutern, läßt es dann mit heißem Wasser durchtränken und anschließend so vorgehen wie vorstehend geschildert. Waschungen – vor allem von Wunden: Tee wie zum Trinken bereiten und die Wunde mit von diesem Tee durchtränkten Tupfern abtupfen oder bespülen. Auch zu Einläufen können Kräutertees – wie zum Trinken bereitet – verwendet werden.

Als Badezusatz kocht man 100 g Kräuter mit 1 Liter Wasser auf, filtriert ab und setzt dann den Absud dem Badewasser zu. Mit 40 g Kräutern und ¼ l Wasser bereitet man in gleicher Weise einen Absud für Arm- oder Fußbäder.

Niemals *giftige* Heilkräuter verwenden! Das ist die Domäne von Apothekern und Fachleuten!

Das Sammeln von Heilkräutern kann eine wichtige Seite des Umgehens mit diesen Pflanzen für den werden, der in naher Zukunft auf das selber geerntete Kräutergut angewiesen sein wird. Da sollte vor allem darauf geachtet werden, daß keine Pflanzen gesammelt werden, wo in der Nähe Insekticide verwendet wurden, wo künstlicher Dünger verwendet wurde und wo Autoabgase nahe an das Sammelgut herangelangen.

Heilkräuter zu suchen in ihren natürlichen ökologischen Zusammenhängen mit anderen naturbelassenen Pflanzen ist die selbstverständliche Aufgabe des Kräutersammlers. Jeder Therapeut, der mit Heilpflanzen heilen will, sollte vor allem wissen, daß für sein Beginnen solche Heilpflanzen von Bedeutung sind, die in der Umgebung seines Praxisbereiches und in dem Bereich seiner Patientenwohnungen gedeihen. Damit ist nicht gesagt, daß diese bestimmten Exemplare für die Therapie verwendet werden sollen, sondern nur die Species. Oft weist das Auftreten bestimmter Heilpflanzen schon darauf hin, wessen die Menschen jener Gegend bedürfen. Das sind natürlich Aspekte, die für die wurzellosen Städter weniger in Betracht kommen.

Zum Sammeln gehören selbstverständlich vor allem umfassende Kenntnisse der Pflanzenwelt, die «moderne» Ärzte in ihrem Studium zumeist nicht mehr vermittelt bekommen. Man kann sich diese Kenntnisse aber auch autodidaktisch selber erringen, wenn man sich an geeignete Literatur wendet und nach den dort abgebildeten Pflanzen in Feld, Wald und Wiese sucht, um seine Kenntnisse zu vervollkommnen. Dann sollte man von Anfang an beginnen, die Pflanzen besonders in ihren Konturen zu zeichnen, später auch farbig. Solche Zeichenübungen am Naturobjekt sollten so lange wiederholt werden, bis man sie aus dem Gedächtnis reproduzieren und sie draußen auch ohne Bestimmungsbuch finden und erkennen kann. Das Wahrnehmen und Zeichnen vermittelt bald die typischen Wuchsgesten der Pflanzen, die auch für die Heilhinweise von Bedeutung sein können.

Wie verhält man sich zu seiner Aufgabe des Kräutersammelns? Man wählt tunlichst einen Tag, der trockenes Wetter bringt, da dann auch das Trocknen der Kräuter leichter vor sich geht. Vor allem sammelt man jeweils nur soviel, wie man rechtzeitig gleich verarbeiten oder herrichten kann, da andernfalls Sammelgut unnütz verdirbt und zugrundegeht. Man sollte auch bedenken, daß bei länger unsachgemäß gelagertem Sammelgut Substanzen in den Heilpflanzen sich auch verändern können.

Erntet man Blüten, so sollte man sie zu Anfang ihrer Blütezeit pflücken und sie dann gleich auf einem Trockenboden, der gut durchlüftet ist, zum Trocknen legen. Als Unterlage nimmt man sauberes, unbedrucktes Papier.

Auch für das Sammeln von Blättern gibt es ganz bestimmte Verhaltensweisen. Sie erntet man vor allem vor der Blütezeit bis

14

zur Blüte hin. Größere Blätter reiht man auf Bindfadenschnüren auf und hängt sie so in den Trockenraum. Kleinere Blätter breitet man wieder auf sauberem Papier aus. Oft ergibt sich die Notwendigkeit, die Kräuter in ihrer ganzen Größe zu trocknen. Man hängt sie wie große Blätter zum Trocknen auf; doch muß man vorher dafür sorgen, daß in den Wurzeln und an den Stengeln haftende Erdreste sauber entfernt sind und auch welke Blätter beseitigt sind.

An der jeweiligen Art der Heilpflanzen wird man erkennen und erleben, daß das Trocknen unterschiedliche Zeit dauert. Samen, die ihrer Natur nach anfänglich noch wenig Feuchtigkeit enthalten und auf eine vegetative Ruhezeit vorübergehend ausgerichtet sind, erfordern eine Trockenzeit an einem Trockenplatz. Bekannt dürfte sein, daß bestimmte Blätter durch das Trocknen einen wesentlichen Anteil ihres Aromas verlieren. Sie müssen deshalb möglichst gleich nach dem Pflücken verwendet werden, z. B. Petersilie. Auffallend ist die Tatsache, daß die Blätter einer bekannten Rosacee frisch zum Tee bereitet – die Brombeerblätter – ohne Duft und Geschmacksnuance sind. Bereitet man den Tee aber aus getrockneten Brombeerblättern, dann meldet sich ganz leise eine Rosaceen-Geschmacksnuance. Übrigens hat ein solcher Tee eine hervorragend heilende Wirkung gegen entzündliche Vorgänge am und um den Blinddarm.

Pflanzen sind lebendige Wesen. Ihre Wirkensdauer ist immer nur eine beschränkte. Darum muß man wissen, daß man von getrockneten Heilpflanzen nach ihrem Einsammeln höchstens 1 Jahr lang wirkungsvolle Zubereitungen erwarten kann. Das gilt natürlich ebenso von Pflanzen aus dem Kräuterhandel. Darum kaufe man nur dort, wo die Gewähr besteht, daß die Apotheke oder Drogerie jeweils alle Jahre ihren Kräutervorrat erneuert. Nacktes Metall wie Blechdosen nehmen den Kräutern ihre Kräfte. Gefäße aus Steingut, Porzellan sind die besten Aufbewahrungsmöglichkeiten. Glas nur dann, wenn sie in absoluter Dunkelheit gehalten werden, denn auch Licht nimmt den Kräutern allmählich die Kraft.

# Helleborus niger/Die Christrose

*Der schwarze Nieswurz*

Es ist immer ein gewagtes Unterfangen, im Bereiche der Pflanzenwelt eine Einzelpflanze wesensgemäß darstellen zu wollen und dabei die Familie, die Ordnung aus Gründen des eingeschränkten Themas nicht genügend zu Worte kommen zu lassen. Jede Pflanze ist außer ihrer eigenartlichen Besonderheit noch *wesentlich* bestimmt durch das Generelle ihrer Familie, sie ist der Schnittpunkt von Entwicklungstendenzen von oben und unten sowie die Spiegelung vieler differenzierender Einflüsse aus Kosmos und Erde. Das gilt besonders für die Darstellung etwa eines Vertreters der Hahnenfußgewächse, der Ranunculaceen, wie die *Christrose* es ist. Mit den Ranunculaceen haben wir jene Pflanzenfamilie vor uns, die uns am klarsten und zugleich am verschleiertsten ihre Zentralstellung im Pflanzensystem offenbart, ihre Schlüsselstellung insofern, als sich in ihr offensichtlich die Vereinigung mehrerer Entwicklungsrichtungen – einmal aus der irdisch-kosmischen Vergangenheit (gespiegelt z. B. in den Monokotyledonen), zum andern aus dem reinen Erdenzustande – abzeichnet, bzw. auch, daß beide Pole sich durchdringen. Jede einzelne Familie weist jeweils hin auf vergangene oder auch auf zukünftige Entwicklungsphasen im Pflanzenreiche und ist von diesem Aspekte her wesensbestimmt. Bezüglich der Einzelheiten und Vielfältigkeiten dieser Problematik muß auf fachbotanische Werke verwiesen werden.

In einem pädagogischen Kurse zeigte Dr. Steiner einmal den Lehrern, wie für das botanische Erfassen der Pflanzenwelt den Kindern die eigenen, sich entfaltenden Eigenschaften der Seele in eine Erlebnisbeziehung zu den Pflanzenfamilien, die wiederum

Äußerungen der ganzen Erde sind, gebracht werden müssen. Dadurch kann die durchaus rechtmäßige Familieneinteilung auch wesensmäßig nahegebracht werden. Bei der Betrachtung der Christrose – nun einmal umgekehrt vom Erwachsenenstandpunkte aus – wird man wiederum gern erinnert an Kinder um das 11. bis 12. Lebensjahr, die man erleben kann, wie sie fast einsam dastehen im Ringen um den Ausgleich von Kräften ihrer verklingenden, kindlich-träumenden Vergangenheit mit jenen, die aus ihrer Zukunft hereinwirken, sie zu einem andersartigen Wachen aufrufen und ihnen dadurch allmählich eine andere Stellung zur Umwelt vermitteln. Alle das Kind vorher umgebenden Wärmekräfte scheinen wie in einem Punkte zusammengezogen; physisch-ätherisches Wachsen ringt in neu erschlossener Verstandes- und Erkaltungssphäre um auch organisch neues Gestalten und Abbauen, d. h. um den körperlich-seelischen, beweglichen «Ruhepunkt» zwischen zwei polaren Entwicklungsphasen. Wie die Christrose in einer vegetationsfeindlichen Jahreszeit sich voll zur Erscheinung bringt, so ringt das Kind den hemmend-erkaltenden Zukunftskräften seine Blütezeit ab. –

Die ausdauernde, giftige Christrose treibt aus einem kurzen, kräftigen, schwarzbraunen Wurzelstock, der mit vielen langen, ebenso getönten, zähfesten Wurzeln und wenigen kurzen Seitensprossen versehen ist, einen oder mehrere Stengel. Dieser Wurzelstock offenbart den Bau eines Stengels. Er hat innen das Grundgewebe, an der Peripherie die Leitbündel, die ihren Gefäßteil nach innen kehren. Die später überwinternden, wurzelständigen Laubblätter bohren sich anfänglich eingerollt und zugespitzt – durch die Erde an das Licht und entfalten sich auf Stielen bis zu 30 cm Länge zu 7 bis 9 fußförmig zusammenhängenden Abschnitten. Das Blatt ist aus einem unpaarig gefiederten Blatte hervorgegangen. Die Stiele der seitlichen Fiederblättchen sind aneinander hinaufgerückt und bleiben miteinander verwachsen, da sich der Blattstiel nicht weiter ausbildet. Die Konsistenz der Blätter ist lederig, die Färbung dunkelgrün. Die Oberfläche kann glänzend oder matt sein. Die einzelnen Blattab-

18

schnitte sind langgestreckt, schmallanzettlich bis keulenförmig, ihre Kanten tragen im Verlauf der Endabschnitte mehr oder weniger zahlreiche, nach vorn gerichtete Sägezähnchen. Die Blattnerven sind stark ausgeprägt, oberflächlich gering eingezogen und an der heller getönten, der Erde zumeist aufliegenden Unterseite stark kielförmig hervorspringend. Am Blattstiel ist eine breite Blattscheide. An dem Stengel entwickeln sich 1–2 blaßgrüne, glattrandige Hochblätter. Die aufrechten, fleischigmassiven, kahlen Blütenstiele sind hellgrün und vielfach mit rosa-violetten, mehr oder weniger langgestreckten Tupfen übersät, deren Fülle sich unterhalb der Blütenhülle staut (oft auch dort, wo Nebenknospen entstehen). Ein bis drei hellgrüne, ganzrandige, schuppenförmige Hochblätter stehen in wechselständiger Spirale um diesen Stiel und zeigen zuweilen Zeichen ihrer starken Wandlungsfähigkeit; denn neben solchen zugespitzten Hochblättern mit kaum sichtbarer Nervatur erscheinen auch solche mit 2 bis 3 Zähnchen an den Spitzen. Andere zeigen plötzlich wieder eine kräftige Mittelrippe, die sich oben nach zwei Seiten spaltet: sie geben den schuppenhaften Hochblattcharakter auf und zähneln die beidseitigen Spitzen nochmals, besonders dann, wenn in ihrer Achsel eine Blütenknospe entspringt.

Endständig erscheint aus stumpf zugespitzter, mandelförmiger Blütenknospe in leichter Hängelage die Blüte. Sie liegt, von zwei Scheidenblättern umhüllt, umgewendet in der Blütenknospe und erhebt sich beim Aufblühen mit hakig gekrümmtem Stiel aus der «geotropen» Stellung, indem sie die zwei sie bisher umhüllenden Hochblätter bei weiterem Wachstum zurückläßt. Mit dem Wegspreiten der Hochblätter wird der weiße Kelch freigegeben. Wie von Morgenröte übergossen lichtet sich die Blüte im leichten Aufrichten und beim Öffnen in Richtung der Horizontalen schneeweiß auf und erreicht einen Durchmesser von 3 bis 10 Zentimetern. Die 5 breit-elliptischen, blütenhaft weiß aufgelichteten Hüllblätter (vgl. Tulpe) umschließen eine Fülle (bis über 100) eng zusammengeballter, anfänglich in gedrungener Tannenzapfenform zusammengedrängter Staubfäden, die sich später öffnen, überragt von vorher entfalteten 7 bis 10 weißlich-grünen Stempeln. Die Blütenorgane werden von einem Kranz (bis zu 20) grüner Blütenblätter, die Honig abscheiden, wie in einer Schale zusammenhalten. Diese dütenförmigen Honigblätter sind mit Ober- und Unterlippe versehen. Vorher duftlos, entströmt bei voller Entfaltung der Staubgefäße und Honigblätter ein feiner honighafter Rosenduft, der bald wieder verschwindet.

Blickt man so recht in die Fülle einer Christrosenblüte hinein – möglichst noch im Gegenlichte –, dann erlebt man bei Aufbietung umfassender Aufmerksamkeit, wie sich in Form, Farbe und Zahl vor den Augen die beiden Weltenkräfte des Oben und Unten durchdringen und hier im Schnittpunkte ihres gegenseitigen Durchdringens ihre polaren Offenbarungsorgane erfassen, formen, färben – und hernach wieder freigeben an die Sphäre ihres Urstandes. Die blütenbildenden, farbenspendenden Sternenkräfte erfassen die Kelchblätter, durchlüften und durchlichten sie. Im Lichtesgegenschein erkennen wir, wie in das klare Winterweiß dieser Blütenhülle feines Gelbgrün, vielleicht auch zartes Rosa hereinspielt, das hier und da zum Violetten hinunterneigt, fast an das menschliche Inkarnat antönend. In diesem Farbenkreis, welcher die der «Erde zugeneigten Blütenorgane» auflichtend erfaßt hat, erscheint nun die «eigentliche Blüte», ihre «oberen» Organe, vom leuchtenden Grün der Lebenskräfte durchtränkt – die Honigblätter – und dann in einem inneren Reigen die Staubblätter, und alles gekrönt von den überragenden, blassen Stempeln.

Das geschilderte Farbenspiel geht viel weiter noch und feiner vor sich. Im durchschimmernden Lichte zeigt sich, daß die grünenden Blüten-Honigblätter den weißen Hüllblättern an ihren Ansatzpunkten von innen das Grün zurückzugeben scheinen, ein Vorgang, der von außen kaum zu erkennen ist. Ein bedeutungsvolles und wirkungsvolles Kräftewechselspiel findet hier statt und bringt sich zum Ausdruck, das seinen Höhepunkt in der Reifezeit findet, wo die Hüllblätter dann ergrünen oder grünrot werden und die Honigblätter wie die Staubgefäße abfallen. Das feine

20

Wechselspiel der Farben, das so wenig eindeutig geschildert werden kann wie das des Regenbogens, offenbart unserem sinnenden Schauen die Hauptwesensseite der Hahnenfußgewächse überhaupt und die der Christrose insbesondere, die Wesensseite, die sie zu diesem Namen, zu ihrer Stellung im Jahresrhythmus und insgesamt zu ihrer althergebrachten Wertschätzung als Heilpflanze geführt hat.

Es gibt nur *ein* Wesen der Schöpfung, das mit seinen höchsten Kräften ständig an jenem Scheidepunkt steht, wo es in den Bereich der «niedersten Kräfte» eingreift, und das ist der Mensch, der Mensch, der zur Winterzeit erwacht und in seinem Geistleben erblüht. Auf diesem Wege «begleiten» ihn und spiegeln seinen Weg einige Pflanzen: die Herbstzeitlose, die Christrose, die Mistel, der Huflattich und andere.

Mit der Reife der Helleborus-niger-Blüte erfolgt die geschilderte Farbrückgabe; die Hüllblätter werden noch fester als vorher, undurchsichtiger, damit weniger lufthaltig und nehmen jetzt ganz den Charakter von Kelchblättern an, in deren Mitte sich in wunderbarer Spirale die Fruchtknoten auf kurzem Fruchtträger quirlig umeinander winden. Der einzelne Fruchtknoten besteht aus einem Fruchtblatt, dessen Ränder miteinander zu einer Bauchnaht verwachsen und sich zu dem Griffel verlängern. Die einzelne Frucht ist eine Hülse, der der Griffel wie ein Schnabel aufsitzt. Die 4 mm langen Samen sitzen an der Bauchnaht. Sind die Früchte vollreif, brauntrocken, dann neigen sie sich radial auseinander, soweit es ihnen möglich ist, denn im unteren Drittel sind sie miteinander verwachsen. Die entfallenden Samen sind eiförmig und am Rücken mit einem *blasigen* Längswulst versehen.

Die Blütezeit des schwarzen Nieswurz beginnt oft schon im November, Dezember und reicht bei vielen bis in den Februar, in den April hinein. Zuweilen blüht sie im Juni zum zweiten Male. Entsprechend der winterlichen Jahreszeit ist der Insektenbesuch nur gering. Gelegentlich wird die Honigbiene beobachtet; doch verfügt Helleborus niger über die Möglichkeit zur Autogamie.

Die Narben bleiben sehr lange empfängnisfähig. Wenn kein Insektenbesuch stattfindet, kann bei schräg oder senkrecht stehenden Blüten der Pollen die eigenen Narben befruchten. – In der Kultur wächst die Christrose langsam; oft dauert es bis zu 5 Jahren, ehe Sämlinge blühen. Dafür kann sie wiederum sehr alt werden. –

«Eine märchenhafte Pracht» bieten «die Christblüten im Berchtesgadenerland», sagt Kroeber. «Ihr massenhaftes Vorkommen von der Talsohle bis zur Krummholzregion in den Gebirgswäldern der bayerischen Kalk-Alpen zwischen Salzach und Inn» erscheint ihm unergründlich, «nachdem sie in Vorarlberg, Tirol und in der Schweiz (Ref. einzig im Tessin) nur selten gefunden wird.» Auch Hegi erwähnt das Vorkommen der Christrose an steinigen, buschigen Abhängen, in Gebirgswäldern, zwischen Gebüschen der südlichen und östlichen Alpen, nur auf Kalk! Aus Gärten vereinzelt verwildert, tritt Helleborus niger auch noch sporadisch an einigen anderen Stellen auf. Die Allgemeinverbreitung erstreckt sich über die nördlichen und südlichen Kalkalpen der östlichen Alpenkette (östlich bis Niederösterreich und Kroatien, westlich bis Tessin und nordöstlich Tirol), Apennin, Serbien und Wallachische Karpathen (n. Hegi).

Fernab von jeglichem Verständnis unserer Pflanze führt nun die chemische Analyse der Inhaltsstoffe, soweit sie bisher durchgeführt und soweit Einzelstoffe erfaßt werden konnten. Wehmer gibt an, daß in dem Rhizom die glykosiden Saponine Helleborin (Drasticum) und Helleborein (Herzgift), Aconitsäure, fettes Öl, Spuren ätherischen Öles, Ca-Phosphat u. a. gefunden seien; nach neueren Angaben nur Helleborin, über 0,045%, und feine andere Glykoside. Die Blätter sollen gleiche Stoffe aufweisen wie das Rhizom. Bezüglich der Asche verweist er auf ältere Analysen von Berzelius, 1846. Kroebers Angaben sind fast die gleichen. Er weist noch darauf hin, daß Helleborus niger im Gegensatz zu Helleborus viridis keine Alkaloide enthält. Die neuesten Ausführungen verdanken wir F. O. W. Meyer (1949). Er berichtet, daß Schweizer Autoren dem wässrigen Extrakte aus Rad. helle-

22

bor. nigr. ein wesentlich stärkeres Glykosid entzogen hätten, das schwer wasserlöslich ist und eine 20- bis 40fache Wirkung gegenüber den ebenfalls von ihm angegebenen schon bekannten Glykosiden hat. Auch er führt neben Aconitsäure, fettem Öl die beiden Glykoside Helleborein und Helleborin auf. Nach ihm ist Helleborein wasserlöslich, ein «Digitalisglykosid» mit Eigenschaften eines schwach hämolysierenden Saponins, das am isolierten Herzen «typische Digitaliswirkung» erzeugt. Helleborin ist ein typisches, Schleimhäute stark reizendes Saponin.

Die frische Wurzel der schwarzen Nieswurz sieht braun aus und duftet wie ranziges Öl; getrocknet ist sie dunkelbraun.

Aus alten Zeiten ist dann der Gebrauch der Christwurz in vielfacher Hinsicht überliefert. Von den griechischen Philosophen hieß es, daß sie die Wurzeln aßen, um besser denken zu können. Herakles wurde angeblich durch diese Heilpflanze von einem Wahnsinnsanfall geheilt, ebenso die rasenden Töchter des Königs Proitos. Hier wird sogar die Anwendungsart genau berichtet: der Ziegenhirte Melampas gab ihnen Ziegenmilch zu trinken, nachdem die Ziegen Helleborus gefressen hatten. Dioscurides gibt Helleborus als Laxans, als Emmenagogum, gegen Epilepsie, Melancholie, Wutanfälle, Gicht, Schwerhörigkeit und Krätze. Horaz schreibt in seinen Satyren, daß Helleborus «den Wahnsinn heile, der sich auch als Geiz äußert» (Danda est ellebori multi pars maxima...) (zit. nach H. Sieg.) – Auf diese fernen Quellen führen die alten Angaben mit mehr oder minder klaren Indikationen zurück. Einer schreibt es von andern ab, so daß im Laufe von Jahrhunderten der Gebrauch der Christrose und ihre Indikationen immer verschwommener wurden. Bis dann wieder durch Theophrast von Hohenheim (gen. Paracelsus) unsere Heilpflanze eine Würdigung erfuhr auf Grund einer ganz modern naturwissenschaftlich anmutenden Betrachtung, die verbunden war mit klarer Erfassung ihres Wesens bis in die Beziehungen zu den einzelnen Organsystemen.

Von Paracelsus spannt sich dann ein weiter Bogen zu Rudolf Steiner, der eine ganz neue Indikation für Helleborus niger aufzeigt. Diese beiden Autoren stellen eine Polarität dar, zwischen deren Polen noch eine Fülle historischer Beweise für die Wertschätzung der Christrose angeführt werden könnte. Die meisten gehen zurück auf Paracelsus und Matthiolus. Paracelsus hatte sich mit der ganzen Macht seines Natur erkennenden Genius und seines therapeutischen Willens für diese Heilpflanze eingesetzt. Mit ihr beginnt er in seinem «Herbarius» das Wettern gegen die abstrakte Arzneianwendung, die sich auf die Bücher stützt, wie sie aus Arabien, Chaldaea, Persien, Griechenland und anderen zeit- und landfernen Gebieten überkommen waren und deren Inhalte von keinem Leser mehr an der Natur geprüft wurde. Von ihm ist es hinreichend bekannt, in welch intensiver Weise er die Natur erforschte und erkannte, wie ihm die Erscheinungsform der Naturdinge noch ein Schlüssel war zu jenen wesenhaften Kräften, die diese Formen bewirkten und auch im Menschen tätig erkannt wurden. Aus dem Erkennen und Erfassen dieser Kräfte resultierte bei ihm die Anwendungsweise der Heilstoffe.

Von Helleborus niger schreibt er in seinem Fragment gebliebenen «Herbarius»:

«So die bletter der schwarzen nieswurz am schatten getrocknet werden durch den luft von orient und nachfolgend in ein pulver gestoßen und mit sovil reins feins zucker gemischt, als schwer die bletter seind, so ist es bereit wie die ersten philosophi der arzten angefangen haben dise Prozeß, wie er ietzt beschrieben ist. die gar alten ersten philosophi haben sich großer gesuntheit gepflogen und zu komen auf ein langes Leben mit frölicher gesuntheit, zu dem selbigen end zu kommen, haben sie dise arznei von der schwarzen nieswurzen gebraucht, aber darzu auch ein ordentlich und ein ziemlich regiment gehalten, wie sich dan gebüret einem jeglichen, der zu seinem recht gegebenen ende komen wil. nun aber haben sie dises kraut angefangen zu brauchen nach den 60. jaren, das ist, nach denen jaren in denen wir ietzt sind 365 tag etc, und habent das gebraucht bis zu end ires lebens. aus dem ist nun das sie on krankheit hinaus komen sind un mit gesundem leib ir end erlanget. in inen ist nicht gefunden worden einicherlei ge-

24

schwer, oder apostem weder an den lungen, lebern, milz noch sonst. auch kein fluß in die wuntarzneische krankheit, als offen scheden, wolf, ölschenkel und der gleichen. auch inwendig kein fluß gewachsen, aus den het mögen folgen der gech tot, der schlag, das podagram. das chiragram oder auch ander mer gesücht in hüften oder gleichen, die sich dan kalt oder warm gemeiniglich in allen teglich erzeigen. auch fieber, wie die seind, alltegig, drei-tegig, viertegig oder mer. auch ist kein feulung in inen gewachsen, aus welchen der atem het mögen stinken oder würm wachsen.»

Weiter schreibt er von dem Kraut, «das von vil personen ge-braucht ist worden die gar flüssig, rozig, mastig und plutertellig gewesen sind, die das kraut gebraucht haben nach inhalt der alten ordnung, die sich in ir natur gar erneuert haben in solche gesunt-heit komen, das dem humoristischen arzt unmöglich gewesen und gar nit gleublich; dan sie beweisen nichts mit den werken, alein mit der zungen. und habent eingenommen auf einmal alle morgen teglichen bis auf das 70. jar ein halb quintlin, darnach von dem 70. auf das 80. am andern tag ein halb quintlin, von dem 80. bis auf das end am 6. tag ein ganz quintlin.»

Von der Wurzel heißt es dort:

«Von der wurzen des schwarzen ellebori verstanden, das sie hat 4 krankheiten zu vertreiben, als nemlich die fallende, das po-dogram, den schlag und die wassersucht...»

Wenn Paracelsus auch überall heftig gegen die alten «humori-sten» wettert, d. h. ihre in die Dekadenz geratene Lehre von den 4 Säften verspottet, weil die Anhänger glaubten, mit einfachem oder vielfachem Purgieren diese Säfte reinigen, ableiten und da-durch die Krankheiten beseitigen zu können, so spiegelt sich in dieser Vielzahl der von der Heleborus-«tugent» bewältigten Krankheiten doch auch wider das Wissen um die reale Existenz der 4 «humores», der Qualitäten seines «archäus». Wir würden heute sagen: die 4 Ätherarten des Ätherleibes. Paracelsus geht dann auch in differenzierte Einzelheiten. Bei der Epilepsie («zum fallenden») schreibt er z. B.:

»Dise wurzen sol im abnemenden mon genommen werden, im

zeichen der wag, die dan mit diser krankheit am bequemlichsten ist, und im planeten venere getrocknet im schatten von dem borealischen wint, das ist von mittag.»

In ähnlichen Anweisungen wird über Apoplexie, Podogra und Wassersucht verhandelt; aber auch die anderen Christwurz-Wirkungen werden nicht vergessen:

«so folgt aus dem dass auch das menstruum der frauen alein durch mundificativa muß ausgetriben werden.»

Die Wertschätzung dieser Heilpflanze drückt sich in einem solchen Satze aus:

«wolt got das der beste doctor aller teutschen hohenschulen dise wurz und kraut gebrauchen könte, alein wie sie an ir selbs ist, für all sein kunst, do het er kunst genug...»

Im Gegensatz zu den abstrahierenden Tendenzen in der Heilkunde seiner Zeit ist nun Paracelsus nicht etwa fanatisch auf diese Heilpflanze fixiert. Im Gegenteil, er führt aus, daß man nicht etwa sollte meinen, man hätte mit dieser Heilpflanze die Leiden von Grund auf beseitigt; denn die Ursache liegt viel tiefer als nur in den 4 Säften (oder Ätherarten). Sie sind der Ort, wo diese Krankheiten aus dem Wesen des Kranken hervorgehend zur Erscheinung gelangen.

Es bedarf eines langen Studiums, um zu erkennen, daß die Paracelsischen Anweisungen nicht Vergangenheitswert, sondern zukunftstragend sind, wenn man erst einmal einsieht, was seine Begriffe und Worte bedeuten, die dem naturwissenschaftlichen Bewußtsein ganz fremd erscheinen und oft auch verlacht wurden. Oft mutet es an, als spräche aus Paracelsus ein ganz modernes, geisteswissenschaftlich geschultes Bewußtsein, für das die damalige Sprache noch nicht ganz die Mittel zum Ausdruck besaß. – Mit diesem letzten großen Appell für die schwarze Nieswurz verschwindet dann plötzlich das ernste arzneiliche Interesse für diese Heilpflanze.

Das *Vergiftungsbild*, wie es Helleborus niger heute noch erzeugt, stellt Lewin unter Hinweis auf die 2 glykosidischen Gifte: Helleborein und Helleborin dar. Als tödliche Dosis des wäßrigen

Extraktes von Helleborus niger gibt er 2 g an; von der gepulverten Wurzel erzeugen 1,2 g Vergiftung. Die Giftwirkung kann in einer Stunde und der Tod im Herzkollaps oder Krampfanfall, eventuell bei vollem Bewußtsein, in $2^1/2$ bis 13 Stunden eintreten. Rinder, die Helleborus niger gefressen hatten, bekamen Herzstörungen, beengte Atmung, Geifern, Zähneknirschen, blutige Darmentleerungen und Unterdrückung des Wiederkäuens. Ein Pferd verendete nach Verzehren von 1,2 kg Blättern. Hammel bekamen nach Fressen frischer Pflanzen Aufblähungen, blutige Entleerungen und Krämpfe. Rinder, die mit einem Essigextrakt aus Helleborus niger gewaschen wurden, um von Läusen befreit zu werden, bekamen durch Hautresorption eine schwere Vergiftung, der 3 Tiere schnell erlagen. Das Fleisch von Tieren, die Helleborus niger gefressen haben, soll vergiftend wirken.

Die Vergiftungssymptome beim Menschen treten in wechselnder Kombination auf als Salivation, Übelkeit, wiederholtes Erbrechen, Schlingbeschwerden, Magen-Leibschmerzen, Durchfall auch mit Blut, Wadenkrämpfe, Hautblässe, Schwindel, Ohrklingen, Photophobie, Dunkelheit vor den Augen, Blindheit. Später dann Delirien, Schluchzen, Zuckungen, Kleinheit und Seltenheit des Pulses, Dyspnoe, Somnolenz und Tod unter Krämpfen. Bei Genesung mehrere Tage Mattigkeit, Ohrensausen und Pupillenerweiterung.

Von den isolierten Wirkstoffen bewirken 0,12 g Helleborein bei subkutaner Applikation den Tod eines Hundes, der nach Helleborin erst bei 0,24 g eintritt. Das Helleborein wirkt kumulativ, muskellähmend, läßt die Herzarbeit aufhören (Vaguslähmung), bewirkt dyspnoische Atmung, Erbrechen, Durchfall und Entzündung der Schleimhäute. In das Auge geträufelt machen Helleboreinlösungen Anaesthesie, bei Tauben auch Hornhauttrübung. Helleborin bewirkt ebenfalls Erbrechen, Durchfall, Parese der Extremitäten sowie Betäubung und Anaesthesie und tötet durch Gehirnlähmung. Radix hellebori nigr. enthält *keine* Alkaloide. Der Leichenbefund ist zumeist diagnostisch bedeutungslos; geringe Entzündungen und Ecchymosen am Magen und Darm wurden beobachtet. Als Therapie empfiehlt Lewin bei Vergiftungen Brech- und Entleerungsmittel für Gifte, Frottieren der Haut mit warmen Tüchern, Kampfer usw. sowie Opium gegen Kolikschmerzen.

Wenn wir von dem reinen Vergiftungsbilde uns hinwenden zu dem Arzneibilde des Helleborus niger, wie es in der Homöopathie sich darstellt, so muß hier daran erinnert werden, daß es S. Hahnemann war, der vor 170 Jahren in seiner Habilitationsschrift: «Dissertatio historico-medica de Helleborismo veterum, Leipzig 1812», anerkanntermaßen eine der besten Darstellungen der Helleborustherapie nach den Quellen des Altertums verfaßte und die Indikationen und Gegenindikationen für den Gebrauch der «weißen» und der «schwarzen» Nieswurz herausschälte. Der amerikanische Homöopath Nash gibt für Helleborus niger an, daß die Verschlimmerung des Kopfschmerzes bei Schnupfen stets nachmittags zwischen 4 und 9 Uhr auftrat. Er hat diese Heilpflanze als nützlich befunden in dem vorgeschrittenen Stadium schwerer Gehirnleiden wie Meningitis oder irgendeiner Gehirnerkrankung, wo Exsudat droht oder schon vorhanden ist. Als Symptom gibt er an, daß der Kranke den Kopf auf dem Kissen hin und her wirft unter gleichzeitigem gellem Schreien; starke Betäubung oder betäubter Schlaf; ferner gieriges Wassertrinken. Kauende Bewegung der Kiefer, erweiterte Pupillen. Patient kann nicht wahrnehmen; die Stirn ist gerunzelt und mit kaltem Schweiß bedeckt. Er bewegt ständig einen Arm oder ein Bein, während die anderen wie gelähmt liegen. Der Urin ist spärlich oder ganz verhalten, zuweilen Kaffeesatz-ähnliches Sediment. Nach Gaben von Helleborus niger D33 bzw. D1000: erstes Zeichen der Urinzunahme und Nachlassen der anderen üblichen Symptome. Nach ihm wirkt Helleborus niger ausgezeichnet bei Wassersucht nach Scharlach, die schnell fortschreitet. Hier gibt es für ihn die Wahl zwischen Apis und Helleborus niger. Sehr viel ausführlicher schildert der Amerikaner Farrington Indikation und Arzneibild der Christwurz. Für ihn teilt sich das Helleboruswirken in 2 Richtungen: in Richtung der Depression des Sensoriums, wofür er

28

vergleichsweise heranzieht Acidum phosphoricum, Opium und Spiritus nitri dulcis, und in Richtung von Wassersuchten, die wiederum von Apis, Digitalis, Therebinthina und Zincum (Hirn) angesprochen werden könnten auf Grund der bestehenden Ähnlichkeiten. Hellborus wirkt deprimierend, abstumpfend, Sopor erregend, typhöse Symptome entwickelnd, Paralyse der Muskeln, Collaps bei Temperaturen von 35,6 und zuletzt Wassersucht hervorrufend. Der Kranke beantwortet Fragen langsam, sieht unvollkommen, begreift das Geschehene anscheinend nicht. Er hört unvollkommen. Der Geschmack fehlt fast vollkommen. Patient will sich beschäftigen, hat aber nicht die Muskelkraft dazu; wie alle Sinne abgestumpft sind, so auch das Muskelgefühl. Muskeln gehorchen dem Willen nur schwer, wenn nicht der Geist sich sehr anstrengt. Bei Ablenkung der Aufmerksamkeit läßt der Patient die Gegenstände fallen, weil die tätigen Muskeln erschlaffen. Der Herzmuskel wird ganz ähnlich von lähmenden Einflüssen beeinflußt, so daß das Herz «langsam agiert». Im ganzen Körper wird Schwere oder Last gefühlt. Drückend betäubender Kopfschmerz, als ob «Hirn an Stirn oder Augen anschlägt (wie bei Belladonna)». Es besteht vollständige Gleichgültigkeit: leben oder sterben ist Patienten egal. Neben den bei Nash angeführten Symptomen, die Farrington noch differenzierter angibt, fallen folgende Erscheinungen unter den übrigen Symptomen auf, die im Original nachgelesen werden müssen: «Unterkiefer neigt zum Herabsinken», «kann besser atmen im Liegen», «schreckliche Konvulsionen mit sehr arger Kälte, rheumatische Schmerzen in den Knien». Helleborus gibt er weiter bei allgemeiner Wassersucht oder Anasarka, besonders bei Ascites, wenn aus Nephritis nach Scharlach entstanden. Für ihn muß Helleborus bei Nierenaffektionen mit Arsenicum album verglichen werden. Er schreibt dann noch: «Helleborus macht Cancer im Munde, aber die Geschwüre sind gelblich mit erhabenen Rändern.» Es ist nicht ersichtlich, ob diese Erfahrung wirklich auf Grund von eindeutigen Arzneiprüfungen am gesunden Menschen – den üblichen Grundlagen der Arzneimittelbilder der Homöopathie – gesammelt wurde. Mezger weist auf Versuche von v. Schroff hin, nach denen das «Helleborin» auf die Ganglien des Plexus coeliacus und das Herz gerichtet ist. In kleinen Dosen bewirkt es Verlangsamung des Pulses, in großen Beschleunigung und Anstieg des Blutdruckes. M. gibt außer den bereits erwähnten Indikationen Herzdekompensation an und Stauungskatarrhe der Bronchien. Wassersüchtige Anschwellung der Haut und des Unterhautzellgewebes sowie Wirkungen auf die Wärmeregulation in Form von Kälte- und Frostschauern mit nachfolgender Hitze und Schweißausbruch sind bei Mezger abrundende Symptome der Christwurz. Bezüglich der angewandten Potenzen schreibt er, daß Dahlke in seinem Buche tiefe Potenzen und Tinktur (∅-D3) empfiehlt, während Nash sehr hohe Potenzen gibt (s. oben). Bei Nierenleiden muß Vorsicht walten mit tiefen Potenzen. (Man beachte den Widerspruch in bezug auf die angeführten historischen Angaben zu dieser Frage!)

Heinigke bevorzugt 3–5 Tropfen der Urtinktur gegenüber den potenzierten Präparaten. Als Antidote gibt er an: Camphora und China. Stauffer gibt für Helleborus niger unter anderem folgende Indikationen: Hirn- und Nierenentzündung, Wassersucht, Urämie, Eklampsie, Typhus, Hydrocephalus acutus, Psychosen, schwerste Scharlachnephritis. Kroeber führt die Wirkungen der schwarzen Nieswurz auf die Gegenwart der beiden Glykoside Helleborin und Helleborein zurück und schildert in seinem Buche ihre Wirkungen ganz ähnlich, wie sie oben dargestellt wurden. Für die Behandlung der Vergiftungen mit der Christwurz empfiehlt er nach vollständiger Entfernung des Giftes durch Eingabe von schleimhaltigen Mitteln, Gerbstoffe, Tierkohle und Belebungsmittel. Nach ihm sind die in volkstümlichen Kräuterbüchern auftretenden Angaben über die vielfachen Indikationen dieser Heilpflanze zurückzuführen auf P. A. Matthiolus (1563), deren Einzelheiten hier nicht weiter ausgeführt zu werden brauchen, nachdem das Paracelsische Bild ausführlicher dargestellt wurde. Im Sinne der üblichen Indikationen für Helleborus niger bringt Madaus noch einige interessante Fälle, die allerdings schon älteren Datums sind, aber doch etwas über die übliche nur behauptete Indikation hinausgehen. Von Hauff beschreibt er aus dem Württembergischen medizinischen Journal einen Fall, nach dem dieser eine Frau mit der schwarzen Nieswurz heilte, die seit ihren Kinderjahren an drückendem Scheitelkopfschmerz litt. Dieser Kopfschmerz hatte sich seit dem Eintritt der Pubertät verstärkt; es traten Angstgefühle, Trübsinn, Hang zur Einsamkeit und Selbstmordgedanken auf. Nach 54tägigem Gebrauch von Rad. Hellebori pulv. 0,006 g (anfangs 3× tgl. bis 24mal steigend), wodurch jedesmal eine angenehme Wärme in der Magengegend erregt wurde, verloren sich die Kopfschmerzen und das Angstgefühl.

Zwei Fälle von Geistesverwirrung aus Hufelands Journal, von Mclean berichtet, verliefen wie folgt: Bei beiden waren die Zustände Folgen von Amenorrhöe.

1. Ein 15jähriges Mädchen verfiel beim Ausbleiben der Menstruation in Hysterie mit sehr heftigen Zuständen, die von einer Art Geistesverwirrung begleitet war, worin sie «auf Tisch und Stühlen wild herumsprang». Aderlaß am Fuße und Fußbad brachten eine ruhige Nacht, nach mehreren Tagen aber traten anfallsweise Lachen und Schreien, heftige Krämpfe in den Schenkeln ein, die sich allmählich über den ganzen Körper verbreiteten und in einen 2 Tage dauernden Anfall von Tetanus und Trismus übergingen. Nichts half, nur ein lauwarmes Halbbad und wiederholte Aderlässe am Fuß bewirkten eine geringe Menstruation, wodurch eine geringe Erleichterung geschaffen wurde. Die Patientin erhielt dann morgens und abends eine reichliche Gabe von Helleborus-niger-Tinctur und jeden Abend ein lauwarmes Halbbad, worauf eine reichliche Menstruation und nach einigen Wochen Genesung eintrat.

2. Eine Patientin, die durch eine heftige psychische Erschütterung in einen Zustand der Geistesverwirrung geraten war und deren Menstruation wohl auch als Folge davon einige Monate ausgeblieben war, bekam Helleborus niger. Irrtümlicherweise nahm sie das dreifache der vorgeschriebenen Dosis und bekam reichliche Menstruation, wodurch fast sofortige Genesung verursacht wurde.

Aus dem Handbuch der homöopathischen Arzneimittellehre, Leipzig 1843, zitiert Madaus von Noack und Trinks die Angabe, daß bei Tiervergiftungen mit Helleborus niger die Gehirnventrikel ohne Flüssigkeit gefunden wurden. –

Alle bisher dargestellten Einstellungen zur Christwurz nehmen ihr Wissen aus den überkommenen Erkenntnissen des Altertums. Wie ein breiter, wenn auch nicht sehr klarer Strom fließen diese hinein selbst in die empirischen Erfahrungen der Homöopathie und in die analytischen Experimente der Pharmako-Chemie, die mit dem Auffinden der Wirkstoffe bei dem abstrahierenden Begriffe des «Digitalisierens» enden. Als einziger Geist war es Paracelsus, der sich aufbäumte gegen die verflachende, abtötende Tradition. Er versuchte in Erkenntnis der umfassenden Wesenheit der schwarzen Nieswurz und ihrer Beziehungen zu dem Wesen des Menschen sie herauszureißen aus diesem dem Vergessen zufließenden Strome. Die Jahrhunderte nach seinem Wirken zeigen, daß das paracelsische Streben nicht verstanden und anscheinend vergebens war. Die Christwurz fand keine wesensgemäße Verwendung mehr.

Im Jahr 1920 war es dann Dr. R. Steiner, der in seinem großen Ärztekurs auf eine ganz andere Wesensseite der Christwurz hinwies, die polar zu allen bisher angesprochenen Wesensseiten unserer Heilpflanze steht. Damit wird Helleborus niger von einer neuen Seite wieder in die Heilkunst eingeführt, wenn die ärztlichen Zeitgenossen aus einer solchen Anregung heraus sich entschließen können, sich wesensgemäß mit der Christwurz zu befassen. Im Zusammenhang mit den Problemen des Krebses, der Mistel (Viscum album) führt Dr. Steiner im 13. Vortrage aus:

«Wenn man darauf ausgehen wird, Winterpflanzen auf ihre Antitendenz gegen die normale Tendenz des menschlichen Organismus zu untersuchen, also auch die normale Krankheitsbildungstendenz, so wird man erwarten können, daß Pflanzen, die es angemessen finden für sich, ihre Blüten im Winter zu treiben, eben ähnliche Wirkungen haben müssen. Da braucht man ja dann nur die Versuchsreihe auszudehnen auf so etwas wie z. B. Helleborus niger, die gewöhnliche Christblume, und man wird finden, daß man in der Tat ähnliche Wirkungen erzielt. Nur muß man den ganzen Gegensatz in Betracht ziehen, wie ich Ihnen wenigstens vorläufig schon charakterisiert habe, zwischen dem Männlichen und dem Weiblichen. So daß man mit Hellborus niger kaum Wirkungen bei Frauen erzielen wird, aber immerhin vernehmbare Wirkungen bei der Mannesnatur, wenn Geschwulstbildungen vorliegen und man in einer ähnlichen Weise versucht, eine höhere Potenzierung zu bekommen, wie ich es für das Viscum angegeben habe.

Beim Arbeiten in dieser Weise muß man auf solche Verhältnisse wirklich Rücksicht nehmen, ob eine Pflanze im Winter oder im Sommer gedeiht, ob sie ihre Wirksamkeit dadurch bekommt, daß sie mehr zur Erde neigt als die Mistel – die Mistel mag nicht zur Erde –; die schwarze Nieswurz, die Christblume, mag an die Erde heran, ist daher mehr mit dem männlichen Kräftesystem verwandt, das ja wiederum mehr mit dem Irdischen verwandt ist, wie ich vor ein paar Tagen ausgeführt habe, während das weibliche Kräftesystem mehr mit dem Außertellurischen verwandt ist...»

Versuchen wir eine Zusammenfassung der Hauptwesensseiten der schwarzen Nieswurz, so führt uns ihre Stellung an dem oben skizzierten Schnittpunkte der Pflanzenentwicklung und ihr Auftreten und Blühen im Winter in jenes Spannungsverhältnis der Ätherregionen, aus denen Helleborus niger in besonderer Weise seine Kräfte bezieht. Sind es auf der einen Seite chemischer und Licht-Äther, mit deren Qualitäten vor allem Paracelsus rechnet, so wirken andrerseits ebenso stark Licht- und Wärme-Äther zusammen, deren Kräfte in der Empfehlung Dr. Steiners angesprochen werden. Wenn Paracelsus in seiner Unterscheidung einer «jungen» Nieswurz (Veratrum album) und der «alten», der schwarzen Nieswurz («senior nigra», nennt er sie) diese gerade gegen Alterserscheinungen empfiehlt, so appelliert er dabei auch sehr stark an jene Eigenschaften der Heilpflanze, die die Erdenkräfte zu überwinden vermag. Es liegt eben bei Helleborus niger die eigenartige Tatsache vor, daß die angeführten Ätherarten sich zwar stark durchdringen, aber auch sich klar wieder voneinander zu lösen scheinen. Diese subtilen Vorgänge erkannte Paracelsus genau und drückt es immer wieder aus. z. B. wenn er «von den kreften der alten nieswurz, die sie in ihren blettern hat», bei der Arzneibereitung zu beachten rät, daß «sie sol in den zeichen der conservation abgebrochen werden und am schatten in truknem luft wol gedörret werden...», oder wenn er immer wieder davor warnt, die Kraft der Wurzel zu mindern durch den Bereitungs-Prozeß.

«solche kreft hat die natur mysterialiter gelegt aus der ganzen machina mundi zu erhaltung microcosmi. dan da seind vier element in eim Arcano beschlossen...» –

Die starke Sonnenverbundenheit dieser Heilpflanze offenbart schon die Fülle der Staubgefäße, das weiße Auflichten im Blütenprozeß und das damit verbundene Durchlüften, das sich im Samen nochmals kund tut. Saturns Kräfte (formal schon angedeutet in der Zapfenform des anfänglichen Staubgefäßstandes) im Wechselspiel mit den Mondenkräften, bei denen die letzten nie dominierend (vgl. Monokotyledonen-Nähe im System) werden, leuchten auf in den violetten Tingierungen, sind aber in den Wärmewirkungen, die der Christwurz erst die Kraft des Winterdaseins ermöglichen, und auch in den angeführten Arzneiwirkungen stark hervorstechen, deutlich spürbar. Im letzten liegt wohl ein Saturn-Phänomen vor (wie das des menschlichen Ichs), wenn – dem Menschen ähnlich – der monderdhaften Winterszeit ein Blühprozeß abgerungen wird, ohne daß die Astralisierung bis zur Alkaloidbildung geführt wird, wie es der nächste Verwandte, Helleborus foetidus z. B. tut. Gerade darum vermag Helleborus niger nach den besonderen Bereitungsvorschriften von Dr. Steiner auch die übermäßig wirkenden tellurischen Kräfte durch seinen Heilprozeß zu überwinden.

34

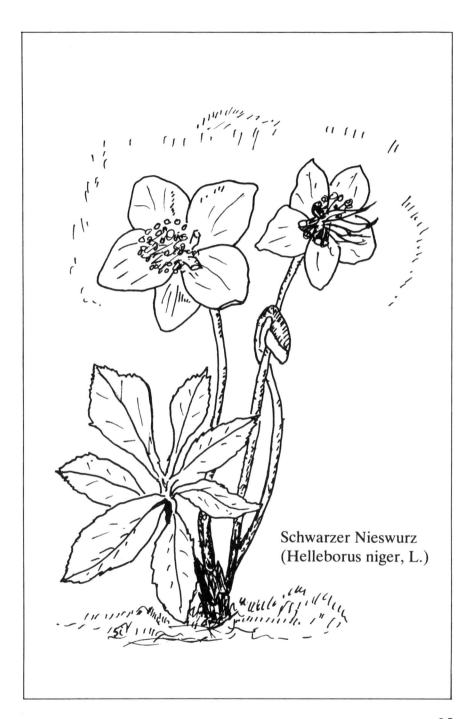

Schwarzer Nieswurz
(Helleborus niger, L.)

# Adonis vernalis/Das Adonisröschen

Hieronymus Tragus (Bock) entdeckte im Jahre 1544 auf Heide-
plätzen bei Ingelheim zwischen Bingen und Mainz zum ersten
Male unsere Heilpflanze und gab ihr in Anlehnung an orientali-
sche Autoren einen falschen Namen, d. h. identifizierte sie mit
Helleborus niger. Aus eben dieser Gegend stammen auch die
dieser Abhandlung zugrunde liegenden Adonis-Beobachtungen
und -abbildungen.

Auf Kalkbänken an Südhängen des Mainzer Beckens, wo es
von Rhein und Taunus umsäumt wird, lebt das Adonisröschen in
einzelnen stillen Inseln noch ein bescheidenes Dasein, teilweise im
gelichteten Walde, soweit dieser es überhaupt zur Blüte gelangen
läßt. Adonis vernalis löst ebendort die verblühende Pulsatilla
vulgaris ab und trägt von ihr übernehmend den Entwicklungsauf-
trag der Hahnenfußfamilie weiter in Licht und Luft. Der Weg, der
an den Kalkbänken vorbeiführt, die zur Talstraße des Rheines
abstürzen, eröffnet den Blick auf den Rheinstrom, auf die Rhein-
gauhänge der gegenüberliegenden Taunusseite. Überall tritt aus
dem Sande der Kalkgrund hervor. Eine aufragende Düne, vom
Walde wieder entblößt, läßt unser Frühlingssonnenröschen in
weiter Streuung prächtig zur Entfaltung gelangen. Hier, der Süd-
sonne ausgesetzt, entfaltet es sich im April. Aus schwarzkrumi-
ger, oft moosig durchwobener, ehemaliger Waldbodenerde, die
weitgehend sanddurchsetzt steppigen Charakter trägt, drängen
aus fleischigen Blattscheiden, die wie Federkiele weiß-lila aus der
Erde hervorsprießen – umgeben von einer spitzig-stachelig wirkenden Halskrause –, rundkugelige Köpfchen zum Lichte: die
Blütenknospen des Frühlingssonnenröschens. Grüngrau bis

graulila schimmern die umhüllenden Kelchblättchen, überzogen von einem Hauch feinster weißer Härchen. Schon vor der vollen Entfaltung schimmert durch alles Sproßgeschehen das leuchtende Innere der Blüte hindurch. 4, 8, 12 bis zu 30 Zentimeter streckt sich der leicht rillige, violett angehauchte Stengel; die «Halskrause» bleibt allmählich zurück und entpuppt sich als werdende Stengelblätter. Plötzlich weichen die 5 Kelchblätter zurück, 10–20 Blütenblätter falten sich auseinander, und eine strahlend gelbe Sonne leuchtet uns entgegen, einer sommerlichen Korbblüte von 3–7 cm Durchmesser gleich. Die gelben, wie Atlasseide schimmernden, fein gezähnten Blütenblätter, die Zungenblüten gleichen, umgeben einen zapfenförmig in das Blüteninnere hervorragenden Fruchtknotenstand, der von zahlreichen, gelben Staubgefäßen umrahmt ist. Die Vortäuschung einer Korbblüte scheint vollkommen, doch sind die Blütenblätter eben echte Blütenblätter und keine Zungenblüten, und der zum Zäpfchen erhobene Blütenboden trägt nur Fruchtknoten in großer Anzahl, die jeweils eine Samenanlage enthalten. Dieses wunderbare, der anfänglichen Wäßrigkeit oder Sukkulenz abgerungene Lichtgebilde, das jeden Betrachter in Begeisterung versetzt, kommt aus mehrköpfigem, dunkelbraunem, kurzem Wurzelstock, der zahlreiche 10–30 cm lange Wurzeln abwärts senkt.

Der ca. 3 cm dicke Wurzelstock sitzt schräg oder fast senkrecht in der Erde und treibt glänzend schwarz erscheinende, innen weiße Nebenwurzeln. Unter der dünnen schwarzen Epidermis der Wurzel sitzt eine dicke weiße Rinde, deren rundliche Zellen reich an Stärke sind. Innerhalb der Rinde findet sich rundes Holz, das durch die 4 Gefäßbündel Kreuzzeichnung aufweist. Der Duft der Wurzel ist unangenehm bis widerlich, der Geschmack scharf kratzend. Das Kraut schmeckt bitter-scharf. Im Herbste entwickelt der Wurzelstock seitliche Adventivwurzeln und -knospen, wodurch das Rhizom vielköpfig erscheint. Aus diesen angelegten Knospen entwickeln sich die vorerwähnten Stengel – am Grunde besetzt mit spiralig gestellten, scheidigen Schuppen, die als echte

Blätter zu werten sind. Sie enden nicht selten in ein kleines fiederteiliges Blättchen und tragen in ihren Achseln Knospen. Allmählich, nach oben hin, werden die Schuppen immer mehr «echte Stengelblätter», d. h. die Blattscheide wird immer kleiner und grüner, das Blatt selber wird umfangreicher, löst sich in dreigabelige, wiederholt fiederteilige lineare Zipfel auf. So treten Stengel auf, die *nur* solche aufsitzenden Blätter entwickeln und mit einer Art von Blattschopf enden (infertile Sprosse), oder aber die dargestellte Formkraft des Lichtäthers krönt ihr Werk mit einer goldgelben Blüte, wie sie beschrieben wurde (fertile Sprosse). Zuweilen entwickeln sich bei üppigen Exemplaren aus den Achseln der oberen Blätter Seitenäste, die wieder reich mit nadelfeinen Fiederblättchen besetzt sind und in einer Blüte enden. Die Kronenblätter der Blüten stehen spiralig in mehreren Umläufen, so daß immer mehrere Blumenblätter zwischen je zwei rautenförmige, kahnförmig ausgehöhlte und gestreifte sowie gezähnelte Kelchblätter zu stehen kommen. Auch die Kronenblätter sind längsstreifig, dreirinnig und am oberen Rande unregelmäßig gezähnelt. In Fortsetzung der Blütenblattspirale sitzen die zahlreichen (Ref. zählte bis zu 180) Staubblätter. Die Beutelchen springen in der Längsrichtung nach innen auf. Die wiederum sehr zahlreichen Fruchtknoten (ca. 40–50) sind ebenfalls spiralig gestellt. Man kann 4 Spiralen in dem einen Sinne und 5 Spiralen in dem andern Sinne verfolgen. Die Stempel mit Fruchtknoten entwachsen auf schiefem Stiele dem fleischigen Fruchtboden. Flaschenförmig gestaltet weisen sie mit ihrer Narbenplatte einseitig nach außen. Veranlagt sind im Fruchtknoten 4–5 Samenknospen, von denen zumeist nur eine sich entwickelt. Die Reste der anderen verbleiben als kleine Höcker an der Fruchtwand. Sind die Früchte erst entwickelt, dann kann man die Spiralen der Fruchtknoten noch besser erkennen.

Die Früchte sind bräunlichgrün, kurzborstig, leicht runzelig und rundlich, vom Fruchtstiel aus etwas zusammengedrückt, schiefbauchig nach außen erweitert mit einem nach außen gebogenen Griffelrest, der wie bei vielen Ranunculaceen hakenförmig

39

aufsitzt. Das Ganze könnte entfernt einem kleinen Seepferdchen gleichen. Die Samen sind tropfenförmig mit spitzer, seitlicher Ausziehung am oberen Pol und liegen mit der Spitze erdwärts in der Schale. Die Blütezeit unserer Heilpflanze ist der April und Mai, im warmen Frühjahr blüht sie eher.

Das Frühlingssonnenröschen zeigt in seinen Blühvorgängen einen eigenartigen Tagesrhythmus. Ist seine Blühzeit an sich schon relativ kurz, so ist diese noch aufgeteilt durch Öffnungs- und Schließvorgänge der Blütenblätter, die nachdenklich stimmen können. Morgens öffnet sich die Blüte anscheinend bei jeder Art von Wetter, im Laufe des Tages aber genügt an strahlenden Sonnentagen die Verdunkelung des Himmels durch Wolken, um das Schließen durch Aneinanderlegen der Blütenblattspitzen zu bewirken. Nach einer längeren Weile können sie sich wieder öffnen, auch wenn die Sonne noch nicht wieder herunterstrahlt. Bei Dunkelheit schließen sich die Blüten dann wieder und bleiben die Nacht über geschlossen. Neigt sich die Lebensdauer der Adonisblüte ihrem Ende zu, dann vermag sie am letzen Lebensabend sich nur noch halb zu schließen, und am nächsten Tage schlägt sie im Verblühen die Blütenblätter sogar leicht rückwärts, ehe sie eines nach dem anderen abfallen. – Als Besucher der Blüten kommen pollensammelnde Bienen, pollenfressende Käfer und Fliegen in Frage. Bei Sonnenschein tritt außer Fremdbestäubung auch leicht Selbstbestäubung ein.

Wie schon beschrieben, wächst Adonis vernalis als pontische Pflanze am liebsten auf kurz- und hartgrasigen, sonnigen Abhängen, denen Kalk als Untergrund mindestens beigemischt sein muß. Ihr Vorkommen wird bei Hegi in Deutschland angegeben, als im Elsaß vorkommend (Hardtwald bei Heiteren unweit Neubreisach), in Bayern (Garchingerheide bei München z. B. und an manchen anderen Orten), im Rheingebiet von Dürkheim bis Bingen (besonders im Mainzer Sandgebiet), mehrfach in Thüringen, Kyffhäuser, Südharz, um Halle, Magdeburg, in Brandenburg, Pommern, Posen, Westpreußen, fehlt aber im übrigen Deutschland vollkommen. In Böhmen, Mähren und in Niederösterreich tritt das Sonnenröschen nur verstreut auf; in der Schweiz einzig im Wallis.

Die allgemeine Verbreitung umfaßt südöstliches und mittleres Europa (nördlich bis Pommern, Insel Oeland und Gothland), in Südwesteuropa selten in Spanien, Cevennen. In Deutschland ist diese pontische Pflanze früher viel verbreiteter gewesen. Auch in dem beschriebenen Mainzer Gebiet trat sie nach der Literatur früher viel zahlreicher auf, als sie heute noch zu finden ist. Wo sie in Wäldern auftritt, kommt sie seltener zum Blühen infolge der zu starken Beschattung. In ihrer ursprünglichen Heimat in Südrußland kommt sie noch heute in riesigen Mengen vor. Von dort wurde sie für pharmazeutische Zwecke immer eingeführt, wenn man nicht vorzog, sie in Kulturen zu ziehen. Ihr Vorkommen erstreckt sich dann noch auf das nördliche Asien und Sibirien, wo gleichzeitig verwandte Arten wie Adonis sibirica, Adonis wolgensis und Adonis villosa (nach Geiger) vorkommen.

Über die der analytischen chemischen Untersuchung aufgefallenen Inhaltsstoffe der Adonis vernalis gibt *Wehmer* an:

*Blätter:* (Droge) Aconit-Säure als Ca- und K-Salz bis 10% der Trockensubstanz. Zuckeralkohol Adonit (4%), Quercitrin-ähnliche Substanz und «Adonidinsäure», auch Berberin und Saponin. Adonin und Adonidin.

Neuere Untersucher fanden keine Aconit-Säure, auch «Adonidin» ist fraglich. Toxische Wirkung besonders durch basische Bestandteile.

*Zusammensetzung* (Ref. genauer müßte es heißen: Zerfallsprodukte):

Kraut lufttrocken: 8,8% Wasser, 18,7% Rohfaser, 14,2% Pentosane, 14,1% Eiweiß, 1,1% Stärke, 0,5% Dextrin, 10,2% Asche.

Sbstz. $C_{14}H_{18}O_4$, Fp. 133° und Sbstz. $C_{31}H_{32}O_{16}$, Lävulose 1,2%, 2,9% Adonitol und Cholin. Harz 3,37% (der Droge) mit Phytosterolin $C_{33}H_{56}O_6$, Kohlenwasserstoff Pentriacontan zweifelhaft, anschein. Myricylalkohol Fp. 81–83°, Phytosterin

$C_{27}H_{46}O$, Fp 138–139° neben sonstigen Phytosterinen; Palmitin- und Leinölsäure.

*Wurzelstock* nach früh. glykosid. «Adonidin» 2‰ (Herzgift, Picroadonidin).

*Lewin* schreibt: «Die böhmische Nies- oder Christwurz (Ref. früherer Name für Adonis vernalis, vergl. H. Bock) enthält das Glykosid *Adonidin,* das gleich einem wässrigen Extrakt aus der Pflanze digitalisartig auf das Herz wirkt. Schon um die Mitte des 16. Jahrhunderts wird von ihr angegeben:

Flores cera contritae tumores hydropicos oedematosos dissipant.

Bei Kaltblütern ist Adonidin ein Herzmuskelgift, bei Warmblütern ein Gift für das verlängerte Mark. Nach mehr als 0,02 g Adonidin erscheinen bei Menschen Erbrechen und Durchfall. Die Kranken klagen über einen lang anhaltenden nauseosen Zustand neben scharfem Geschmack.»

Nach *Kroeber* war das Adonisröschen in der Medizin «infolge starker Schwankungen in seiner Wirkung der Vergessenheit anheimgefallen», obgleich es ein altes Volksheilmittel darstellt, das früher angeblich mit Erfolg gegen Gelbsucht, Gicht, Wassersucht, Stein- und Nierenleiden angewandt wurde. Die Wurzel soll stark abführende Eigenschaften besitzen. In der Schulmedizin ist die Verwendung der Adonis vernalis erst wieder aufgelebt, als einzelne Wirkstoffe isoliert wurden, die in der Analysendarstellung von Wehmer bereits aufgeführt wurden. So gibt Mercks Index die Heilanzeige für das «Adonidin» an bei: Herzklappenfehler, Angina pectoris, Myocarditis, Fettherz, Hydrops, parenchymatöse Nephritis mit Hemmung der Harnausscheidung, Nicotinvergiftung, Aorten- und Mitralinsuffizienz, Herzschwäche, Inkompensation, Herzmuskeldegeneration, Pericarditis, Arteriosklerose. Als Gegenanzeige für das Adonidin werden hoher Blutdruck, abnorm starke Herztätigkeit und nervöse Herzbeschwerden genannt (zit. nach Kroeber).

42

Neuere Versuche zeigen, daß heute zum Teil sogar entgegengesetzte Indikationen für Adonis vernalis herausgearbeitet sind. Chevalier und Liebreich stellen nach Kroeber die Adoniswirkung mehr der Scilla maritima gleich als etwa der der Digitalis, während Müller-Cuntz und v. Noorden die Adonis vernalis zwischen Digitalis und Strophantus stellen, wobei der letzte noch darauf aufmerksam macht, daß bei Überdosierung in Form des Infuses Darmstörungen, Erbrechen, Diarrhöen auftreten können. Nach Keßler soll die Tinktur und der Infus aus dem frischen Kraute eine bedeutende Wirkung bei Entfettungskuren ausüben. 1928 gelang es Frommherz, zwei hochwirksame Glykoside festzustellen, die als digitalisähnlich angesehen werden. Der Grad der Wirksamkeit auf das Herz ist aber unterschiedlich: das stärkere Glykosid, das «mit Strophantin und Scillaren in die Gruppe der herzwirksamen Glykoside zweiter Ordnung» gehört, wirkt dementsprechend nicht kumulierend, während das schwächere Glykosid sogar eine sedative Wirkung besitzt verbunden mit diuretischem Effekt. Nach Ripperger bewirkt unter anderem Adonis vernalis «Pulsverlangsamung» (vergl. oben die Indikationen des Merckschen Index). Adonis ruft in der Tat unter Minderung der Pulsfrequenz Beruhigung des Herzens hervor. Seine schulmäßigen Indikationen bleiben aber im wesentlichen die oben angeführten. Eine wesentliche Empfehlung findet sich noch bei Kroeber, auf die später eingegangen wird: Die Anwendung als Sedativum und als Antiepilepticum.

Wenn man die schulmedizinischen Arbeiten über Adonis vernalis, die in den letzten 20 Jahren erschienen sind, durcharbeitet, so fällt doch auf, daß sich diese eigenwillige Ranunculacee gegen alle schablonisierten Begriffe wie «digitalisieren», «Digitalis-Pflanze» usw. selbst dem nicht auf die Einheitsbetrachtung gerichteten Denken gegenüber als ganz *typisch*, Eigenwesen-gemäß durchzusetzen vermag. So schreibt Jukovski in einer Arbeit, «ein Hauptvorzug, den die Glukoside der Adonis vernalis besitzen, ist auch die Beeinflussung der Atmung. Die Dyspnoe verschwindet schnell, noch bevor eine Besserung der Herztätigkeit zu bemerken ist». Quéné führt aus: «Adonis hat den Vorteil, nicht kumulierend zu wirken, wie Digitalis. Es wirkt als Diuretikum und Herzmittel». Von einem Falle, der «schon lange an Brightscher Krankheit leidet mit starker Albuminurie, Ödemen und Lungenhyperämie», berichtet er: «Die Urinmengen vermindern sich immer mehr. Digitalis und Strophantus bewirken keine vermehrte Urinabscheidung; nur Adovern ruft eine rasche und genügende Diurese hervor.» Hahn weist in einer Arbeit ebenfalls auf die sedative, die diuretische und gefäßerweiternde Wirkung der Adonis hin. Man nimmt an, daß die Diurese nicht nur auf einer Kreislaufverbesserung beruht, sondern auch auf einer Nierengefäßerweiterung und Anregung des Nierenparenchyms. Zum Schluß dieser Referate über die schulmedizinischen Erfahrungen sei aus der schon erwähnten Jukovskischen Arbeit noch ein Krankheitsfall im Auszug gebracht, der nicht unwichtig in der Beurteilung des Sonnenröschens zu sein scheint. Es wird von einem jungen Manne berichet, der die russische Revolution und den folgenden Bürgerkrieg mitgemacht, sich später hauptsächlich mit theosophischen Studien befaßt hatte und seit dem Jahre 1926 nächtliche Anfälle mit starkem Herzklopfen, Atemnot und Extrasystolie bekam. Die Anfälle traten jede Woche auf. Der Patient erwachte dadurch, wie wenn er einen Stoß in die Herzgegend erhalten hätte.

«Der Puls stieg auf 140–160 in der Minute. Die Atmung wurde stark beschleunigt. Aussetzen des Herzens, Puls unfühlbar; der Patient beginnt das Bewußtsein zu verlieren. Dann fängt das Herz wieder an zu schlagen; der Patient fühlt deutlich die Schläge. Puls 60–80. Zwischen den Anfällen Schmerzen in der Herzgegend, Herzgrenzen normal. Keine Geräusche, Puls gleichmäßig, 80 in der Minute. Neigung zu Beschleunigung. Nervöse Erregbarkeit leicht erhöht. Dem Patienten wird Adovern verschrieben, 20 Tropfen 3mal täglich 7 Tage lang, und weitere 7 Tage 15 Tropfen 3mal täglich. Während der Behandlung zeigten sich weder Schmerzen noch Anfälle.» Nach einer Unterbrechung von 3 Wochen nimmt er nochmals die gleiche Dosis. «Die Anfälle sind kein einziges Mal mehr aufgetreten.» –

44

*F. Weiss* bezeichnet als «kardiotonisch und sedativ wirkend» außer Adonis noch Convallaria. Unter Hinweis auf das Hauptverbreitungsgebiet und die Urheimat, die Steppengebiete nördlich des Schwarzen Meeres, von wo angeblich die Wanderung westwärts erfolgt sein soll (nach Weiss!), von wo die Droge früher auch hauptsächlich eingefürt wurde, erwähnt er Adonis vernalis als «Herzberuhigungsmitel». Für ihn stehen in der Wirkung die funktionellen Beschwerden im Vordergrunde, «arterielle Hypotonie, d. h. konstitutionell niedriger Blutdruck ohne auslösende infektiöse oder toxische Schädigungen». «Astheniker mit myocardschwachem Herzen, die leichte Anregung der motorischen und gleichzeitig Beruhigung der vegetativen nervösen Funktionen sehr notwendig haben.»

Nach Hugo Schulz nähert sich Adonis vernalis in seiner Wirkung der Scilla maritima. –

In der *Homöopathie* wandeln sich die Indikationen etwas ab und erweitern sich auch. In einem Teil der üblichen homöopathischen Literatur finden sich überhaupt keine Angaben über diese Heilpflanze. Ritter weist auf die Arzneiprüfungen von Gisevius hin, nach dem die wichtigste Indikation bei Anwendung als Kreislaufmittel die «Anwesenheit rheumatischer Symptome» ist. Er vermißt Adonis am wenigsten «in der Digitalisgruppe».

*Heinigke* bringt sehr ausführliche Darlegungen des Arzneibildes und erwähnt auch, daß nach Gisevius Adonis vernalis im Experiment besonders die linke Kopf- und Gliederseite affizierte und heftige rheumatische Beschwerden hervorrief. Im einzelnen sieht das Arzneibild bei ihm folgendermaßen aus.

«*Gemütsstimmung:* verdrießlich, bedrückt, abgeschlagen, Angstanfälle, schwieriges Einschlafen, ruhelose Nacht mit erschreckenden Träumen. Abends fieberhafter Husten, mit heftigem linksseitigem Kopfschmerz, kalte Füße und Hände, Hitze im Kopf, Hautschweiß.
*Kreislauf:* Herzschmerzen, Herzdruck, Atemnot, Angst, Herzklopfen, in der linken Hand Lähmigkeitsgefühl mit Kribbeln, dabei Druck nach dem Brustbein. Wechselnd verlangsamter, beschleunigter und unregelmäßiger Puls.

*Harnorgane:* Urin – vermehrt, starker Harndrang, Stechen beim Harnen, Blasendruck. Bei Männern Gefühl wie Ausfluß, bei Frauen Schweregefühl im Unterleib: Menses kürzer oder länger als normal.

*Nervensystem:* Schwindel, linksseitiger Kopfschmerz, im Hinterkopf Schwere und Benommenheit mit dem Gefühl der Anspannung der Kopfhaut. In der linken Stirnseite schmerzhafter Druck bis zum Auge; Druck in den Augen; Gefühl, als stünden die Augen verkehrt im Kopf und wären verschleiert; Schmerzhaftigkeit und Lichtempfindlichkeit derselben. Unangenehme Ohrgeräusche; Nasenverstopfung und Nasenbluten.

Schmerzen im Genick, im Rücken und Kreuz, Steifheit längs der ganzen Wirbelsäule, Schmerzen in der linken Schulter, linker Oberarm schlimmer durch Drehbewegungen des Armes; rheumatische Schmerzen in den Oberarmen besonders links und im Ellbogengelenk, in den Händen mit Anästhesiegefühlen. Reißen in den Hüften, im linken Bein, Lähmigkeit und Wehgefühl im Oberschenkel und linken Knie – aber auch rechts; ferner in den Füßen. Schmerzen in allen Gliedern nebst Schwäche.

*Verdauungsorgane:* Speichelfluß, nagender Hunger, Heißhunger; nach dem ersten Bissen satt, Aufstoßen, Übelkeit, Druck- und Lastgefühl im Epigastrium, Appetitlosigkeit. Periodisch schießende Schmerzen im Magen, Schmerz im Unterleib und Schneiden über dem Magen: Verstopfung, Durchfall auch im Wechsel, Blähungen.»

Schauen wir das Adonisröschen auf dem Hintergrunde der Hahnenfußgewächse, jener bedeutsamen Pflanzenfamilie, die noch teilweise im wäßrig-mondenhaften Schwerebereich der Monokotyledonen Anschluß sucht und andrerseits die Schwere soweit überwindet, daß sie im Adonis vernalis bereits eine Kompositen-ähnliche Blüte – der ganzen Pflanzenentwicklung richtungweisend – vorweg gestaltet und später in der Actaea cimicifuga alle Schwere – stofflich-wässerig – im feinst aufgelockerten Blütenstande versprühend – überwindet! – Wenn man sich diese Tatsachen vor Augen hält, dann hat man sich einen Anhaltspunkt erarbeitet, um den «Standpunkt» des Adonis vernalis im Pflanzensystem, in der Ätherwelt und damit im Menschen allmählich zu erfassen.

Unsere Heilpflanze zeigt recht beachtliche Signaturen! Wenn die Sprosse aus der Erde kommen, könnte man nach kurzer Zeit gut der Täuschung erliegen, als entwickle sich dort eine echte, zünftige Kamille, bis die Blüte uns eines besseren belehrt, aber doch wieder uns zu narren scheint mit ihrer Korbblütenform. Nun zeigt aber auch diese Blüte wieder, daß sie nicht das sein kann, was sie vielleicht sein möchte: nicht nur die einzelnen Bestandteile offenbaren den Charakter der Einzelblüte, auch die Bewegung der Blütenblätter, die oben schon erwähnt wurde, ist wesenstypisch. Während die Kompositenrandblüten oder -zungenblüten ihre Blüten im Verwelken zusammenschließen und dadurch nochmals den Gemeinschaftscharakter der Komposite betonen, schlägt Adonis vernalis die Blütenblätter im Welken zurück. Auch in seiner Haltung zeigt das Frühlingssonnenröschen wie viele seiner Verwandten etwas Typisches: auf aufrechtem Stengel steht es in seiner Umgebung, umwittert von lastender Tragik – wie etwa auch die Pulsatilla vulgaris – von der Tragik der Erdenschwere. Adonis vernalis offenbart so etwas von dem Menschendrama, das den Sturz aus paradiesischen Bereichen in Erdentiefen und -finsternisse darstellt, dem das Erlösen der Stofflichkeit und die Erhebung zum Lichte zu folgen hat. Adonis meistert diese Aufgabe in bedeutender Weise: sie trägt ihre Blüte immer höher und voller dem Lichte zugewandt als die Verwandten, die die ihrigen in mehr oder weniger starker Hängelage tragen (vergl. Anemone nemorosa, Pulsatilla vulgaris und manche andere). Das Sonnenröschen kommt mit seinen Blütenknospen schon sonnenwärts gerichtet aus der Erde hervor. Das ganze Blattwerk zeigt den der Kamille so eigenen kieseligen Lichtgestaltungsausdruck; es kommt kaum zu Blättern, alles ist aufgelöst in strahlig versprühende feinste weiche Blattnadeln. Wenn auch Wärmekräfte stark im Adonis wirksam sind, so tritt doch noch kein Duft auf. Die Adonisblüte gehört dabei zu den ganz wenigen Blüten, die als Giftblüte sich noch traut, der Sonne direkt ins Gesicht zu schauen.

Wie das Sonnenröschen in der Natur sich darlebt, so lebt es sich auch um Menschen dar und wird ihm auf gleichen Wegen zum Heilmittel, wenn ihm das nicht gelingt, was diese Ranunculacee so meisterhaft schafft, nämlich den Luftorganismus, den Astralleib so in den Ätherleib einzugliedern, daß er nicht den Schwerekräften verfällt: Adonis senkt jene bis in das Oberbewußtsein gehobene Empfindungsfähigkeit des Herzens für die Vorgänge des unteren Organismus wieder in das Unterbewußtsein. Adonis wirkt zugleich ähnlich wie auch Chamomilla regulierend auf die einstrahlende Tätigkeit des Astralleibes und entreißt dadurch den Ätherleib den Schwerekräften bis zu einer gewissen Grenze, reguliert die Bewegung der Flüssigkeiten im Kreislauf, sorgt sogar nach oben hin, d. h. oberhalb der Herzfunktion für das Eingliedern des Atemvorganges in das Flüssigkeits-Kreislaufgeschehen. Nichts anderes drückt sich darin aus, wenn es heißt (s. oben): «Die Dyspnoe verschwindet schnell, noch bevor eine Besserung der Herztätigkeit zu bemerken ist.» Alle angeführten Indikationen weisen in die gleiche Richtung, die uns eine genaue Betrachtung der Adonisblätter signaturenhaft offenbart. Gehen wir aus vom mastigen Schuppenblatt nahe der Erde, steigen auf zu jenen Blättern, die sich an den Spitzen «befiedern», bis allmählich von dem monokotyledonenhaften, mastigen, scheidenhaften Schuppenblatt nichts mehr übrigbleibt als ein restlos durchlüftetes, entschwertes Lichtgebilde, in dem sich Astralisches und Ätherisches aneinander angepaßt zu haben scheinen. Am Herzen wird die Wirkung eines solchen Geschehens festgestellt; ob aber Adonis vernalis wirklich am Herzen anpackt, darf bezweifelt werden, wenn die Gründe für diesen Zweifel hier auch nicht ausgeführt werden können. Die experimentellen Frosch-, Mäuse- oder Katzeneinheiten sind jedenfalls noch kein Beweis dafür.

Auf eine Indikation soll hier noch eingegangen werden. Das ist die Wirkung auf epileptische Zustände, die oben erwähnt wurde. Ein Wegweiser mag sein ein Hinweis Dr. Steiners im Buche: Grundlegendes zur Erweiterung der Heilkunst, Kap. XV.: «Steht man vor krankhaften Zuständen, die sich in abnormem Herzklopfen offenbaren, so wirkt eine nicht regelmäßige Tätigkeit des astralischen Organismus auf den Gang der Blutzirkulation. Diese Tätigkeit schwächt sich dann für die Hirnvorgänge ab. Es treten epileptische Zustände ein, weil durch die abgeschwächte astralische Tätigkeit im Kopforganismus die dort hingehörige ätherische zu stark angespannt wird.»

Dr. Steiner gibt dort zwar Levisticum in bestimmter Form als Heilmittel an, «dann wird die für die Blutzirkulation unrecht verbrauchte Tätigkeit des astralischen Leibes freigegeben und die Stärkung für die Gehirnorganisation tritt ein». Die Wirkung der Adonis vernalis dürfte in so gelagerten Fällen in ganz ähnlicher Weise zu den beobachteten Erfolgen geführt haben.

Dem steht nicht entgegen, daß die isolierten Einzelstoffe «spezifisch» gerichtete, anscheinend polare Wirkungen im Organismus ausüben. Die Ganzheitsbetrachtung der Pflanze liefert ein so starkes Gesamtbild, daß die analytischen Zerfallsprodukte dieser Heilpflanze sich ihm nicht entziehen können.

Die alte Legende, die Ovid in seinen Metamorphosen bringt, mag als Abschluß zeigen, daß das Wesen unserer Heilpflanze in der Gesamtschau von alters her schon viel tiefer erfaßt wurde, als die Analyse es je vermitteln könnte: *Adonis,* der von *Aphrodite* geliebt wurde, wird von dem Eber des *Ares* überfallen und zerrissen. Die Tränen Aphrodites mischten sich mit dem Blute des Adonis und erzeugten aus dieser Mischung das Frühlingssonnenröschen, Adonis vernalis.

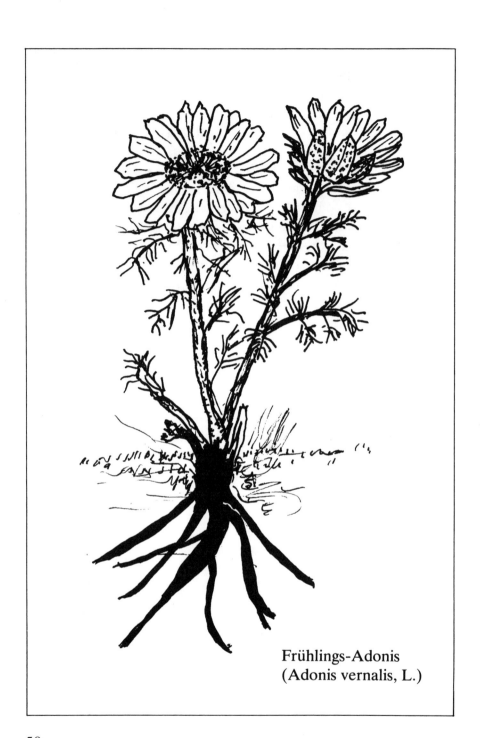

Frühlings-Adonis
(Adonis vernalis, L.)

# Aconitum napellus/
# Der blaue Eisenhut

Julisonne sengt seit Wochen über Berge und Täler. Trockene Winde aus dem Osten täuschen fächelnde Kühle vor. Weit und breit sind die Blüten und Früchte verdorrt. Nur die Wälder der Berge zeigen noch dunkelndes Grün; doch nagt auch an ihren Rändern und Kahlschlägen erbarmungslos die unersättliche Dürre. Himbeer- und Brombeersträucher, Waldgräser und Farne, die Jungtannen der Schonungen verbrennen rettungslos in der Glut dieses Jahres. Vergeblich sucht der Blick längs den bekannten Pfaden nach sonst üppig gedeihenden Heilkräutern. Nur hie und da schaut aus dem braunen Grase – kaum über den Boden erhoben – noch eine kleine Blüte des Augentrostes hervor. Nur Heidekraut leuchtet in Blütenpracht. Höher und höher führt der Weg in diesem östlichen Teile des Schauinslandgebietes, jenes großen «Erzkastens», der wuchtig Blei und Silber in seinem Schoße beisammenhält. Braune Matten zwischen schwarzgrünen Tannenwäldern wechseln ab mit wilden Geröllhalden, an deren Rändern rotbraun leuchtende Heidelbeersträucher dunkle blaue Früchte reifen lassen.

Wo hier einst Bäche und Bächlein zu Tale rannen, zeigt sich trockener, rissiger Grund. Sogar auf den moorigen Hochflächen, über die der Fuß trocken hinüberwandert, verschmachten Fettkraut, Sonnentau und Bleichmoos, während die letzten fruchtigen Wollgräser müde gebeugt ihre greisen Bärte willenlos dem Winde überlassen. Der Weg führt an einer wallartigen Verwerfung vorbei, die zwei flache Bergkuppen voneinander zu trennen scheint. Von diesem Wall leuchtet aus trockenem Gestrüpp verdorrter Himbeer- und Brombeersträucher, unbekümmert um all die Dürre, der *gelbe Eisenhut,* Aconitum lycoctanum. Auf hohen, kaum beblätterten Stengeln wiegt er sich im Winde in trauriger Gemeinschaft mit blühenden Disteln, mit fruchtendem Milchkraut und kümmernden Weidenröschen, umflattert vom kleinen Fuchs und vom großen Perlmutterfalter, dessen silberne Flügelflecken in der Sonne blitzen. Den gelben Eisenhut stört die dürre Not der übrigen Natur recht wenig. Er liebt es gerade so recht, wie er es hier findet. Sein Wesen ist auf die Dürftigkeit eingestellt. Aus ihr enthüllt er, was ihr innewohnt.

Endlich verliert sich der schmale Pfad in den Wald. Inmitten allem Hinsiechen und Erstarren offenbart er mit frischendem Duften nun sein unversiegbares Leben. Hier vermag der Sommer nur mit milder Wärme hineinzulichten, und auf seinen natürlichen Lichtungen spielt sprossendes und blühendes Urwaldleben. Wälder von Schachtelhalmen und Farnkräutern umschmiegen und hemmen den Fuß, der sich immer tiefer den Weg durch diese Wildnis bahnen muß. Kaum hörbar rinnen hier Bäche unter vielerlei Kräutern, von Blättern und Sträuchern bedeckt durch den Grund und netzen oftmals den Fuß, bis endlich zwischen hohen Tannen eine weite Lichtung im gleißenden Sonnenlicht sich öffnet, von mannshohen Farnen und Riedgräsern zugewachsen, durchsetzt von Holunderbüschen und Meisterwurz; hie und da ein Erlenbusch und mitten zwischen diesem üppigen Gewoge in majestätischer Ruhe und Würde – Staude an Staude – das Ziel der Wanderung: der blaue *Eisenhut,* Aconitum napellus.

Umstrahlt von der sengenden Sonne stehen die Sturmhauben der vielen Blüten unbeweglich, schauen hinab auf die vielfach geschlitzten Blätter, während tief unten um die Wurzeln ständig kaltes Quellwasser fließt und den Boden moorig aufgelockert erhält. Immer und überall stehen diese sonderbaren Pflanzen mindestens mit einem Fuße im Wasser, wo auch immer man sie antrifft. Das ist eine ihrer Signaturen: mit den Wurzeln im kalten Wasser, mit den dunklen Blüten in lichter Hitze.

52

Mit großer Scheu haben die Kräuterkundigen früherer Zeiten seit dem Altertum dieser Pflanze gegenübergestanden, denn «als Hercules den Cerberus oder Höllen-Hund aus der Hölle zog, ward das Kraut, so von dessen Geifer berührt ward, in Aconit- oder Gift-Wurtz verwandelt; und das war dasjenige Gifft, dessen sich die Medea bediente, um sich an dem Jason zu rächen in der Person deß Theseus seines werthen Freünds, welcher ihr aber nicht angieng» hieß es in «Die Verwandlungen des Ovidii«, einem von Johann Ulrich Krauß (geb. 1645, gest. 1715) mit Kupfern versehenen Werke. –

Im Jahre 117 n. Chr. wurden in Rom vom Kaiser Trajan die ersten Gesetze erlassen gegen Giftmischerei. Unter anderem wurde das Pflanzen des Eisenhuts in den Gärten verboten. – Um 640 n. Cr. schreibt Paulos von Aegina:

> «Akoniton oder Pardalianches hat faulende und tödtende Kraft, wird daher innerlich nicht angewandt, äußerlich dient es zum Abfaulen von Fleischtheilen; das Lykoktanon hat eine dem ersteren gleiche Kraft, speziell tödtet es die Wölfe, wie jenes die Panther.» –

«Im Mittelalter» machte man «von Kaiser und Papst gestattete antidotarische Versuche an Verbrechern, vorzugsweise um den Bezoarstein als Gegengift zu versuchen...», schreibt Lewin. – Die Scheu unserer frühen Kräuterkundigen vor dem Eisenhut spiegelt sich bei H. Bock. Er schreibt «von Wolffswurtz und Ysenhütlin» vom Aconitum lycoctanum und Aconitum napellus und setzt sie in Beziehung zu anderen Pflanzen, die heute alle zu der Familie der Hahnenfußgewächse gezählt werden, obgleich es damals noch kein botanisches System gab. Vom gelbem Eisenhut schreibt er:

> «So jemands den same kewet / der würt zu außspewen bewegt / dann er erfordert die speychel mit gewalt / ist sonst hitzig als Bertram. Dies wurtzel würt in wilden tieffen dälern / in wälden gefunden / nemlich im Schwartzwald / Spessart / Waßgau / und Ydar.»

Vom blauen Eisenhut, den Bock aus der Wildnis nicht zu kennen scheint, schreibt er:

«das ander groß geschlecht ziehn die Straßburg inn den Gärten /»

«ist mit der Gestalt vnnd geschmack dem vordersten gleich / doch höher / vnnd aller ding größer. Die blümlin stehn auch nach einander an dem stengel offen / von farben blaw / vnnd ist ein jede hole blümen anzusehen nit anderst dann ein Eisenhüt. Zu Nürnberg hat man noch ein kleynes geschlecht / das gewinnet auch blawe hütlin / vnnd abermals ein Geschlecht des selbigen / blüet gantz leibfarb.»

«Wolffwurtz vnd der blaw Ysenhüt / seind bede einer brennden qualität vnd eygenschaft / seind Eüßerlich vn gar nit in den Leib zubrauchen / dz hat man wol zu Antorff befunden / an denen / so dise wurtzel für ein Salat haben gessen / vnd darüber gestorben.»

Nur zum Töten der Läuse empfiehlt er beide Pflanzen in verschiedener Verarbeitung äußerlich angewandt.

Die erste bekannte Prüfung am lebenden Menschen schildert P. Matthiolus (gest. 1577) in seinem Kräuterwerk mit folgenden Worten:

«Wil allhie eine Historie erzehlen / die ich selbst zu Prag gesehen hab im tausent / fünfhundert ein vnd sechtzigsten Jahr / allein auß der Vrsachen / so etwa jemanden das Kraut fürkemme / er sich wissete darvor zu hüten.

Fürstliche Durchleuchtigkeit / Ertzhertzog Ferdinand / mein gnedigster Herr / hat ein berümbt puluer wider allerley gifft / ist an vielen Personen bewehrt worden / vnd insonderheit an einem Vbelthäter / der zum Tode verurtheilt wardt / dem gab man erstlich *Arsenicum* (ist ein gifftig Ding in Leib zu nemmen) da zittert er wunderbarlich / geschwall vnter dem Angesicht / vnnd thet gleich als drucket ihn die hinfallende Sucht* / da gab man ihm abgemeld Puluer / da würget er das Gifft von

* Epilepsie

54

sich / ward also bey seinem Leben erhalten / vnd von der ver-
dienten Leibsstraff gefreyet. Da nun Keyserliche Majestät im
obgedachten Jar zu Prag Hoff hilete / wolte man gemeldt Puluer auch wider *Napellum* versuchen / dieweil das Kraut vor
allen andern Gewächsen das ärgste Gifft ist. Also holet man
Napellum auff dem Behmischen Gebirge / welches die Behmen Krkonoss nennen / da die Elb ihren Vrsprung nimmet /
ligt an der Gräntz zwischen Behmen und Schlesien / zwo Meil
wegs von dem Stättle Hohenelb genannt / daselbst wechst diß
ertzgifftige Kraut in großer Menge. Von der Wurtzel nam man
ein quentle schwer / zu Pulver gestoßen / vnnd mit Rosenzuk-
ker vermischt. Solches gab der Scherge in beywesen Keyserli-
cher Majestät / vnnd Fürstlicher Durchleuchtigkeit / Doctorn
/ vnnd anderer Namhafftiger Leuth / einem starcken jungen
Mann / der sein Leben mit Diebstahl verwircket hett / vnd solte
als Morgen an galgen gehenckt werden. Man gabs jm aber in
der Meynung / so er das Gifft durch obgenannt Puluer vberste-
hen würde / hette man jhn loß gelassen. Der arme Mensch
nahm das Gifft willig und gerne / dann er wolte lieber sterben
(so es dahin gerathen würde) an einem stillen Ort / vnter ehrli-
chen vnnd wenig Leuten / dann daß er solt offentlich vor allem
Volck erhenckt werden. Darzu so hoffet er / es würde jhm ge-
lingen / wie dem ersten / der das Arsenicum eyngenommen
hett. Da er nun das Gifft gessen hett / saß er bey anderthalb
Stunden in der warmen Stuben / vnnd fühlet nichts mercklichs
von dem Gifft. Da meynten die Doctores, es würde der Beh-
mische Napellus nicht so heftig oder kräfftig seyn / wie die alten
Lehrer von dem jhren schreiben / dieweil das Behmerland
nicht so warm gelegen ist / als die frembden Länder. Darzu
achteten sie / dieweil das Kraut vorlängst in Stengel getreten
were / Bletter / Blumen und Samen getragen hette / der Wurtzel were der Safft oder die Krafft nicht wenig entgangen / der-
halben sahen sie für gut an / man solte der blumen vnd bletter
beyders zusammen ein halb quentle stossen vnd dem armen
Sünder vber das vorig mit Rosenzucker eynzunemmen / dar-

reichen. Da solches geschehen / da fühlet er noch in zweyen stunden keine Beschwernuß der Schäden. Nach gemeldten zweyen stunden klagt er / der gantze Leib wer jm müde / darzu das Hertz schwer vnd matt / doch redet er mit guter Bescheidenheit vnd stark / sahe sich frisch umb. Man griff ihm an die Stirn und Pulßadern / an der Stirn empfand man einen kühlen Schweiß vnd der Pulß fing an zu schwinden. Da sich nun das Gifft dieser Gestalt genugsam beweiste / gab man alsbald das Puluer wider das Gifft in Wein zu trincken. Da ers getruncken hat / verwandt er die Augen scheutzlich / sperrete und zerrete dz maul / krümmet den halß (welches ohne zweiffel darum geschehen / daß sich das Gifft mit der Artzneyen / gleich als wann sich jhrer zween mit einander balgen / vbertreffen thet) saß auff einem Stock / vnnd were dißmal vberück auff die Erden gefallen / wo jhn der Scherge nicht gehalten hette. Dieweil besprengt man jhm das Antlitz mit Weinessig / vnnd rupfft jhn bey den Haaren / da kam er alsbald wiederumb zu sich selbst / vnd machte sich unrein. Darnach legt man jhn auff stroh / da klagt er / wie jhn ein Schauder oder Kälte anstiesse nach dem brach er sich / vnd speyete viel stinckenden wust vnd gewässer auß von Farben gelb vnnd bleichschwartz / darauff sagt er / er spürete Besserung. Aber nit lang darnach wendet er sich auf die ander Seyten / als wolt er schlaffen / so man jhm doch den schlaff verbotte / starb also sanfft ohn all andere Zufälle vnd Bewegung / gleicherweise als entschlieff er. Das Antlitz warde jhm bleichschwartz. Außer dieser Historien kan man wol mercken / wz Auicenna vnd die Arabier von Napello geschrieben haben / dz es nicht Fabelwerck sey / dann sie bezeugen / Napellus sey ein gewaltig tödtlich Gifft / das sich fast mit keiner Artzney vertreiben läßt. Vnd...»

Mit diesem wenig humanen Experiment am lebenden Menschen, das anscheinend ausgeführt wurde, um für giftbedrohte Regierungshäupter Gegenmittel auszuprobieren, sei die Reihe der Berichte aus der ferneren Vergangenheit abgeschlossen. Aus ihnen geht eindeutig hervor, daß man damals (soweit uns überhaupt Berichte vorliegen) noch kein anderes Verhältnis zu dieser Heilpflanze hatte als das der Angst und des Grauens.

Matthiolus schreibt als einziges Heilmittel dagegen folgendes Rezept:

«Die beste vnnd gewisseste Hülff wider Napellum sey ein Feldmauß / welche die Wurtzel deß Napelli in der Erde abnaget vnd isset. Diese Mauß hab ich gesehen vnd gefangen auff dem hohen Gebirge deß thals Ananiae, nit fern von Trient gelegen. Aber nicht ein jeder sie suchet / wird sie finden vnd fangen…»

Marzell bezweifelt wohl mit Recht, daß das «akoniton» mit unserem Eisenhut identisch ist, da Aconitum napellus in Griechenland nicht vorkommt. Esser bemerkt zu diesem Namen, daß die Dichter wie Ovid und andere «das Wort ‹Aconitum› als Kollektivname für starke Gifte» gebrauchten.

Marzell bringt dann noch eine Legende aus dem Russischen, die sich in durchaus bezeichnender Weise um diese Gift- und Heilpflanze rankt.

«Als der Satan aus dem Himmel vertrieben wurde, versteckte er sich unter das Aconit. Der Erzengel Gabriel aber durchschoß das Kraut mit dem Blitze, so daß der Teufel weglief.»

Dieser auffallende Vertreter der Hahnenfußgewächse begegnet uns oft oberhalb der 1000-m-Grenze. Er ist mit Vorliebe im Bereich der Sennhütten und Viehtränken zu finden, aber dann auch tiefer unten überall dort, wo die herabrinnenden Wasser den Samen in kleinen Schluchten und an Erdbuckeln anschwemmen. Dort baut er sich mächtig und trotzig vor uns auf. Im allgemeinen erreicht er eine Höhe von 0,5 bis 1,5 m. Aus einer rübig verdickten, fleischigen, außen hellbraunen, innen weißen Wurzel, die sogar einen zusammenhängenden Cambiumring aufweist und zahlreiche Faserwurzeln in das Erdreich schickt, sendet er einen kräftig-starren und geraden, wenig behaarten Stengel nach oben, dem wie den meisten Aconit-Organen jegliche Zartheit mangelt (im Gegensatz z. B. zu Rittersporn und Jungfer im Grün). Dabei sind die glänzend-dunkelgrünen Laubblätter ausgesprochen scharf geprägt, geformt und aufgeschlitzt. Vom Grunde aufwärts sind sie 5- bis 7teilig, fiederschnittig, wobei die rhombischen Blattabschnitte am Grunde stark verschmälert sind, so daß die seitlichen und mittleren Abschnitte gestielt erscheinen. Man findet sie doppelt eingeschnitten, mit verlängerten Zipfeln, die lanzettlich bis linear geformt sind. Den Stengel krönt ein traubiger Blütenstand, der zuweilen auch verzweigt ist. Dicht aufeinander hocken da in den Achseln jeweils eines Deckblattes mit 2 Vorblättern die vielen violettblauen Blüten, die unserer Heilpflanze ihr besonderes Signum geben. Wie kleine Wichtelmännchen – die in dieser Region nichts zu suchen haben – schaut es da unter der hochgewölbten Helmkappe hervor, bevor sich die Seitenblütenblättchen (auch Perianthblätter) seitwärts öffnen. Die sonderbare Form der Blüten in Verbindung mit der starken Giftigkeit dieser Pflanze hat die menschliche Seele viel beschäftigt und in den vielen Namen ihren Niederschlag gefunden. In der Tat, die zweiseitig geformte Blüte, die so gewalttätig und bizarr wirkt, hat ihre Blütenhüllblätter verwandt, hat sie violettblau gefärbt und hochgewölbt, um sich ein so merkwürdiges Gesicht zu geben. Das oberste Perianthblatt – eben der Helm – umschließt die ganz fein geformten zarten Blütenblätter, die als Honigblätter gestielt und bogig gekrümmt sowie mit Kapuze versehen in die Helmwölbung hineinragen. Diese Blütenform scheint auf die Hummeln zugeschnitten zu sein. Sie sind auch die einzigen, die mit ihren Rüsseln auf normalem Wege an den Honig heran können. Oft findet man den Helm verletzt, angebissen, dann haben andere Hummeln* durch den Helm hindurch an den Honigblättern genascht. Die unteren echten Blütenblätter sind winzig klein und verkümmert. Die unreifen Staubfäden sind gekrümmt, im Reifen strecken sie sich über die Griffel hinaus, stäuben und biegen sich dann abwärts. Von da ab ragen die Narben über die Staubgefäße hinaus und sind nun bestäubungsfähig. Der erste Entwicklungszustand

* Bombus mastrucatus

58

wird der «männliche Blütenzustand», der zweite der «weibliche Blütenzustand» genannt.

Also der Helm, das obere Perianthblatt, umfängt die vier anderen Perianthblätter, die zwei vogelkopfförmigen Blumen- oder Honigblätter, das 3. und 4. ganz flache und kleine Blumenblatt, sowie zahlreiche, in einer Spirale stehende, kahle oder gewimperte Staubgefäße und drei Stempel, die die drei einblättrigen Fruchtknoten krönen. Zumeist ist der Fruchtknoten kahl. Aus jeder Blüte entstehen aufrecht stehend drei hülsenähnliche Früchte (Balgkapseln), die an den Bauchnähten aufspringen und 10–14 Samenlagen enthalten. Die Balgkapseln sind zwischen 1,5 und 2 cm lang und ungefähr 0,5 cm breit. Der Wind rüttelt die dreikantigen, schmalgeflügelten Samen heraus. Sie sind hell- bis dunkelbraun, an den Flächen glatt, selten etwas gerunzelt. Die Blütezeit des Aconitum napellus dauert vom Juli bis September.

Außer durch Verbreitung durch Samen erhält sich der Eisenhut als Staude durch Bildung folgenden Organes. Die schon erwähnte Wurzelrübe von ca. 5 bis 8 cm Länge entwickelt aus der Achsel eines unterirdischen Scheidenblattes im Sommer einen ganz kurzen Seitentrieb, eine Neben-Rübe, die Reservestoffe für die Überwinterung speichert und die Knospe für den nächstjährigen Sproß entwickelt. Im Winter geht die alte Pflanze mit der alten Rübe zugrunde, und im Frühling setzt die neue Rübe die Familientradition fort. Die Rübe duftet scharf, schmeckt bitter-süßlich, ist das giftreichste Organ des Aconitum. Das Weidevieh meidet die Aconitumstauden. Hegi schreibt über das Vorkommen unseres Eisenhutes, daß er «häufig (oft massenhaft) und ziemlich verbreitet ist an feuchten, humosen Stellen, auf überdüngtem (stickstoffreichem) Boden, um Sennhütten, auf Viehweiden, im Erlengebüsch, an Wegen, Zäunen, Mauern, Wassergräben, Bachufern der montanen, subalpinen und alpinen Region bis gegen 3000 m (Piz Languard im Oberengadin 2925 m)». Seine allgemeine Verbreitung umfaßt die Alpen, Karpaten und zerstreut in den gebirgigen Teilen von Europa (nördlich bis Schweden).

Erwähnenswichtig ist, daß der Eisenhut sehr starke Abwandlungsfähigkeiten besitzt, über die in den Fachbüchern nachzulesen ist. Außer dem Blühvorgang geht ein echter Welkvorgang eigentlich – die ganze Pflanze erfassend – nur durch die Unbilden des Wetters vor sich, entweder durch Trockenheit oder Kälte und Frost, denen der Höhenwind seine Hilfe leistet.

Das analytische Bemühen, das den Geist so gern als kristallisierten Wirkstoff in der Hand halten möchte, hat sich natürlich weitgehend um diese Giftpflanze bemüht. So bringt Wehmer nachfolgende Resultate dieser Bemühungen:

«*Blätter:* Alkaloid Aconitin 0,2–1,25% tox! $C_{34}H_{47}NO_{11}$; ist Gemenge von Isomeren (Aconitin A u. C) $C_{34}H_{47}NO_{11}$; Aconitsäure, vorwiegd. als Ca-Salz, Inosit, Zucker, eisengrün. Gerbstoff, auch $NH_4Cl$ u. a., Asche 16,6%. (Aconitin gibt gespalten Picroaconitin und Benzoesäure, ist also Acetyl-Benzoyl-Aconin); oxydier. Enzym.

*Wurzelknollen* (Eisenhutknollen): Aconitin 0,5 bis 0,8, auch 0,2 bis 1,25% etwas Pseudaconitin (?), Indacontin; die auch angegeb. Aconin, Benzoylaconin u. Isoaconitin (ident. mit Picroaconitin) wohl secund. Spaltprod.; amorph. «Napellin» (?), Inosit, Mannit (wohl secund. im gärend. Saft entstanden), Saccharose, Harz, Fett u. a.; Aconitsäure hier bislang noch nicht gefunden, dagegen früher Äpfelsäure; Citronensäure und Äpfelsäure, auch Weinsäure (?) als Ca-Salze angegeben. –

Aconitin aus deutscher und englischer Aconitwurzel chem. wie kristallogr. übereinstimmend. – Über die Alkaloide der Art herrschte keine völlige Einigkeit; vorhanden sind nach Wright: Aconitin, Pseudaconitin, Isoaconitin, Aconin (s. oben), Homisoaconitin u. eine amorphe Base; cf. dazu Rosendahl; zu reichen jedenfalls die früheren Acolyctin, Aconellin (Aconella), Napellin; ob auch die Spaltprodukte des Aconitin (Aconin, Isoaconitin, Picroaconitin)? Alkaloidgehalt nach Herkunft, Jahreszeit u. a. stark schwankend (0,296–2,971%); alkaloidfreie Pflanzen (Schottland). Gehalt der beiden Varietäten vulgare und pyramidale ist gleich, hängt aber ab von Standort, Alter und Cultur (0,4–1%). – Aconitin auch in *Stengel* und Wurzel; Enzym Oxydase in Knollen (u. Blättern) – Asche 3,5–6% bisweilen mit Cu.»

Über die toxikologische Seite des Eisenhutes schreibt Lewin, daß fast alle Akonitarten das Gift in der Wurzel enthalten, die meisten auch in den Blättern mit Ausnahme von A. septentrionale, dessen Kraut ebenso wie die Knollen von A. heterophyllum ungiftig sein soll. Über die Wirkung des Alkaloids des Eisenhutes heißt es bei ihm:

«Bei Warmblütern werden durch Akonitin die gangliösen Herzzentren, sowie die Vagi in ihrem peripherischen Teile nach einer vorübergehenden Erregung gelähmt. Es tritt in späteren Stadien der Vergiftung Pulsarhythmie auf und der Blutdruck sinkt nach primärer Steigerung. – Die motorischen Gehirn- und Rückenmarkszentren sowie die peripherischen sensiblen Nerven werden anfangs gereizt (Prickeln, Brennen), später gelähmt. Der Tod erfolgt, wie ich fand, durch Lähmung des Atmungszentrums oder der Atemmuskeln an Erstickung. Es treten exspiratorische Pausen auf, die eine Minderung der Atemzahl mit sich bringen. Die Drüsensekretionen, besonders die des Speichels, sind vermehrt.»

«An der Haut entsteht durch Einreiben von Akonittinktur oder Akonitin Jucken, Prickeln, Stechen, Taubheit und resorptiv bisweilen ein Erythem oder juckende Bläschen.«

Als Symptome der Vergiftungen an *Menschen* heißt es bei Lewin:

«Die Vergiftung bei Menschen liefert in mannigfachen Kombinationen folgende Symptome: Auf der Zunge nach dem Genuß der Wurzel ein Gefühl von Starre oder auch eine zitternde oder brennende Empfindung, Übelkeit, oft nach 10 bis 15 Minuten Erbrechen, vereinzelt auch Blutbrechen und Leibschmerzen (nach Akonitin fehlen die letzteren), ferner Schmerzen in den Unterschenkeln, Kälte in den Füßen, bleiche, mit kaltem Schweiß bedeckte Haut, Frostgefühl, bisweilen Zusammengeklemmtsein der Zähne, Steifigkeit der Zunge, mühsames Schlucken, Schwierigkeit zu artikulieren, allgemeine Müdigkeit, Schwindel, der auch öfter vermißt wird, Taubheit, Kribbeln in den Fingern und Zehen, Präkordialangst, Sehstörungen, Nebelsehen oder vorübergehende Blindheit und facies hippocratica. Die anfangs verengten Pupillen erweitern sich und reagieren schlecht auf Lichtreiz, sobald die Atmung krampfhaft, unregelmäßig u. evtl. mit trachealem Rasseln einhergeht. An den *Augen* erscheinen noch: Jucken der Lider, Tränenfluß, Pupillenstarre, Verschwinden des Kornealreflexes, Lichtscheu, Diplopie, Akkommodationsparese. Ein Mann, der aus Versehen 40 g eines alkoholischen Akonitinfuses verschluckt hatte, bekam Brennen im Halse und Magen, Angst und motorische Unruhe. Bei noch ungetrübtem Bewußtsein bestand Krampf in den Gliedmaßen, die Augäpfel waren nach oben gedreht und danach trat vollkommene Erblindung für zwei Stunden ein. Als diese geschwunden war, erschienen: Vollständige Anästhesie der Gliedmaßen und erschwerte Atmung. Erst nach sieben Stunden begann die Genesung.»

«Der *Leichenbefund* ist nicht charakteristisch. Nach der Vergiftung mit der Wurzel fand man im Munde Rötung und Schwellung, im Magen submuköse Hämorrhagien, im Dünndarm Entzündung auch nach Akonitinvergiftung. Ödem der unteren Lungenteile zeigte sich bei Menschen, während bei Tieren typisch subpleurale Ecchymosen und in der bei Menschen vergrößerten Leber punktförmige, deren Oberfläche gefleckt erscheinen lassende Blutergüsse auftreten...»

«Nach Akonitineinnahmen wird der Puls dikrot, irregulär, zeitweilig bis zu 10 Schlägen verlangsamt, bisweilen unfühlbar und die Körpertemperatur sinkt. Selten fehlen Krämpfe des Gesichts und der Gliedmaßen.»

Im Hinblick auf die große Giftigkeit dieser Heilpflanze sei hier noch die Behandlungsempfehlung von Vergiftungen angeführt, die Lewin gibt:

«Brech- und andere Entleerungsmittel für Gifte, die allgemei-

62

nen Antidota der Alkaloide (Gerbsäure, Tierkohle, Jodwasser, Lugolsche Lösung, 3 g Jodkalium 0,1 g Jod, 250 ccm Wasser), Analeptika, Hautreize (Sinapismen usw.). Das Hinausschieben des Todes für viele Stunden durch lange fortgesetzte künstliche Respiration bei tödlichen Dosen und die Möglichkeit, dadurch lebensrettend zu wirken, ist von mir nachgewiesen worden. Gerühmt wurde auch der Gebrauch von Opiaten und Tinct. Digitalis in großen Dosen. Ich empfehle dringend, außer der künstlichen Atmung, das Auflegen großer Sinapismen auf Brust, Rücken und Bauch.» –

Hugo Schulz, der Pharmakologe aus Greifswald, schildert eingehend die ersten Versuche am Menschen mit dem Alkaloid *Akonitin,* die Karl von Schroff mit seinen Schülern vornahm. Versuche mit der Akonitumtinktur in langsam steigender Dosis hat Sch. mit seinen Schülern durchgeführt und kam zu folgenden Ergebnissen, die hier nur gekürzt wiedergegeben werden können. Es wird empfohlen, die Einzelheiten im Original nachzulesen.

«Im allgemeinen entwickelt sich zunächst das Gefühl gesteigerter Leistungsfähigkeit auf den verschiedenen Gebieten, das aber bald in das Gegenteil umschlug. Die psychische Tätigkeit war dann deutlich vermindert, es stellte sich starkes Schlafbedürfnis ein, aber der Schlaf war unruhig, durch Träume gestört.» «Eine Reihe von Erscheinungen sprachen für Störung in der Blutfüllung der Gefäße des Kopfes.» «…Schmerzen im Verlaufe des zweiten und dritten Quintusastes machten sich sehr unangenehm bemerkbar. Diese Schmerzen hatten zudem das Besondere, daß sie ihre Stellen wechselten und schlimmer wurden bei jedem Versuch zu einer vermehrten geistigen Betätigung.»

Es wird von dem Sehorgan «ein wechselndes Verhalten der Pupille» berichtet, beim Gehörsinn und Geruchssinn treten Überempfindlichkeiten auf. Der Verlauf der Rückenmarksnerven vermittelte an verschiedenen Stellen Schmerzempfindungen mit besonderer Bevorzugung der Lumbalgegend und des Ischiadicus.

Bezüglich der Kreislauforgane, Herz und Gefäße, wurde festgestellt, «daß der Puls beschleunigt wurde bei gleichzeitig vermehrter Spannung der Arterienwand».

Bei verschiedenen Organen traten kongestive Erscheinungen mit starkem Herzklopfen und Angstgefühl auf. «Dann wieder entwickelten sich plötzliche Anfälle von starker, mit Frost wechselnder Hitze über den ganzen Körper, und nachfolgendem Schweißerguß. An den mit zarterer Wand ausgestatteten Schleimhautgefäßen kam es zuweilen zu Blutungen, z. B. an denen der Nase und der Trachea.» – Stauungen zu den Respirationsorganen bis zur Atemnot traten auf. – Keine deutliche Wirkung auf die Harn- und Geschlechtsorgane. – Schulz kommt zu dem Schluß, daß eine ausgesprochene Beziehung besteht zwischen der Eisenhutwirkung und dem Gefäßsystem.

Leider ist Schulz auch dem Irrtum verfallen, daß die Homöopathie angeblich als wesentliche Indikation für Aconitum napellus bei Beginn von Infektionskrankheiten den Fieberzustand betrachtet. Auf diesen Punkt wird später eingegangen. – Er führt dann noch ein wichtiges Versuchsergebnis eines seiner Schüler an. Dieser machte mit dem Rauchen stets die Erfahrung, daß es ihm die Nachtruhe durch Herzklopfen störte, wenn er eine oder gar zwei Zigaretten geraucht hatte. Diese Störung blieb aus während der Versuche mit der Eisenhuttinktur, und «die Widerstandsfähigkeit gegen den Tabakgenuß (es müßte wohl heißen gegen die toxische Tabakwirkung, Ref.) hielt längere Zeit an. Dann verschwand sie wieder», und das alte Verhalten kehrte zurück. Bei jedem späteren neuen Versuch ergab sich wieder der Erfolg gegen die Nicotinwirkung.

*Esser* kennzeichnete die Wirkung des Eisenhutes dahin, daß seine Wirkungen sich vor allem auf die «Nerven des Herzens und der Atmungsorgane» erstrecken. «Die Blätter der Pflanze schmecken erst matt, dann scharf brennend. Die Knolle hat frisch einen dem Rettich ähnlichen Geruch und schwach süßlichen Geschmack, der aber bald äußerst scharf brennend und zusammenziehend wird. Die Vergiftungserscheinungen treten meist schon nach wenigen Minuten ein und zeigen sich an durch Kopfschmerz,

64

Schmerz in der Schläfengegend, Ohrensausen, Ekel, Magen-schmerz, Erbrechen, Kribbeln in den Zehen und den Fingern; später tritt Verlust des Gehörs und Sehvermögens, Schwindel, schweres Atmen, Verminderung des Pulsschlages (auf 40 bis 50 Schläge in der Minute) und bedeutende Vergrößerung der Pupille ein. Nach dem Auftreten kalten Schweißes und großer Angst er-folgt zwischen 1 bis 8 Stunden, sehr selten später, der Tod nach sehr schnellen Atemzügen. Das Bewußtsein bleibt meist bis fast zum Tode erhalten.»

Als homöopathisches Arzneibild lebt sich Aconitum napellus in folgender Weise im Menschen aus und gibt in diesen Wesensäu-ßerungen ein getreues polares Bild zu dem, wie es gestaltlich und stofflich sich in die Pflanzenwelt hineinstellt. Der Amerikaner *Nash* rechnet Aconitum zu einer Gruppe von Heilmitteln, die er «die Trias der Unruhemittel» nennt, nämlich Aconitum, Arseni-cum und Rhus Toxicodendron. Mit dieser Gruppierung ist schon ein typischer Wesenszug des Eisenhuts umrissen. Die Ruhelosig-keit des Aconit wird nach Nash «am häufigsten bei hochgradigen Entzündungsfiebern beobachtet». «Hitze und Durst, harter, vol-ler, frequenter Puls; ängstlich, nicht zu beruhigende Ungeduld, außer sich, wirft sich in Todesangst hin und her», charakterisiert nach ihm Hering das Wesen unserer Heilpflanze. Dem einen Si-gnum «Unruhe» fügt Aconitum das andere hinzu: «Schmerz». In bezug auf dieses Symptom astralischen Einwirkens steht Aconi-tum – nach Nash – mit Chamomilla und Coffea vor allen anderen gleichartig sich äußernden Heilmitteln an der Spitze, wobei der «Aconit-Schmerz» wesentlich charakterisiert ist durch «äußerste Unruhe, Angst und Furcht». Der Patient, der sich vor Schmerz umherwirft, «kann die Schmerzen nicht ertragen, verträgt weder berührt zu werden noch unbedeckt zu sein». Der Aconit-Schmerz ist gegen Abend und nachts schlimmer und unerträglich. Beob-achtet wird oft – mit und ohne gleichzeitigen Schmerz – Taub-heitsgefühl, Kribbeln oder Ameisenlaufen. Der Aconit-Schmerz ist ungemein reißend oder schneidend, so daß er «den Patienten zur Verzweiflung» bringt. – Ein drittes typisches Signum, ein Leitsymptom nach Nash, das «beinahe stets vorhanden» ist, wenn nach ihm Aconitum deutlich indiziert ist, ist die *Angst*, die Todesangst. Diese Angst geht aber sehr weit, z. B. «Angst, über die Straße zu gehen; Angst in Gesellschaft zu gehen, Angst, daß sich etwas ereigne; stets ist eine unbeschreibliche, grundlose Angst vorhanden». «Kein Mittel hat es (dieses Leitsymptom) in einem solchen Grade wie dieses eine.»

Zu den geschilderten drei Wesenszügen des Eisenhutes, der in seiner *äußeren* Erscheinung genau die entgegengesetzten Symptome zu offenbaren scheint, kommen nun noch zwei wesentliche Modalitäten hinzu: nämlich die Verschlimmerung durch Schreck sowie die durch trockene, kalte Luft. Alle «Leiden, welche von Schreck entstanden sind, entweder sofort oder später», erfaßt das Aconitwesen. Es gibt so eine Menge von Erscheinungen, die durch Schreck entstanden sein können, z. B. Angst im Dunkeln, weil Patient einen Schreck im Dunkeln erfahren hat; Schwindel, Ohnmachtsneigung, Zittern, drohende Fehlgeburt oder Ausbleiben der Menstruation können Erscheinungen erlittenen Schrecks sein. (Opium, Ignatia und Veratrum album führt Nash als weitere Schreck-Mittel an.)

Die trockene, kalte Luft ist jene Modalität, die zu den aconittypischen Entzündungszuständen führen kann, und wo Aconit wirklich Gegenmittel ist. Alle anderen Fieberzustände werden kaum von dem Aconitwesen erfaßt, und es ist primitiv, den Reflex zu pflegen, «Fieber – also Aconit!», oder gar Aconit mit Belladonna zu paaren, weil man nicht ganz sicher ist, ob das eine oder andere den vorliegenden Fieberzustand erfaßt. – Hier muß an eine Notiz Dr. Steiners erinnert werden, nach der jede Substanzzuführung in kleiner Menge Fieber oder zum mindesten fiebrige Zustände geringen Ausmaßes hervorruft. Auf dieser Reaktion des Organismus beruht überhaupt die Heilwirkung, indem die «kleinen Dosen einer Substanz bewältigt werden von dem Stoffwechsel, gehen sie durch die rhythmische Organisation und von da in negativer Art zum Vorderhirn».

66

Das auftretende Fieber ist also für Aconit noch keine Indikation, wohl aber wenn durch «trockene, kalte Luft» Krupp, Pleuritis, Lungenentzündung, auch Rheumatismus entstehen, dann kann nach homöopathischer Indikation der Eisenhut zum Heilmittel dieser Krankheitserscheinungen werden. Nash führt als Mittel, die ebenfalls das Symptom der Verschlimmerung durch trockene Luft haben, an: Bryonia, Causticum, Hepar sulfuris und Nux vomica, wohingegen «Verschlimmerungen durch feuchtes Wetter» zu den Symptomen von Dulcamara, Nux moschata, Natrium sulfuricum und Rhus toxicodendron gehören. –

*Heinigke* führt in seiner allgemeinen Charakteristik des Eisenhutes, bzw. der aus dem frischen, blühenden Kraut gewonnenen Essenzwirkung aus, daß «beim gesunden Menschen die Erscheinungen *gehobener* Funktionsenergie des Nervensystems bis zu ausgedehnter Exaltation» überwiegen, je nach der Größe der verabreichten Gaben, oder aber es treten «Erscheinungen *gesunkener* Lebenstätigkeit bis zu zeitweiliger Pulslosigkeit, kühler Haut und Schwäche bis zur Ohnmacht» auf. Prüft man bei Heinigke das Aconitum-Arzneibild bezüglich der einzelnen Organe, so fällt besonders auf, daß offenbar überall die Hyperämie im Vordergrunde der Erscheinungen steht; so bei Hirn und Hirnnerven: «Blutüberfüllung des Hirns und der Hirnhäute»; «Überfüllung der Blutgefäße in der Bindehaut des Auges», «Nasenbluten», «Blutüberfüllung der Rückenmarkshäute»; Blutandrang nach verschiedenen Organen; Neigung kleiner Blutgefäße zum Bersten und dadurch bedingte Blutungen besonders im Gebiet der Nasen- und Luftröhrenschleimhaut». «Blutandrang nach den Lungen, Blutüberfüllung der Schleimhaut der Luftröhren und der Lungen mit Berstung kleiner Gefäße und Blutungen». «Hohe Rötung des Schlundes...» «Entzündliche Affektion des Bauchfells, Blutüberfüllung der Nieren», «erhöhter Blutandrang mit vermehrtem Triebe» bei den männlichen Geschlechtsorganen. Im weiblichen Organismus «verlängerter Monatsfluß, Gebärmutterblutung...» Diesem anscheinend aktiven Zustande der Aconitäußerung steht nun auch ein ausgeprägter passiver Zustand gegenüber, der, wie oben mehrfach angeführt wurde, eben in der besonderen Aconitweise zum Tode führt. Einige Züge dieses passiven Zustandes, wie Heinigke sie darstellt, sind folgende:

Im Bereich der Haut, des Unterhautzellgewebes und der Muskulatur: Gefühl von Kribbeln, besonders im Gesicht, an den Händen...; gelbliche Hautfärbung, nach lebhaft gerötetem, gedunsenem Gesicht erscheint dieses eingesunken, von fahler Blässe. Große Schwäche, Gefühl von Kräftemangel in der gesamten Muskulatur, Schlaffheit der Gelenkbänder bis zu Pendelbewegungen der Glieder.

Im Bereich des Nervensystems: Nach Schwindel beim Aufrichten Gefühl von Schwanken des Hirns beim leisesten Bewegen oder Reden, von Schwere und Vollsein im Kopf, als ob das Gehirn zu den Augen hinaus wolle... Erschwertes Denken, Zerstreutsein, Gedankenlosigkeit, Gedächtnisschwäche... Wahnideen, Delirien, kurze Tobsuchtsanfälle.

Gesichtsorgan: anfangs erhöhte Beweglichkeit der Pupille, später Erweiterung mit starker Lichtscheu. Vorher auch Verengerung der Pupille, stierer Blick, konvulsivische Verdrehung der Augen... temporärer Verlust des Sehvermögens.

Gehörorgane: Neben Überempfindlichkeit Gefühl des Verstopftseins, Klingen und Sausen vor den Ohren. – Überempfindlichkeit des Geruchsorgans. –

Rückenmarksnerven: Schmerzen im Nacken, am Rumpf nach Verlauf der Spinalnerven, Zerschlagenheitsschmerz besonders in der Lendengegend und am Kreuzbein. Schmerz im Bereich der Nerven am Schuler- und Ellenbogengelenk. Neben dem Gefühl des Kribbelns und Taubseins an den Händen auch Lähmigkeit. Reißende Schmerzen im Bereich der Nn. ischiadici.

Organe des Kreislaufes: «Stürmische und heftige Herzkontraktionen, vermehrte Spannung der arteriellen Gefäßhäute; häufiger, harter und gespannter Puls; verstärkter und unregelmäßiger Herzschlag; krampfhafte Verengerung kleiner Arterien... Gefühl starken Herzklopfens mit großer Angst; klemmender, bohrender, wühlender Schmerz in der Herzgegend, Empfindung von dumpfem Druck und Stechen daselbst.»

Im Bereich der Verdauungsorgane: ...Mangel an Appetit und Ekel vor Speisen..., vermehrter Durst. Darmkatarrh, bes. Duodenum mit verhinderter Gallenausscheidung; Stuhlverhaltungen, Auftreibung des Dickdarms, Windkoliken, Anschwellung des Leibes...»

Kehren wir zu unserer Pflanze zurück, wie sie sich uns in der Natur gegenüberstellt, so erinnert sie uns in allem daran, daß sie ein Hahnenfußgewächs ist und damit zu jener Familie gehört, die nach allen Seiten der Pflanzenwelt den Keim der Entwicklung vorwärts oder den Rest des Werdens aus der Vergangenheit erkennen läßt. Einzelne Organe des Eisenhutes offenbaren typisch die Kräfte, die sich hier an der Gestaltung beteiligt haben. Wir sehen das rübige Rhizom, wir sehen den hoch aufschießenden Stengel, der dieses Hahnenfußgewächs hinausführen möchte aus der Erdwasserregion, in der die meisten Verwandten verhaftet bleiben. Wir sehen die scharf spitz ausgeschnittenen Blätter, die nirgends mehr z. B. die lappige Nierenform vieler Verwandter unverändert und undurchlichtet erkennen lassen, die anscheinend nur Nervatur sein wollen und auf alles Blattparenchym verzichten möchten. Wir erleben dann Blüten gestaltet, die unser Staunen erregen müssen – und alles übergossen und überzogen von einer merkwürdigen Starre, die andere hochstrebende Ranunculaceen wie Rittersporn, Jungfer im Grün oder Akeley nicht im entferntesten aufweisen.

Es gelingt dem Eisenhut mittels der kosmischen Kräfte, die durch den rübigen Wurzelstock hinaufstreben, seinen Blütenstand hinaufzuheben in den sonnig-luftigen Wärmebereich, es gelingt ihm, sich den Kräften der obersonnigen Planeten zu vermählen, aber was er nach seinem stolzen Sprossen in die Höhe zustande bringt, erreicht das Ziel nicht. Die sonderbare Blüte, die uns so wenig lieblich anstarrt, offenbart kaum Blütenkräfte, die durch Stoffeswandlung und Läuterung hindurchgegangen zu sein scheinen. Sie wird daher zu einer Maske. Nicht ohne Grund erstaunt man, dort oben im Blütenbereiche Gnomenzüge zu erkennen; denn was hier vorgeht, ist genau polar zu den Vorgängen, die bei der Christrose im Winter geschehen. Erd-Mondenkräfte werden mit Gewalt in der Blüte zu überwiegender Gestaltung hochgerissen und aufgerufen. Sie sind zwar immer in den Kelchblättern tätig, hier aber formen sie sich im Perianth zur Blüte und nehmen alles in sich hinein, was sich den Sonnen- und obersonnigen Kräften aussetzen möchte. Die echten Blütenblätter verkümmern zu 2 bis 3 unscheinbaren Reststümpfen und zu 2 Honigblättern, die in ihrer S-Form den starken Astralisierungsimpuls widerspiegeln. Was die Sonnenkräfte an Honig hervorrufen, ist nicht den Umkreishälften und ihren Wesen dargeboten, sondern nur den erdverbundenen Hummeln noch zugänglich.

Am deutlichsten werden die Vorgänge, die sich im Aconitum napellus abspielen, wenn man sie mit jenen vergleicht, die in der Christrose vorgehen genau zur polaren Jahreszeit.

Zur Winterszeit, wenn die Abwesenheit der Sonnenkräfte ein wesentliches, uneingeschränktes Wirken der Mondenkräfte für die Erde und in der Erde ermöglicht, blüht Helleborus niger auf und zeigt in dem Verhältnis seines wechselnden Farbenspiels zu seinen Formen- und Organwesen, daß er aus den im Sommer in die Erde eingestrahlten Sonnenkräften heraus zum Zeugen der Sonne wird – auch wenn diese selber fern ist und rings herum Erstarrungskräfte der Kälte und Dunkelheit walten.

Vereinigt sich dagegen im Hochsommer der ganze Umkreis des Lichtes und der Wärme mit den Erdenkräften, so daß nirgends Vereinzelung und Enge mehr möglich erscheint, dann formt *Aconitum napellus* sich zum Gefangenen von Erd- und Mondenkräften, zum Zeugen winterlicher Verhärtungskräfte inmitten von überall waltenden Auflösungs- und Verflüchtigungstendenzen des Sommers.

Schließen die Mondenkräfte im Blütengeschehen das Blütenhafte von Sonnen- und Umkreisgeschehen ab, d. h. werden Stoffwechsel- und Willensorganismus – mit denen die Blütenvorgänge

70

korrespondieren – von ihren Urstandskräften getrennt, dann treten eine Anzahl der oben geschilderten Krankheitserscheinungen auf, die zur Lethargie, zum Absterben aller Funktionen des Stoffwechsel-Gliedmaßenorganismus führen bei noch voll erhaltenem Oberbewußtsein, bis die Lebenskräfte versagen.

Man kann auch sagen, daß die Medulla oblongata und das Atemzentrum, die Rückenmarksnerven gelähmt werden und kann sich vergegenwärtigen, daß dieser Zustand eintritt, nachdem vorher das Einstrahlen des Astralleibes über die Norm hinaus gesteigert wurde, Erhöhung des Blutdruckes und der Zirkulationsvorgänge zeitigte mit den beschriebenen Überblutungen. Der Astralleib wird durch Aconitum in das Blut und die Zirkulation und zum Teil auch in die Nervenorganisation hineingetrieben. Zwar antwortet die Ich-Organisation zuweilen mit Fieber, erlahmt aber schnell, wird überwältigt vom Aconitum, dessen Kräfte toben weiter gegen die zentralen Organe des Astralleibes, die der Astralleib dann nicht mehr sinngemäß benützen kann. Von Anfang an treten Unruhe auf, vielleicht auch Schmerz und insbesondere Angst, jener Zustand, in dem das Ich sich alleingelassen fühlt und abwehrlos dem Einbruch geistiger Kräfte (hier durch das Gift) gegenübersteht. Es findet kein Herauslupfen des Ichs statt, eher ein Hineinstauchen unter seine ihm gemäße Organebene und Mittellage.

Im therapeutischen Gebrauch ist heute meist das blühende Kraut, jene Pflanzenteile also, die das rhythmus-stoffwechselhafte Geschehen im Organismus ansprechen. Vollkommen unausgeschöpft sind bisher die therapeutischen Möglichkeiten, die sich in der Linie des Aconitwesens aus der Verwendung der Wurzel ergeben müssen. Die in diesem so sonderbar geformten Rhizom gestauten Kräfte des Lebens- und chemischen Äthers sollten doch große Möglichkeiten vermitteln können, z. B. bei Folgezuständen an der Nervensubstanz nach Apoplexien, Lähmungen und ähnlichen Zuständen.

# Paeonia officinalis (Paeonia foemina)
# Die Pfingstrose oder Benediktenrose

Diese altbekannte und beliebte Pflanze der Bauerngärten ist bei uns in Deutschland nur durch Züchtung bekannt, allenfalls an einigen Orten auch verwildert. Wild kommt sie aber noch vor im Tessin (Schweiz) am Monte Generoso, der für viele Hahnenfußgewächse ein bekanntes Reservat ist. So wächst dort bis zu dem Gipfel hinauf in dichten Mengen Helleborus niger.

Aus einer sonderbaren Wurzelregion, deren Wurzelfasern verdickt und zu länglichen, gegliederten, rübigen Knollen umgestaltet sind, entwickeln sich aus dem ausdauernden Rhizom mehrere Stengel zu einem krautartigen Busch von 30 bis 90 cm Höhe. Der einzelne Stengel wächst aufrecht, ist unverzweigt und unbehaart. Er trägt an der Spitze die Blüte. Seine Laubblätter sind doppelt-dreizählig, mit hellgrüner, fein behaarter Unterseite und dunklerer Oberseite. Die einzelnen Abschnitte erscheinen mehr oder weniger lanzettlich und glattrandig. Das ganze Blatt läßt noch den Helleboruscharakter erkennen, doch ist hier alles gleichgerichteter, rhythmischer gestaltet als bei der Nieswurz.

Die den Stengel krönende Blütenknospe zeigt zumeist 5 bleibende Kelchblätter, die grün bis kronblattartig gefärbt und durchgestaltet sein können. Aufgeblüht entfalten sich die Kronblätter zu mehr oder weniger flacher, nach oben schauender Blütenfläche von 10 bis 12 cm Durchmesser. 5 bis 8 dunkelrote (seltener rosa oder gelblich gefärbte) Kronblätter, die ganzrandig oder unregelmäßig gebuchtet, breiteiförmig sind, glänzen mit ihrer seidenartig schimmernden Innenfläche der Sonne entgegen und lassen der Blüte rosenähnlichen Duft entströmen. Viele gelbe Staubblätter, die sich am Grunde der Blüte zu einem Drü-

73

senring vereinigen, umsäumen den weißfilzigen Fruchtknoten, der sich in 2 bis 3 Balgkapseln darstellt. Diese, in der Reifezeit getrennt, ragen aufrecht oder abstehend aus den welkenden Kelchblättern hervor. Zahlreiche, bis zu 8 mm lange, eiförmige, glatte, schwarzblaue Samen ruhen in den Kapseln. Die Blütezeit der Pfingstrose ist der *Mai.* –

Lange bevor die Blüte sich entfaltet, zeigt sich der Blütenimpuls dieser Heilpflanze schon *an* den Kelchblättern wirksam. An ihrem äußeren Rande sitzen Nektarien, denen reichlich süßer Schleim entquillt, so daß «eine ganze Kruste von Zuckerkristallen» sich in der Umgebung findet. Francé schreibt darüber:

«Das können sich die Ameisen unmöglich entgehen lassen, und Delpino sah sie denn auch von früh morgens bis abends spät Wache halten und Feinde abwehren. Inzwischen stärkten sie sich nach guter alter Landsknechtsitte reichlich mit erquickendem Trunke.»

«Schimper gibt uns eine recht anschauliche Schilderung darüber, mit welchem Eifer die kleinen Wachtsoldaten ihr Geschäft besorgen. Der duftende Zucker lockt gewöhnlich eine Menge stattlicher Wespen (aus der Gattung Polistes) herbei, mit denen die Ameisen auf den Paeonienköpfen ununterbrochen scharmützeln. Nähert sich eine Wespe, so nehmen sie eine drohende Haltung an, richten sich auf und beißen mit einer etwas komischen Berserkerwut um sich. Die viel größeren Wespen geraten dadurch sichtlich in Bestürzung. Die Angst, die sie vor den kleinen, wutentbrannten Ameisen haben... bietet einen überaus komischen Anblick.»

«Große Fliegen, die ebenfalls zuweilen an der Zuckerspende teilnehmen wollten, zeigten vor den Ameisen noch größere Angst als die Wespen, während eine Hornisse, die die Versuchsstämme einige Male besuchte, zwar meist ebenfalls angegriffen wurde, häufig aber Herrin der Situation blieb.»

Wir haben in der Pfingstrose wieder ein Hahnenfußgewächs, das in Beziehung zu den Ameisen tritt.

Über die allgemeine Verbreitung von Paeonia foemina erwähnt Hegi Südeuropa, von Portugal bis Albanien, Kleinasien und Armenien. In Deutschland fehlt sie ganz; in Österreich tritt sie vereinzelt in Tirol auf, in der Schweiz nur im Tessin. Ihr Vorkommen ist beschränkt auf lichte felsige Berghänge und auf trockene Kalktriften.

Hier muß noch erwähnt werden, daß eine andere Art, Paeonia corallina, von Linné mit der dargestellten zusammen als Paeonia officinalis aufgeführt wird. Ihre Blüten sind wesentlich kleiner. – Über die anderen noch vorkommenden 13 Arten orientiere man sich in den Fachwerken.

Die Pfingstrose hat in vergangenen Zeiten in der Heilkunde einen umfassenderen Ruf gehabt als heute. Über Herkunft und Namen der Paeonia schreibt Geiger:

«Paeon ist, wie Plinius sagt, der Entdecker der Gichtrose; dieser Paeon galt im Altertum für identisch mit Apoll, oder nach andern für gleichbedeutend mit dem Aesculap, der ersten medizinischen Gottheit.

Die Gichtrosen hießen auch Dactyli idaei und dienten den Korybanten und Kureten, die man als die Gründer der Arzneikunst in Griechenland verehrte, zu ihren Wunderkuren, auch ist der Wunderglaube an die großen Heilkräfte der Paeonien noch immer nicht in dem Volke verwischt...»

M. Bock stößt einen Seufzer des entsagenden Verlangens aus zu Beginn seiner Schilderung der «Paeonien-Rosen»:

«Wer ich mein tag einmal bey dem gelehrten vnd alten Peone gewesen / wolt ich von diser seiner Rosen gewisser geschribe / wir wollen aber ein versuch thun...»

Dann schildert er genau die zwei oben erwähnten Arten und weist darauf hin, daß Dioscurides

«sagt / meins bedunckens aber so seind die bletter der Christwurtzel kraut am ähnlichste /».

Eine Fülle von Namen führt er für diese Heilpflanze auf « / Benedictenrosen / Benignenrosen / Pfingstrosen / Künigsblümen / vnd Gichtwurtz...»

Paulos von Aegina schreibt, daß unsere Heilpflanze bei Plinius und Galen «Pentarobon geheißen, eine Zauberpflanze der Pharmakopolen und Rhizotomen» gewesen sei. Der Bockschen Namenaufzählung folgt sofort zu Beginn der Wirkungsschilderung der Bezug zu bestimmten Elementar- und Astralwesen, zu denen dieser Hahnenfuß nach Ansicht des Altertums immer eine Beziehung gehabt hat. Unter «Von der Kraft vnd Würckung» heißt es:

«Die wurtzel von den roten Peonien gedörrt / gestoßen / vnnd einer Mandel groß mit Wein eingegeben / reyniget die weiber nach der geburt / treibet jhre blümen / den Lenden vnnd Blasen steyn / deßgleichen die Gälsucht / stillet den bauch schmertzen / stopffet herwiderumb das außlauffen / so die wurtzel inn Wein gesotten würt / vnnd etliche tag dauon getruncken.

Zwölff Peonien körner zerstoßen und getruncken / stillet den blütgang der weiber / wehret dem aufstoßen / gelegt das kotzen / unn laßt den steyn bey den kindern nit wachsen / eingegeben.»

«Das wasser von disen Rosen vnnd wurtzelen gebrannt / stercket das hertz / dienet sehr wol zü den junge kindern / so mit der großen kranckheit* beschweret sind / jederweilen von disem wasser zü trincken geben auff zween oder drey löffel voll.»

«Eüsserlich.

Die wurtzel vnnd körner soll man anhencken für allerley böß gespenst / sonderlich aber für die große fallende kranckheit / welchs erstmal Galenus / vnd nach jm vil / vnd ich selbs hab war genommen.»


Diese Aufzählung von Indikationen findet sich in ähnlicher Art schon bei Dioskurides, wie Hovorka zitiert. Bei diesem Autor wird auch aus dem alten Theophrast referiert, wie die Wurzel der Pfingstrose auszugraben ist; denn es geht eine alte Legende, nach der sich der Wurzelgräber beim Graben der Paeonie hüten müsse, vom *Specht* gesehen zu werden, sonst drohe ihm Gefahr, daß

* Epilepsie.

dieser ihm die Augen aushacke. Diese Legende, auf die hier nicht weiter eingegangen werden soll, weist wie die obige von dem Ursprung dieser Pflanze darauf hin, daß hier Mysteriengeheimnisse der Vergangenheit verzerrt wiedergegeben werden.

Bei Hovorka und Kronfeld finden sich noch weitere Angaben über die frühere und im Volksbrauch stellenweise auch heute noch übliche Verwendung der Paeonie. So werden «die Samen zu Zahnperlen für Kinder verwendet» gegen die Zahnkrämpfe, die Gichter, wie sie früher hießen. Daher trägt dieses Kraut auch den Namen Gichtrose. Samen und Wurzel werden gegen die fallende Sucht (Epilepsie) um den Hals gehängt. Gegen Epilepsie und Blutstockung bei Frauen, Asthma und Rheuma wurde die Wurzel innerlich gegeben.

«Oder trage die Wurzel vom männlichen Paeonienkraut (paeonia corallina) bei dir. Die Wurzel muß aber beim abnehmenden Monde und zwar im *Juli,* an einem Sonntag in der Mittagsstunde gegraben worden sein.»

An einer anderen Stelle heißt es dann wieder, daß diese Wurzel im abnehmenden Monde *vor* Sonnenaufgang gegraben werden muß.

Bei den Tschechen hängt man dem epileptischen Kinde 3 Körner der Pfingstrose um den Hals. Mit getrockneten Blumenblättern der Pfingstrose beräuchert man die Gesichtsrose bei den Slowaken, nach deren Meinung man die Rose nicht mit Wasser befeuchten darf.

Soweit der Hinweis auf die vergangene Verwendung unserer Heilpflanze, für die das Verständnis heute kaum noch gegeben sein dürfte. Man wird sich aber vor dem geistigen Hochmut wohl hüten müssen, die früheren Indikationen einfach als primitiven Aberglauben abtun zu wollen, weil man die Zusammenhänge alter Bräuche nicht mehr kennt.

An gefundenen Inhaltsstoffen führt *Wehmer* über Paeonia arborea als Paeonia officinalis an:

*Blätter:* Glutamin 0,001%; organ. und Gesamt-$P_2O_5$ s. b. Périn J. Pharm. Chim. 1911/3.

*Blüten:* roter krist. Farbstoff *Paeonin* (Chlorid: $C_{28}H_{33}O_{16}Cl$) (spaltet in 1 Paeonidin [$C_{16}H_{13}O_6Cl$] und 2 Glucose), $P_2O_5$-Bestimmung wie oben.

*Same:* Gift. Alkaloid angebl. wie Wurzel; Näheres unbekannt.

*Wurzelstock:* Rinde: (Cortex radicis Paeoniae) mit kristall. abgeschiedenem Paeonol (= p-Methoxy-o-Oxyphenylmethylketon) $C_9H^0_0O_3$, früher als e. Fettsäure angesehen; entsteht aus e. präform. glykosidischen Substtz. enzym. in Glucose und Päonol spaltend; das Enzym ist weder Invertin noch Emulsin. Festes äther. Öl 0,4%, im wesentl. aus Päonol bestehend (Päonol auch in Xanthorroea-Arten). Saccharose, frisch 3,83% (Monat März); etwas *Glutamin\** und Arginin, Gerbstoff «Paeonia-fluorescin». Galactose- und Arabinose-liefernde Kohlehydrate.

«Paeonia peregrina (foemina), Orient:»

*Same:* fettes Öl 23,6%, Zucker 1,4%, Eiweiß 11% ca. Pectin, Arabinsäure 1,2%, etwas Alkaloid («Peregrinin») und die unbestimmten Paeonia-Harz, Paeonia-Harzsäure, Paeonia-Tannin bis 1%, Paeonia-Braun 4%, Paeonia-Fluorescin 4%, Paeonia-Kristallin (?). Asche 2,57%, Wasser 8,45%; fettes Öl anscheinend hauptsächlich aus Olein bestehend (?). Nach späterer Angabe sind in Paeonia-Arten keine Alkaloide vorhanden.

*Wurzel:* (Rad. Paeoniae peregrinae): 4–5% Glukose, 8–14% Saccharose (?), 14–25% Stärke, N-Substanz, 4–9,7%, Metaarabinsäure bis 2, organ. Säuren ca. 1, Ca-Oxalat 0,4–0,56, etwas Gerbsäure u. a., bei 15,7% Wasser und 5,39% Asche.

«Paeonia tenuifolia-Sibirien»: Gerbstoff und «Paeoniafluorescin» wie P. arborea.

*Blüte:* Kohlenhydrate, N und Asche (5,66% d. Blätter). «Paeonia albiflora» – Sibirien:

*Blätter:* Asparagin (reichlicher in alten Blättern, vor Absterben als in frischen).

*Same:* «Paeoniafluorescin» u. a. wie vorige. Ebenfalls bei «Paeonia anomala, L.»

\* vom Ref. kursiv.

78

Kroebers Angaben über die Paeonia officinalis stimmen wie die H. Schulz' ziemlich mit den schon erwähnten Indikationen überein. Er erwähnt noch, daß Paeon (= Apollo) mit Paionia den Pluto geheilt habe, und daß sie bei den Alten als Schutzmittel gegen die Faune der Fluren und Felder gegolten haben soll. Nach W. Bohn wirkt die Wurzelabkochung auf das Gehirn und ist wirksam bei der Fallsucht, bei Augenleiden im Anschluß an Blutstauungszustände des Gehirns.

Losch spricht von der in Tirol und Krain wachsenden Paeonia corallina. Die Wurzel muß nach ihm im Herbste gesammelt werden. Sie schmeckt «widerlich, anfangs süßlich, dann bitter und scharf». Frisch duftet sie stark, scharf und widerlich, während sie getrocknet fast duftlos ist. –

Die getrockneten Blütenblätter als Räuchertee und als Füllmaterial für Riechkissen erwähnt Fischer.

Madaus führt an, daß Holste (Holste, Z. experim. path. Therapie 1916) im Samen und in den Wurzeln der Paeonia ein Alkaloid Paeonin oder Peregrin fand, das «den Uterustonus steigert und die Peristaltik kräftigt». «Es kontrahiert die Nierenkapillaren und erhöht die Blutgerinnungsfähigkeit, ohne Herz und Blutdruck zu beeinflussen.» Demgemäß empfiehlt Holste sie bei Nieren- und Lungenblutungen. –

Für die Wesenserkenntnis unserer Heilpflanze ist ferner von Bedeutung, was Madaus über eine asiatische Verwandte zitiert:

«Die in der chinesischen Heilkunde als Antidiabetikum verwandte Paeonia odorata bewirkt experimentell rasche Steigerung der Blutzuckermenge, die nach $1/2$ bis 1 Stunde ihr Maximum erreicht, allmählich abnimmt und nach 5 bis 6 Stunden zum Ausgleichswert zurückkehrt.» (Aus Siguhara, Fol. pharmac jap. 1930, Bd. 11.)

Die Anwendung der Paeonia officinalis in der Homöopathie hat anscheinend nur ganz umschriebene Indikationen, so schreibt *Stiegele*:

«Ein vorzügliches Mittel bei hämorrhoidalen Blutungen ist die Paeonia D1–3.»

*Farrington* führt aus:

«Paeonia auch brauchbar bei Afterfissuren mit vieler Absonderung, die den Anus fortwährend feucht macht und unangenehme Empfindungen hervorruft. Dabei viel Wundsein und Beißen.»

Eine wertvolle Darstellung und Würdigung der Pfingstrose liefert *Mezger*. Nach ihm wird die frische, im Frühjahr gegrabene, Wurzel zur Herstellung der Tinktur verwendet, deren Hauptwirkungen in der Arzneiprüfung folgende Symptome ergaben:

Blutandrang zum Kopf mit kongestiven Kopfschmerzen, Schwindel, entzündlicher Reizung der Schleimhäute des Auges, der Nase und des Rachens. Viele stechende Schmerzen in den Brustwandungen mit Blutandrang und Hitzegefühl sowie mit ängstlicher Beklemmung (vgl. Ranucul. bulbos.).

Symptome am After: Beißen und Jucken, das zum Kratzen zwingt, Anus scheint geschwollen; daher Anwendung bei schmerzhaften Hämorrhoiden, Analfissur und schmerzhaften Geschwüren im Anus. «Führend ist der unerträgliche Schmerz während und nach dem Stuhl sowie die feuchte Absonderung.»

Das Gehirn wird deutlich affiziert: ängstliche Erregung und Depression, schwere ängstliche Träume, die mit den Brustsymptomen zusammen die Form von Alpdruck annehmen können. Teilweise auch «verliebte Träume mit Pollutionen».

Im Kopfbereich: Kopfschmerz mit Völle, Hitzegefühl und Blutandrang. Gesicht rot und gedunsen, brennendes Hitzegefühl. Nase verstopft mit Trockenheit; Gefühl in der hinteren Nase wie verstopft.

Stechen in der Brust längs der Achse des Körpers bei jedem Atemzug. Häufiges Stechen in allen Teilen der Brust, schlimmmer durch Bewegung. Gefühl von Hitze und Blutandrang zur Brust.

Im Bereich vom Magen und Darm: Übelkeit, Erbrechen und schmerzhafter Durchfall. Viel Rumpeln im Bauch. Harnorgane:

Zusammenschnüren im Blasenhals, so daß der Harn nur tropfenweise abgeht. Häufiger Abgang von scharfem Urin, den Schlaf störend. Die weiblichen Geschlechtsorgane zeigen äußere Schwellung der Genitalien. M. empfiehlt D2 bis D3, äußerlich 10% Salbe oder Suppositorien bei Hämorrhoiden und Rhagaden.

Das Bild, das *Heinigke* von der Paeonia entwirft, liegt in der oben angedeuteten Linie. Allgemein ist sie charakterisiert durch Mattigkeit und Schwere der Glieder.

«Unsicherheit des Ganges und Schwanken, Gefühl von Prickeln und feinem Stechen an Brust, Achselhöhlen, Schultern, nach den Armen herab und am Rücken entlang, brennendes Jucken wie von Nesseln auf der Kopfhaut, an Brust und Gliedern, brennende Hitze im Gesicht bei Kälte der Glieder, Blutandrang nach Kopf und Brust. *Schlaf* unruhig mit vielen Träumen, große Schläfrigkeit am Tage. *Gemütsstimmung* ängstlich und mißmutig.

Das *Nervensystem* reagiert mit

«Schwindel, besonders bei Bewegung, Eingenommenheit des Kopfes, Vergehen der Sinne, Schwere und Hitzegefühl im Kopfe, drückender Schmerz im Hinterkopf, Bohren und Reißen in der Schläfengegend. – Brenngefühl in Augen und Augenlidern, Stechen und Klingen in den Ohren. Kribbeln in der Nasenspitze, Verstopfungsgefühl in der Nase, stechende und klemmende Schmerzen im Rücken und in den Gliedern, gichtische Schmerzen in den Zehen mit Anschwellung.»

*Verdauungsorgane:* Gefühl von Hitze und Brennen im Schlunde, Druckgefühl in der Magengegend, Schneiden in der Nabelgegend, Kollern im Darm und plötzlicher breiiger Durchfall mit Schwächegefühl im Unterleib, Brennen im After nach Stuhlgang mit nachfolgendem innerlichem Frost. Heftige Schmerzen bei und nach jedem Stuhlgang.»

Die Harnorgane äußern sich durch «ungewöhnlich starkes Urinieren, tropfenweiser Abgang des Harns mit Schmerz im Blasenhalse. – H. spricht dann noch von «unterdrücktem Monatsfluß».

Für eine geisteswissenschaftliche Betrachtung unserer Heilpflanze gibt die obige Legende, nach der Paeon = Apollo den Pluto mit dieser Pflanze geheilt haben soll, bereits alle Elemente des Verständnisses, wenn man nur bestimmte Hinweise Rudolf Steiners zu Hilfe nimmt. Dann ordnen sich sogar viele äußere Befunde und Charakteristika, die aufgeführt wurden, ohne weiteres in dieses umfassende Bild ein. Wer war nach der Vorstellung der Griechen *Pluto*? – Im Zusammenhang mit den eleusinischen Mysterien, mit dem Demeter-Persephone-Mythos und dem Eros-Mysterium führt Dr. Steiner darüber folgendes aus: (Vortragszyklus: Weltenwunder s. a. Nr. 129) S. 42:

> «...Und immer wirksamer und wirksamer auf den menschlichen Leib wird das, was im Unterirdischen der Erde wirkt, was von Pluto regiert wird, so daß wir sagen können: Im Innern des Menschen wurde Pluto immer wirksamer, er verdichtete den menschlichen Leib, und er raubte dadurch Persephone. (Ref. das angeborene Hellsehen der menschlichen Seele.) Diese Verdichtung der menschlichen Organisation, sie ging bis in den physischen Leib...»

S. 51/52 heißt es, nachdem über die Veränderung des plastischen, weichen physischen Leibes aus der Atlantiszeit gesprochen wurde:

> «Während der alte weiche, physische Leib mehr den geistigen Bedingungen des Daseins in alten Zeiten unterworfen war, ist er in den neueren Zeiten durch seine Dichtigkeit den äußeren physischen Bedingungen des physischen Planes unterworfen worden. Dadurch sind gewisse Eigenschaften dieses physischen Leibes, die früher in solcher Form gar nicht vorhanden waren, erhöht worden – namentlich im physischen Leib ist anders geworden, was man die Krankheitsbedingungen nennt. Das, was man Erkrankung, was man die Gesundheit des physischen Leibes des Menschen nennt, das unterlag in alten Zeiten ganz anderen Ursachen. Da war alles das, was menschliche Gesundheit ist, mit den geistigen Verhältnissen der geistigen

Welt in einem unmittelbaren Zusammenhang. Heute ist der physische Leib des Menschen mit den äußeren physischen Verhältnissen und Bedingungen im Zusammenhang und dadurch von den physischen Verhältnissen und Bedingungen abhängig, – und wir haben heute die Gesundheitsbedingungen mehr in den äußeren physischen Verhältnissen zu suchen. Der Mensch ist also mit seiner innersten Wesensnatur – dadurch daß Pluto, im Sinne der griechischen Mythologie gesprochen, die Persephone geraubt, in die Untergründe der menschlichen Natur hinuntergeholt hat – den äußeren Bedingungen in bezug auf die Krankheits- und Gesundheitsverhältnisse unterworfen worden...»

S. 80 ff. heißt es:
«...Für das, was auch nicht bloß Affekt ist, sondern was übergeht zum Willensimpuls, zu dem Impuls etwas auszuführen, dazu ist für den Menschen dieses Erdendaseins innerhalb von Geburt und Tod notwendig der physische Leib. Der physische Leib ist alles das, was den bloßen Gedanken oder auch den bloßen Affekt zum Willensimpuls erhebt, welcher der Tat in der physischen Welt zunächst zugrunde liegt. ...Der physische Leib ist der Ausdruck der Willensimpulse, wie der Astralleib der Ausdruck der bloßen Gedanken und der Ätherleib der Ausdruck der bleibenden Affekte und Gewohnheiten ist. Damit der Wille durch den Menschen wirken kann hier in der physischen Welt, muß der Mensch den physischen Leib haben... Denn ohne daß der Mensch einen Willen hätte, würde er niemals zu einem Ichbewußtsein kommen. Wir können nun wiederum fragen – und jetzt von einem anderen Gesichtspunkte als gestern –, was fühlte der Grieche, wenn er sich fragte: Was liegt da draußen ausgebreitet im Makrokosmos als dieselben Kräfte, die in uns den Willensimpuls, die ganze Willenswelt hervorrufen, was liegt da draußen? – Da antwortete er mit dem Namen: *Pluto*. Pluto als diejenige Zentralgewalt draußen im makrokosmischen Raum, eng gebunden an den

festgeballten (Ref. Verhärtungskräften unterlegenen) Planeten (Ref. = Erde), das war für den Griechen das makrokosmische Gegenbild der Willensimpulse, die hinunterdrängten das Persephoneleben in die Untergründe auch des Seelenlebens.»

Soweit die Andeutungen über den physischen Leib (Pluto). – An unserer Pflanze ist auch noch Apollo mit seinem Wesen beteiligt. Apollo war für die Griechen der Repräsentant aller Kräfte, die hinter der Sinneswelt wirkten, er war ihnen der Sonnengott, der sowohl die physischen wie die geistigen Sonnenkräfte dirigierte und harmonisierend wirkte zwischen den Lebens- und Sinnesorganen des Menschen. Dr. Steiner führt über ihn aus, daß er «durch die Musik der europäischen Kultur die Anlage zum logischen Denken einpflanzte, und zwar vor der griechischen Kultur, während der dritten Kulturperiode» (s. Arenson).

Nehmen wir jetzt diese Hinweise auf die mythologischen Elemente obiger Legende, so kann uns wirklich auffallen, daß ausgerechnet mit einer Heilpflanze aus der Familie der Hahnenfußgewächse (Ranunculaceae) der physische Leib geheilt wurde, geheilt wurde von den gleichen Krankheitsanlagen, gegen die wir Paeonia officinalis noch heute anwenden. Die Ranunculaceen-Familie ist jene Schlüsselfamilie im Pflanzensystem, die den Monokotyledonen noch am nächsten steht, sich deren Mondenkräften aber auch schon weitgehend zu entziehen versucht. Durch den Sonnenimpuls (vgl. die vielen Staubgefäße) läßt diese Familie das alte Mondenwirken allmählich hinter sich und erreicht innerhalb des Pflanzensystems oder der großen Pflanzenheit, daß sich die späteren Pflanzenfamilien durch die verschiedenen Planetenkräfte zu den stärker von Erdkräften durchwirkten Pflanzen entwickeln (s. Schnepf, Grundlagen zu einem geisteswissenschaftlich orientierten System der Pflanzenwelt). Nicht nur die Fülle der Staubgefäße weist auf die Apollokräfte hin. Die Formelemente von Samen, sogar der Knollen, an denen Wärme-Ätherkräfte maßgeblich formen, die Nektarbildungen um und in den Blüten und der starke Ölgehalt der Samen und manche Einzelerscheinungen können uns belehren, wie hier die Sonnenkräfte die obersonnigen Planetenkräfte in ihrem Wirken zusammenfassen, und der rosenartige Duft dieser Ranunculacee deutet schon die erdgerechteste Familie (die der Rosengewächse) an, die sich später erst entwickelt.

Versucht man zusammenfassend also vor der voll entfalteten Heilpflanze sich ihre Signaturen zu vergegenwärtigen, die auf das physiologische und pathologische Geschehen hindeuten können, dann beginnen wir damit, den *Wurzelbereich* richtig zu würdigen. Auffällig ist dort die Knollenbildung an den Faser-, den Erdwurzeln, eine Knollenbildung, die nichts mit dem Rhizom zu tun hat, die auch keinerlei Zusammenhang mit irgendwelchem Sproßgeschehen hat, denn diese Knollen sind vegetativ taub. In der Entwicklung der Faserwurzeln, die anfänglich ganz normal sich bilden, stellen sie eine späte Erscheinung dar. Der Wurzelfaden beginnt plötzlich an bestimmten (nicht vorauszusehenden?) Stellen zu quellen und bildet rundliche, bis spindelförmige Auftreibungen, die angeblich im wesentlichen Stärke enthalten sollen. Die ganze Form dieser Gebilde führt uns darauf, daß hier offenbar Wärmeäther sich im Erdmondenreich betätigt, Wärmeäther, der seine Wirkung fraglos in den Blattbereich hinaufwirken läßt, denn «die Blätter der einfachen Pfingstrose sind auf alte Schäden und erfrorene Glieder gelegt, außerordentlich heilsam», schreibt F. Müller. Das Quellgeschehen in dem kopfhaften Wurzelbereich gibt auch einen Aspekt ab für die Wirksamkeit gegen Epilepsie, die ja immer einhergeht mit mehr oder weniger umschriebenen oder allgemeineren Stauungen des Ätherischen bzw. seines Substrates, des Liquors humani, im Bereich der in Frage kommenden Organregionen. Aus eben den gleichen Voraussetzungen heraus ist die Wirksamkeit gegen Wassersuchtzustände überhaupt zu erklären, die in einer bestimmten Kombination mit Carduus benedictus von Dr. Steiner empfohlen wurde. Die Pflanze greift direkt am Ätherleib an, man kann sagen, wo dieser Ätherleib gegenüber dem physischen Leibe ohnmächtig wird; sie entstaut den Ätherleib und macht ihm die Astralimpulse des Astralleibes wieder zugänglich, so daß sowohl in den spiegelnden wie in den produzierenden mondhaften Organgebieten die Stagnation beseitigt wird. – Diese Wirksamkeit geht so weit, daß der Physiologe die stärkere Kontraktion der Nierengefäße und die Erhöhung der Gerinnungsfähigkeit des Blutes festzustellen vermag, was ja nichts anderes bedeutet, als daß der «Antimonisierungsprozeß» (vgl. R. Steiner, Geisteswissenschaft und Medizin!) durch die stärkere Einstrahlung des Astralleibes angeregt wird. Es macht keine Schwierigkeiten, an Hand der Tatsachen des Auftretens von Glutamin einerseits und der experimentellen Erfahrung, daß eine Verwandte unserer Heilpflanze in China als Anti-Diabeticum verwendet wird und im Experiment den Blutzuckerspiegel zu steigern vermag, sich klarzumachen, wie auch diese Fakten gut in das oben dargelegte Wesensbild der Paeonie hineinpassen.

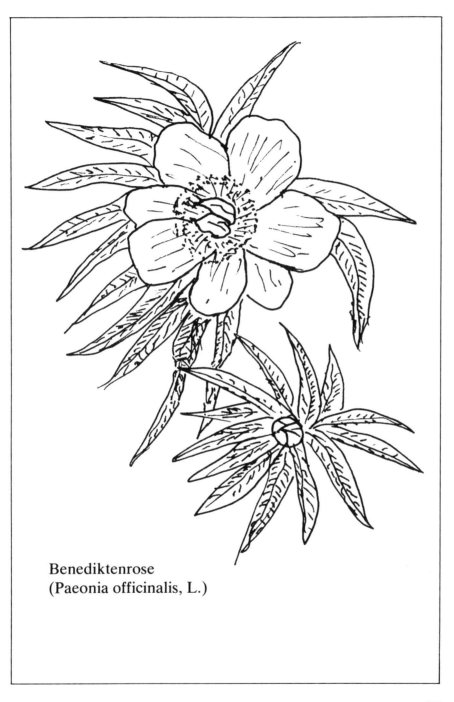

Benediktenrose
(Paeonia officinalis, L.)

# Actaea spicata und Actaea racemosa (Cimicifuga)
# Christophskraut und Schlangenwurz

Wie der Eisenhut aus der Nähe überwiegend waltender Erden- und Wasserkräfte hinausstrebt in Licht und Wärme des Umkreises und dabei doch die Schwerekräfte nicht genügend überwinden kann, erreicht das Christophskraut, Actaea spicata, das gleiche Ziel auf bescheidenere Art. Dieser Hahnenfußgattung gelingt der Sprung in den Bereich der oberen Ätherarten vollkommener als dem Aconitum napellus, weil sie die Stoffmetamorphose intensiver durchzuführen vermag. Sie wächst nicht nur in die Höhe, sondern in ihrem Blühprozeß gelingt ihr jenes Versprühen in den Umkreis, das der Eisenhut vermeidet. Dabei erreicht sie auch innerhalb der Ranunculaceen einen gewissen Entwicklungshöhepunkt, insofern sie es zur Ausbildung einer Beerenfrucht bringt, die jeweils aus einer Blüte alleinstehend hervorgeht. Das Kunststück der Höherartung in Stoff und Form vollbringt sie dort, wo Licht und Schatten miteinander stark wechseln und der letzte vorherrscht, wo Halbdunkel des Waldrandes und der Lichtungen walten. In den Gebirgswaldungen Deutschlands und anderer europäischer Länder trifft man sie einzelstehend an. Aus relativ dickem, geringeltem braunem Wurzelstock treibt ein ungefähr $1/2$ m hoher kräftig-steifer, einfacher oder auch etwas ästiger, glatter Stengel, der nur am oberen Ende mit wenigen abwechselnd stehenden Blättern besetzt ist. Diese fast handgroßen Blätter sind doppelt oder mehrfach gefiedert; die unteren sind gestielt. Im Spätfrühjahr – Mai bis Juni – erscheint am Ende des Stengels eine 20 bis 25 cm lange Blütentraube, deren Blüten im Reifen der Früchte schwarzglänzende, saftige Beeren in Erbsengröße hinterlassen.

Von dieser heimatlichen Actaea-Art war früher der Wurzelstock offizinell. In der Homöopathie wird sie nur wenig erwähnt. Heinigke schreibt von ihrer Wirksamkeit bei Rheumatismus der Hand- und Fußgelenke, in Fingern und Zehen; bei «Magenkrebs». Allgemein soll sie ausgezeichnet sein durch ziehende, stechende Schmerzen in den kleinen Gelenken, durch Schwellung der Gelenke nach Anstrengung, durch ziehende Schmerzen in der Magengegend mit Erbrechen. Die Schmerzen verschlimmern sich durch Berührung und Bewegung. Actaea spicata «paßt mehr für Männer». – Diesen mageren Andeutungen nach dürfte Actaea spicata wenig oder gar nicht im Sinne der Homöopathie geprüft sein. –

Unsere heimische Actaea soll hier nun ihre nordamerikanische Verwandte, die Actaea racemosa, auch Cimicifuga racemosa genannt, einführen, die eine wichtige Rolle in der Homöopathie spielt und wohl noch sehr an Bedeutung gewinnen wird.

Diese Heilpflanze, die nach unserer Meinung fälschlich «Wanzenkraut» genannt wird, da dieser Name dem östlichen Vertreter, Cimicifuga foetida, zukommt, stellt im ganzen auch größenmäßig eine Steigerung unserer heimischen Actaea dar. Nur in der Fruchtbildung bleibt sie hinter ihr zurück. Aus einem kräftigen, ausdauernden Wurzelstock sprießen einzelne oder mehrere kräftige, aufrechte, hoch hinausschießende Stengel, die längsgefurcht und unbehaart sind, bis zu einer Höhe von 1,5 bis 2 Metern. Die unteren Blätter sind sehr groß und doppelt gefiedert mit Blättern, die spitz und tief gesägt sind. Wie schon angedeutet, trägt Cimicifuga ihren Blütensproß als Krönung des Stengels sehr hoch über die Blattsprossen hinaus und entwickelt dort über $1/2$ Meter lange, schmale, aufrechte oder auch überhängende Trauben, die an verzweigter Achse sitzen. Die axiale Endtraube ist zumeist wesentlich größer als die Seitentrauben. Dicht auf dicht sitzen die kleinen Blüten in dieser Traube. Ihre fast blumenblattartigen Blütenhüll- oder Kelchblätter – 4 bis 10 an der Zahl – umringen zahlreiche (15 bis 20) Staubgefäße und fallen vorzeitig ab. Die Staubgefäße sind länger als die Blütenhüllblätter und ragen strahlenförmig aus der Blüte hervor. Die Frucht ist eine einfächerige, zweiklappige, einseitig aufspringende Kapsel, mit Samen, die 3 bis 4 mm lang, braun und oval sind. Die Blütezeit liegt ungefähr in den Monaten Juli und August.

Diese nordamerikanische «Schlangenwurzel» wächst nach Kroeber häufig an Hecken und in lichten Wäldern des atlantischen Nordamerikas, insbesondere in den Staaten Michigan, Illinois, Indiana und Kentucky, vorwiegend im Blue-Ridge-Gebirge, schreibt Madaus. Warburg erwähnt diese Heilpflanze als «stinkendes Christophskraut», vorkommend von Ostdeutschland bis zum pazifischen Ozean in Wäldern und Gebüschen. Er weist darauf hin, daß «ihr Wurzelstock früher in Nordamerika offizinell» war. Unter Hinweis auf obige Bemerkung zur Namengebung darf wohl auch hier gelinder Zweifel geäußert werden darüber, daß es sich um zwei identische Pflanzen handelt. Die für unsere Arzneibereitung in Frage kommenden Pflanzen werden zumeist in Kräutergärten gezogen, was keine Schwierigkeit bereitet. Ob der Arzneigehalt dieser Pflanzen demjenigen der wild wachsenden entspricht, muß wohl bezweifelt werden, doch liegen darüber keine Untersuchungen vor.

Zur Kulturgeschichte dieser Pflanze finden sich folgende Angaben in der Literatur. Von den Indianern wurde die Wurzel als gutes Mittel gegen Schlangenbiß angewandt und zur Erleichterung der Entbindung (!). Geiger, der Zeitgenosse Goethes, berichtet, daß Cimicifuga im 17. Jahrhundert zuerst von Leon. Pluknet, dem Vorsteher des botanischen Gartens zu Hamptoncourt, beschrieben wurde, daß im Jahre 1743 Colden in einer schwedischen Zeitschrift die Wurzel in Kataplasmaform als Mittel zur Zerteilung zirrhöser Geschwülste rühmte, und die Pflanze darauf von Linné in seine Materia medica aufgenommen wurde.

Über die gefundenen Inhaltsstoffe schreibt *Wehmer:*
«Rhizom (Droge): Tannin, Zucker, alkaloidartig. Stoff, mehrere kristallin. Substanzen, eine v. Fp. 153 °. Phystosterin, Isofe-

rula-, Palmitin-, Öl- und andere Fettsäuren. Salicylsäure. Nach früher. Alkaloid ‹Cimicifugin› neben Saccharose, Gallussäure, fett. Öl, Harz u. a.»

*Lewin* bringt über Cimicifuga racemosa eine kurze Notiz: «...enthält ein scharfes Harz, das die Wirkung bedingt. Es rufen 5 g des Krautes od. 12 g des Fluidextraktes Ekel, Erbrechen, heftiges Kopfweh, Schwindel, Angst, Gliederschmerzen, Rötung der Augen und Pulsschwäche hervor.»

Auch über das Christophskraut, Actaea spicata, bringt er eine Anmerkung:

«Das Christophskraut soll auf der Haut Blasen ziehen, seine Wurzel Erbrechen und Dyspnoe veranlassen und die schwarzen Beeren Delirien erzeugen. Eine Beere tötet ein Huhn. Tiere fressen keinen Teil der Pflanze. Mitunter werden jedoch Schafe dadurch vergiftet. Ziegen fressen die Pflanze. Sie sollen dagegen immun sein.»

Über diese gleiche Heilpflanze bringt H. Schulz einen kurzen Hinweis, daß «Abkochung des Krautes bei Hautkrankheiten, Asthma und Struma» in der Volksmedizin gebräuchlich waren. –

In der Zusammenstellung, die Madaus gesammelt hat, heißt es, daß Cimicifuga in Amerika und England viel gebraucht wird bei Bronchialkatarrh, Chorea – namentlich im Pubertätsalter –, Rheumatismus, Neuralgien und gegen Amenorrhoe; ferner als Nervinum bei Delirium tremens und funktioneller Impotenz. Gut bewährt sei es als Stomachicum bei Dyspepsie der Alkoholiker, bei Kardiopathien des schwachen und des Fettherzens. Nach Leclerc soll die Tinktur ein ausgezeichnetes Mittel bei Ohrensausen sein; er läßt täglich zwei Kaffeelöffel der Tinktur nehmen und läßt – wenn diese Dosis ertragen wird – nach 2 bis 3 Tagen auf 4, sogar auf 5 Kaffeelöffel steigern. «Besänftigung der nervösen Reizbarkeit und Störungen der Reflexerregbarkeit bei Chorea» hat derselbe Autor durch das Mittel erlebt.

Bei Madaus enthält der Wurzelstock in kleinen Mengen Hesperidinsäure, Salicylsäure, Methoxyzinnamonsäure, Gerbstoff und Zucker sowie Spuren eines alkaloidartigen Stoffes, ferner eine harzige Verbindung, das Racemosin oder Cimifugin, das auf der Haut Rötung und Blasenbildung, innerlich Gastroenteritis, Dyspepsie und Delirien erzeugt. Bei Ohrensausen, auch bei Oto-sklerose und Otitis media wurde Cimicifuga angeblich mit Erfolg angewandt. Als Geburtsmittel evtl. kombiniert mit Calc. fluorat. verhütet es nach Janke oft operativen Verlauf.

Die offenbar Verwechslungen hervorrufende Cimicifuga foetida, also ein wirklich stinkendes Wanzenkraut, womit nicht gesagt sein soll, daß die anderen wohlduftend sind, erwähnt Geiger als «eine in Ungarn, Galizien, Sibirien, Kamtschatka und in Nord-amerika einheimische, den beiden vorigen nahestehenden Pflanze mit zusammengesetzten Blättern, deren eiförmige Blättchen eingeschnitten und gezähnt sind. Am Ende des Stengels stehen die kleinen, weißen Blumen in rispenförmigen, behaarten Trauben. Der Kelch besteht aus 4 leicht abfallenden Blättchen, die Corolle hat 4 oder mehr etwas knorpelige Blu-menblätter. Die Früchte sind vier längliche, vielsamige, an der Rückennaht aufspringende Kapseln. In Sibirien sind die wi-derlich betäubend, wie verbrannte Haare riechenden Blätter als Herba Cimicifugae offiziell und werden gegen Wassersucht angewendet, auch sollen sie die Wanzen vertreiben».

In der *Homöopathie* findet Cimicifuga racemosa Verwendung auf Grund der Erfahrungen amerikanischer Eklektiker, die diese Heilpflanze von den Indianern übernommen haben; doch haben auch Prüfungen am gesunden Menschen stattgefunden, so daß das Arzneibild, das die Literatur vermittelt, keineswegs einseitig ist. Aus *Heinigke* seien hier einige Auszüge gebracht und gleich-zeitig auf das dortige Gesamtbild aufmerksam gemacht. Nach ihm enthält die Pflanze das Alkaloid Cimicifugin (Isoferulasäure), ge-ringe Mengen Salicylsäure, Ameisensäure, Essigsäure, Butter-säure, Palmitinsäure, Ölsäure und andere ungesättigte Säuren neben Fett, Harz und Stärke. Als Gegenmittel gibt er an: «Camphora, Belladonna, Glonoin (?).» In der Allgemeincharakteristik heißt es:

«Hoher Erregungszustand des gesamten Nervensystems mit nachfolgender Erschöpfung, Schwäche, Zittern und Ohnmachtsanwandlungen.

Große Empfindlichkeit gegen kühle Luft, leichte Ermüdung; allgemeines Zerschlagenheitsgefühl und Steifheit der Gelenke; Unruhe und Drang zur Bewegung in den Nachmittagsstunden ohne besonderes Motiv; vorwaltendes Affiziertsein der linksseitigen Körperhälfte; Neigung zum Liegen und Ausruhen. – Öfteres Gefühl von Kribbeln und Jucken in der *Haut* und Ausbruch kleiner Knötchen und Bläschen da und dort.

*Schlaf* unruhig; Erwachen am frühen Morgen nach wenigen Stunden Schlafs, von da an häufig unterbrochenes, unerquickliches Schlummern; – Schläfrigkeit und Schlafsucht.

*Gemütsstimmung* niedergeschlagen und traurig; in der Nachwirkung heiter, fröhlich und leicht angeregt.»

Aus dem Bereich ihrer besonderen Wirkungen, die unsere Heilpflanze so recht als Angehörigen der Ranunculaceen charakterisiert, seien folgende Systeme angeführt:

«*Nervensystem, Hirn:* Aufregungszustände mit Delirien und Sinnestäuschungen (Sehen kleiner Tiere, Ratten, Mäuse u. dergl.), wie bei Säuferwahnsinn; erschwerte und behinderte Geistestätigkeit, Zerstreutheit, erschwertes und verworrenes Denken, Duseligkeit und Schwindel. Heftige Kopfschmerzen in Stirn- und Schläfengegend, im Scheitel und Hinterhaupte mit krampfhaftem Zusammenziehen der Nackenmuskeln; Gefühl von Pressen und Pulsieren im Kopfe; Gesichtsschmerzen.

*Gesichtsorgan:* Anhaltende Schmerzempfindlichkeit in der Tiefe des Augapfels *beiderseits,* nach Aussetzen des Mittels drei Wochen noch fortdauernd; vermehrte Tränenabsonderung; entzündliche Röte und Anschwellung der Augenlider, Überfüllung der Blutgefäße der Bindehaut. – Erweiterte Pupillen...»

«*Rückenmark:* Rheumatoide Schmerzen: Ziehen, Spannen,

94

Steifigkeit im Nacken, Rücken, Schultern und Kreuzgegend; Reißen in den Nerven der Ober- und Unterglieder; Lähmigkeitsgefühl, Schwäche und Zittern der Hände und Beine.»

« *Organe des Kreislaufs:* Herzklopfen mit Beängstigung und Erstarren der Arme, dumpfer Schmerz in der Herzgegend mit schmerzhaftem Ziehen im linken Arme; unregelmäßige und schwache Herzkontraktionen; ...anfangs beschleunigter und voller Puls, später – kleiner und geschwinder, auch verlangsamter und mit jedem 3. bis 4. Schlage aussetzender Puls; ungeregelte und schwache Pulsationen.»

Aus dem Bereich der *Verdauungsorgane* sind erwähnenswichtig:

«Appetitmangel, Aufstoßen, Schwächegefühl im Magen, Übelkeit, Würgen und Erbrechen. Vermehrte Blähungen, zeitweilige Kolikschmerzen mit Neigung zum Vorbeugen, mit Erleichterungsgefühl nach Stuhlentleerung. Wechselnde Verstopfung mit Durchfall einen Monat *nach* geschlossener Prüfung; *während* der Prüfung geregelter Stuhl.»

«Vermehrter Harndrang und Harnabscheidung.» –

*Nash,* der Amerikaner, spricht von Cimicifuga als von einem Mittel mit starkem Einfluß auf den weiblichen Organismus. Das Nervensystem bietet nach ihm eine Menge von Symptomen mit z. T. «hysterischem Charakter wie Zuckungen, Krämpfe, Konvulsionen, Neuralgien, Geistes- und Gemütssymptomen».

«Sie zittert (nervöser Frost ohne Kälte), verzagt, spricht unaufhörlich, häufig den Gegenstand wechselnd; ist bekümmert und verwirrt, seufzt viel oder ist sehr niedergeschlagen mit Schlaflosigkeit; denkt, sie wird geisteskrank...»

«Im *Kopfe* heftige Schmerzen, die ‹nach außen drücken›, als ob die Schädeldecke abfliegen wollte, oder die in die Augen gehen und furchtbar weh tun. Schmerzen sitzen auch im Hinterkopf und schießen den Nacken hinunter.»

«Es gibt wenig andere Mittel, ...die schlimmere Ciliarneuralgie haben als Cimicifuga.»

Sie heilt «Schmerzen in der Uterusgegend, welche von Seite zu

Seite schießen». Die Menstruation ist unregelmäßig; zuweilen spärlich, häufiger profus und verbunden mit oben dargestellten nervösen und Gemütssymptomen. Cimicifuga ist nach Nash eines der besten homöopathischen Mittel bei *Menorrhagie,* wenn

«heftiger Rückenschmerz die Schenkel hinab, durch die Hüften mit schwerem Druck nach unten» vorliegt.

Ein gutes Mittel ist sie bei «Schmerzen unterhalb der Brust auf der linken Seite während des Klimakteriums», sowie bei Rückenschmerz, Spinalirritation bei Uterusleiden. Bei Rheumatismus befällt das Leiden besonders den Muskelbauch. Nash spricht unter anderem noch von «neuralgischer Dysmenorrhoe», auch von «Schlaflosigkeit mit verschärftem Gehör» und von einem auffallenden «Schmerz, der von der Brustwarze nach dem Rücken zieht».

Noch eingehender befaßt sich der Amerikaner *Farrington* mit unserer Heilpflanze. Nach ihm verursacht Cimicifuga Hyperämie des Hirns und Rückenmarks und selbst Entzündung des Nacken- und Rückenmarks. Sinnesnerven werden erregt – wobei sie gleichzeitig wie die übrigen Nerven schwach sind. Das *Herz* agiert schwach und nervös, *Puls* entweder sehr schnell und schwach oder zu langsam und intermittierend. Ebenso gibt er den Urin (im Gegensatz zu oben!) als spärlich an – mit rotem oder gelbem Satz. Wiederum findet sich die Empfehlung, bei den oben schon erwähnten Herzbeschwerden Cimicifuga anzuwenden, «selbst wenn Digitalis fehlschlug» bei *Anasarka.*

Cimicifuga bei «irritabler Schwäche» mit großer Ähnlichkeit zu Sepia. Nur hat Cimicifuga mehr vervöse Erregung, die zu Delirien führen kann und Halluzinationen von Ratten usw. Die Empfindlichkeit ist überwältigend, zwar anscheinend ohne Ursache, doch kann sie vom Kranken nicht beherrscht werden. In der Erregung hat er das Gefühl, als ob die Spitze des Kopfes wegfliegt und er verrückt würde, dabei Argwohn, Reizbarkeit und schwindlig wie berauscht. Alle diese Erscheinungen *angeblich* durch Reizung des Uterus und Ovars. Cimicifuga hat in seinem Bilde mehr Neuralgie als Sepia. An Kopfsymptomen bringt F.

96

ganz ähnliche wie berichtet: dumpfer Schmerz vom Hinterkopf zum Scheitel, schmerzhaftes Weh in den Augäpfeln; scharfe Schmerzen von da nach dem Scheitel mit roten kongestionierten Augen – alles in Verbindung mit Flexion und Reizung des Uterus. Uterus selbst empfindlich gegen Berührung. Die Menses sind spärlich, Schmerz dauert an, nachdem der Fluß begonnen hat. Nach ihm ist die Ranunculacee Pulsatilla in ihrer Beziehung zum Uterus am verwandtesten, insbesondere bei Entbindungen, wo allerdings «Cimicifuga vorzuziehen»! Die beiden Pflanzen sind durch ihre Temperamente verschieden.

«Geschwätzigkeit» mit Unterdrückung der Regel oder mit Puerperalmanie und Teilerscheinung von Delirium tremens, sowie Chorea-Erscheinungen, wenn die Bewegungen zumeist die linke Seite befallen, wenn sie mit Myalgien und rheumatischen Beschwerden verbunden sind oder als Reflex von Lageveränderungen des Uterus aufzufassen sind, sind für F. Indikationen für Cimicifuga.

Der Cimicifugaschmerz ist schlimmer nachts als am Tage, während z. B. Spigelia mit der Sonne geht, d. h. mittags am stärksten ist und abends verschwindet. Bei Angina pectoris mit Schmerz, der über die ganze Brust ausstrahlt, und bei Hirnkongestion und Bewußtlosigkeit findet C. ihren Angriffspunkt.

*Stiegele* spricht von «depressiven Symptomen der Cimicifuga» und von ihrer Indikation als D 1–3 «bei Rheumatismen, die mit zyklothymen Depressionen vergesellschaftet sind». –

Soweit mögen die Erfahrungsresultate der älteren Homöopathie die in den Menschen hineinreichende Wesensseite unserer Heilpflanze veranschaulichen. In neuerer Zeit tritt nun für die Erkenntnis des Menschen eine Erweiterung der geschilderten Wesensseite dadurch in Erscheinung, daß die analytische Forschung in Heilpflanzen *Hormone* vermutet oder gar festgestellt haben will, jene Produkte der Drüsen, die ganz wesentlich Voraussetzungen bestimmter seelisch-geistiger Äußerungen im tierischen und menschlichen Organismus sind. Was liegt da in Wirklichkeit vor?

In der Darstellung des Menschen, seiner Organe und Wesensglieder weist Dr. Steiner darauf hin, daß die Drüsen Organe des Ätherleibes sind, daß ihre Tätigkeit, d. h. ihr Absondern von Hormonen davon abhängt, daß der Astralleib eingreift und sie zu dieser Absonderung veranlaßt. Wo der Astralleib zu stark eingreift, ergeben sich Übertätigkeiten dieser Drüsen. Unter- bzw. Untätigkeiten kommen durch mangelndes Eingreifen des Astralleibes zustande. Auf Urstand und Entwicklung dieser Organe kann hier nicht eingegangen werden.

Nun findet die dynamische Botanik, die analysierende Pharmakologie plötzlich «Hormone» in Pflanzen. Diese augenscheinliche Tatsache ist vom Gesichtspunkt jener Geistes- und Naturwissenschaft verständlich, die durch Dr. Steiner befruchtet wurde; denn dort, wo Astralisches Ätherisches berührt, durchdringt oder gestaltet, entstehen graduell zwar verschiedene, aber doch ähnliche Produkte. Was in der Morphologie der Botanik, der Zoologie und der Menschenkunde bekannt ist, das Entstehen analoger bzw. homologer Organe, findet sich in dem oben herangezogenen «Hormon»-Beispiel auch auf dem Gebiete des Stofflichen im Pflanzenbereich. Die «Hormone der Pflanzen» sind *analoge* Stoffbildungen zu den Hormon-Bildungen in Mensch und Tier. Hier hat die analytische Forschung einen Zipfel jener gewaltigen Zusammenhänge gepackt, die überhaupt Voraussetzungen sind, daß Pflanzen Heilmittel sein können. Diese Zusammenhänge bleiben aber dunkel und unverständlich ohne die geisteswissenschaftliche Durchlichtung, die sie durch Dr. Steiner erfahren haben.

Viele Hahnenfußgewächse sind Träger oder Offenbarer «analoger Hormonprodukte», weil gerade diese Pflanzenfamilie eine Besonderheit im ganzen Pflanzensystem darstellt, insofern das Astralische hier auf das Ätherische besonders einwirkt und nicht restlos unterzutauchen vermag im Ätherischen. Als Folge tritt auch auf, daß so viele Ranunculaceen giftig sind. Auf diese botanischen Allgemeinwesenszüge wird in der Zusammenfassung der Hahnenfußgewächse noch gesondert eingegangen.

98

Über seine Tierversuche, die er mit Cimicifuga racemosa unter dem Gesichtspunkte hormonähnlichen Verhaltens anstellte, berichtet Gizycki. Bekannt waren ihm vorher an empirisch-pharmakologisch erwiesenen Tatsachen nur die blutdrucksenkende Wirkung des injizierten Fluidextraktes und die diuretische Wirkung. Über Inhaltsstoffe lagen und liegen keine genauen Angaben vor.

«...Im Vorversuch injizierte Gizycki Mäusen und Fröschen die Urtinktur (je 10 g Maus 0,5 g, je 30 g Frosch 1 ccm). Laufend wurden bei den Tieren Vaginalabstriche genommen. Mikroskopisch fiel bei den Sektionen allgemein die starke Gefäßdurchblutung der Unterleibsorgane und die Vergrößerung der Uteri gegenüber den Kontrolltieren auf. Es wurden nur solche Tiere mit Cimicifuga gespritzt, bei denen spontan Zyklusunregelmäßigkeiten auftraten. Wenn diese Tiere – sowohl als auch Mäuse – die über Monate kaum einmal ein reines Schollenstadium (Brunststadium) im Abstrich gezeigt hatten, kurz nach den Cimicifuga-Injektionen in den meisten Fällen wieder einen regelmäßigen Zyklus bekamen, so kann das keinesfalls mehr als ein zufälliges Zusammentreffen angesehen werden. Es läßt sich vielmehr der Schluß ziehen, daß Cimicifuga das noch nicht oder nicht mehr genügend arbeitende Ovarium stimulierend beeinflußt. Versuche, ob auch ohne Ovar, das heißt, an kastrierten Tieren eine Wirkung am Uterus festzustellen wäre, verliefen negativ. Das Ovar muß also der direkte oder indirekte Angriffspunkt der Cimicifuga sein. Ohne Ovarium scheint keine Wirkung möglich. Ebensowenig scheint Cimicifuga das völlig ruhende Ovarium im Sinne eines Follikelreifungshormons der Hypophyse zu beeinflussen. Das Ovar, bzw. der Follikel müssen anscheinend einen gewissen Reifungsgrad erreicht haben, ehe die Pflanzenstoffe zur Wirkung kommen.»

G. kommt auf Grund der histologischen Bilder zur Hypothese, daß «Cimicifuga im Sinne des luteinisierenden Faktors des gonadotropen Hypophysenhormons wirken könnte». Entsprechende Versuche wurden nicht durchgeführt.

Schon vorher hat Bergmann (1940) seine Beobachtungen und Erfahrungen mit der Cimicifuga racemosa mitgeteilt, die sich anlehnten an die Hale'schen Veröffentlichungen, der wohl als erster darauf hingewiesen hatte, daß durch Cimicifuga Gehirn und Rükkenmark als direkt beeinflußte Organe anzusprechen sind. Dieser Autor räumte nach B. mit der «anfechtbaren» hysterischen Indikation auf wie mit den «Fernwirkungen auf andere Organe als Uterus-Reflex». Bergmann schreibt, «die Leiden, die wir mit Cimicifuga heilen, sind keine Wunschgebilde oder Verdrängungserscheinungen, sondern ernstzunehmende Auswirkungen einer echten organischen Erkrankung». Auf welchen Voraussetzungen solche kritische Äußerungen gegenüber den älteren homöopathischen Erwägungen beruhen und berechtigt sind, soll hier nicht weiter untersucht werden. Die Vorstellungen, die funktionell gestörtes Geschehen in der Entwicklungsreihe bis zu der manifesten Organveränderung als etwas Einheitliches sehen, dürften wohl durchaus berechtigt sein.

Bergmann führt dann aus, daß klimakterisch entstandene Arthrosen mit Gewichtszunahmen mit Cimicifuga D3 innerlich und Periathritis destruens Umber mit D12 gute Wirkungen zeitigten, wobei in letzten Fällen niedrigere Potenzen erhebliche Verschlimmerungen brachten. Unter Berufung auch auf Stiegele und Donner führt er als Indikationsgebiet die endokrine Fettsucht an. Cimicifuga wirkt nach seiner Meinung sowohl auf den drüsigen als auch auf den nervösen Anteil der Hypophyse.

«...bei allen rheumatischen Erkrankungen auf dem Boden einer echten harnsauren Diathese, für die es (Cimicifuga) fälschlicherweise immer wieder empfohlen wurde» versagt dieses Heilmittel stets; doch berichtet B. von günstigen Wirkungen bei rheumatischen Beschwerden nach Grippe und Scharlach als reflektorische Muskelstörungen. Er empfiehlt C. im Inkubationsstadium von Pocken, Grippe, Scharlach und Diphtherie. Bezüglich der Therapie bei Gebärmutteratonie redet er Hale das Wort, der skeptisch gegenüber den niederen Dosen ist und für die Geburtshilfe 10 Tropfen der Cimicifuga-Tinktur empfiehlt, die nach Bergmann ungefähr $1/2$ ccm Hypophysin entsprechen soll.

B. faßt seine Cimicifuga-Empfehlungen dahin zusammen, daß er bis zur Sättigung (im Sinne eines Hormondefizits gedacht) des

Organismus D2 gibt, dann auf D3 übergeht, wo Schmerzen im Vordergrunde stehen D6 verwendet und bei sehr empfindlichen Patienten D12 vorzieht; D1 bei atonischen Nachblutungen. –

Die neueste Veröffentlichung über unsere Heilpflanze stammt von Röseler (1953), der als Nichthomöopath aus praktischen Erwägungen der Billigkeit des Preises in der Kassenpraxis die Hormonwirkung der Cimicifuga racemosa ausprobierte. Als Frauenarzt kam er für die Erkenntnis dieser Heilpflanze zu sehr weitgehenden Folgerungen, die es ihm ermöglichten, die Hormonverwendung einzuschränken. Seine erste Erfahrung bestand darin, daß

«bei allen Neuralgien im Bereiche der Beckenorgane» eine günstige Wirkung erreicht wurde.

«Frauen, klagen über Schmerzen, die vom Kreuz zum Schambein ausstrahlen, über Schmerzen, die anscheinend tief im Becken quer durch den Leib ziehen, oder auch über einseitige Schmerzattacken in der Gegend der Ovarien» ...«zuweilen mit Ausstrahlungen bis in die Oberschenkel...»

Als Störungen der Periode führt er «erhöhte Reizbarkeit und depressive Stimmungslage vor Eintritt der Periode» an. Starke Kopfschmerzen – besonders am Scheitel –, ziehende Schmerzen in der angeschwollenen Mamma, Auftreibung des Leibes, Schlaflosigkeit und reges Träumen. Typisch ist das Nachlassen dieser Beschwerden am ersten oder zweiten Tage der Menstruation.

Röselers therapeutisches Vorgehen besteht in täglich zweimaligen perlingualen Gaben von Cimicifuga D3 vom Ende der Menstruation bis zur nächsten. Trat der Erfolg nicht gleich ein, so doch sicher nach therapeutischer Beeinflussung des zweiten Intermenstruums. Er rechnet mit 7% Versagern. Sollten die Beschwerden später einmal wieder auftreten, so wurden sie zumeist in gleicher Weise erfolgreich behandelt.

Bei Behandlung des Ovulationssyndroms, das mit folgenden Beschwerden einhergeht wie vermehrte Libido, Reizbarkeit, Depression, Schlaflosigkeit und gewissen Zirkulationsstörungen, ging R. in einer großen Zahl von Fällen in üblicher Weise mit

Verordnung von männlichen Hormonen vor und in anderen mit Cimicifuga perlingual und subcutan. Die Hormonbehandlung versagte zumeist, Cimicifuga half in 82% der Fälle.

«Am interessantesten ist die Cimicifuga-Behandlung bei den verschiedenen Beschwerden des Klimakteriums. Es kostete mich eine große Überwindung, von der gewohnten Hormontherapie zur Anwendung eines homöopathischen Mittels überzugehen...»

schreibt er. Leider ist es nicht möglich, alle seine Ausführungen im Original wiederzugeben, doch wird man im Original viele Anregungen zu eigenen therapeutischen Wegen finden. Über Ausfallserscheinungen operierter Frauen heißt es:

«Die häufigsten Symptome waren Rastlosigkeit, Kopfschmerzen, Schlaflosigkeit und Reizbarkeit. Zum Regeltermine... Wallungen... mit migräneartigen Kopfschmerzattacken»,

zuweilen auch der übliche Regelschmerz, den er als ähnlich den Neuralgien der Amputierten bezeichnet. Im wesentlichen handelt es sich bei den operativ kastrierten Frauen um neurovegetative Beschwerden, weniger um psychische. In all diesen Zusammenhängen bevorzugt R. Cimicifuga vor den Hormonen und wendet diese nur kurz an, um wieder auf Cimicifuga überzugehen.

Ohne weitere Krankengeschichten aufzuführen, kann aus eigener Erfahrung gesagt werden, daß Cimicifuga racemosa sowohl bei sonst resistenten Dysmenorrhoen wie auch bei lästigen Ohrgeräuschen gut gewirkt hat.

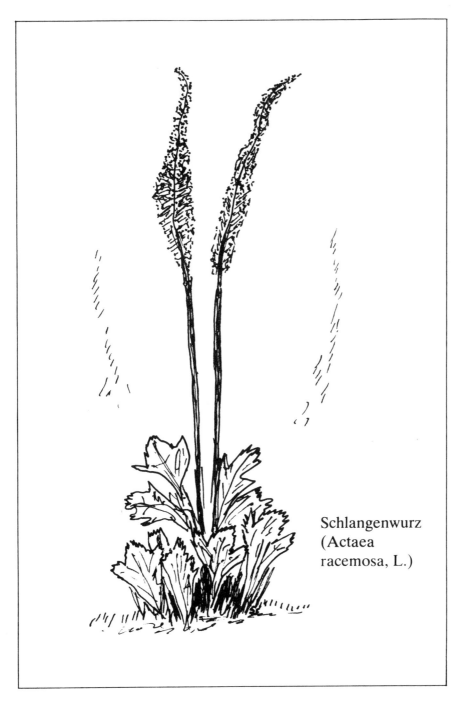

Schlangenwurz
(Actaea
racemosa, L.)

# Helleborus foetidus/
# Die stinkende Nieswurz

Der «edleren» Verwandtschaft der Christrose hat Helleborus foetidus kaum etwas Ebenbürtiges an die Seite zu stellen. Er artet durchaus anders oder – wenn man will – entartet ganz. Er nimmt den Astralimpuls und damit die Alkaloidbildung ungehemmt in sich auf und ist mit Seidelbast zusammen jahreszeitlich wohl unsere früheste Giftpflanze, der höchstens noch die grüne Nieswurz, Helleborus viridis, sich hinzugesellt.

Halbstrauchig wird H. foetidus fast bis 1 m hoch. Er ist ausdauernd. Aus kräftigem, schwarzbraunem Wurzelstock werden ein oder mehrere hohe Stengel aufwärts getrieben, die sich mehr oder weniger stark verzweigen, sich aber oft nicht restlos aufrecht halten können. Sie legen sich dann auf den Boden und richten sich mit den sprossenden Enden wieder auf, so daß sie teilweise schlangenartig auf dem Boden zu kriechen scheinen, in Wirklichkeit aber nur der Schwere erlegen sind. Von unten an sind die Stengel beblättert und entfalten an den Sproßspitzen viele Blüten. Nahe der Erde verholzen sie leicht. Grundständig entwickeln sich dunkelgrüne, gestielte Blätter, die überwintern. Die Blattstiele formen eine breite hellgrüne, gestielte Scheide, während die Blattfläche sich 3–9fach (überwiegend 9fach) fußförmig teilt. Die einzelnen Blattabschnitte sind schmallanzettlich und zeigen an den Kanten voneinander entfernt stehende Sägezähne. Die stengelständigen Laubblätter unterliegen einer retrograden Metamorphose, indem die Blattspreiten zugunsten von Hochblättern verschwinden, die dann fast an Monokotyledonenblätter erinnern. Diese hellgrünen, relativ großen «Hochblätter» zeigen an den Spitzen noch 2 bis 3 kurze, spitze Spreitenblattreste. Der

ganze vegetative Sproß offenbart Anklänge an den Palmen-
wuchs.

Die endständigen, glockig-grünen Blüten hängen entweder
erdwärts zusammenneigend, oder werden horizontal getragen.
Wie bei der Christrose besteht die Blütenhülle aus 5 großen
kelchartigen, aus Hochblättern entstandenen Perianthblättern,
die hier (und bei H. viridis) grün sind. H. foetidus gibt dem Rand
der Blütenhüllblätter noch einen schmalen, mehr oder weniger
leuchtend rotbraunen Saum.

Die zu Honigblättern reduzierten Blütenblätter (über ein Dut-
zend) sind gleichfalls grün, kurz und gebogen dütenförmig. Sie
enthalten reichlich Honig. Zwischen den Perianthblättern und
den gelben Staubblättern stehen sie und fallen im Verblühen mit
diesen zusammen ab. Ihre Stellung wie die der zahlreichen Staubgefäße und der Perianthblätter lassen deutlich eine schraubige
Anordnung erkennen. Während die Blätter der Blütenregion bei
H. niger schuppig sind, sind sie bei H. foetidus und ganz besonders bei H. viridis ausgesprochen laubig.

Im allgemeinen finden sich in den Blüten drei Narben, die sich
vor den Staubblättern entwickeln, so daß eine Fremdbestäubung
gewährleistet ist. Wenn sich die Staubbeutel dann entfalten, erweitern sie den schmalen Blüteneingang, oder dieser öffnet sich
selbst weiter, womit der Versuch gemacht wird, aus der erdgebundenen Hängelage herauszukommen, was aber zumeist nicht
gelingt. Veranlagt werden drei längliche, braune Balgfrüchte, die
aufgeblasen, mit Querstreifen und gebogenem «Schnabel» versehen sind. In ihnen ruhen zahlreiche eiförmige, mattschwärzli-
che Samen mit schmalem, ölhaltigem Längswulst.

Im ausklingenden Winter und zeitigen Frühjahr entwickelt
Helleborus foetidus den größten Teil seiner Vegetationsorgane
und seiner Blütenstände. Die Blütezeit selbst reicht vom März bis
Mai; in günstigen Jahren beginnt sie schon im Januar bzw. Februar.

Im Gesamtgeschehen der Familie der Hahnenfußgewächse
übernimmt die Gattung Helleborus augenscheinlich die Aufgabe,

die Erdenkräfte in ihrem konzentriertesten Wirken zu überwinden. So bringen sich die einzelnen Helleborusarten gerade im Winter am Rande von Wäldern, Gebüschen und Hecken zur Erscheinung und schöpfen für ihr Erdenwirken aus den dort ungehindert einstrahlenden Lichtkräften die Kräfte für ihr erdenphysiologisches Gestalten. Hierbei hilft dem H. foetidus später noch ein anderes Wesen, das in seinem Wirken auch die immanente Aufgabe erfüllt, erdenzerfallende Materialität wieder in den Lebensprozeß einzugliedern: die Ameise. Sie trägt die Samen fort, um die ölhaltigen Nabelschwielen zu genießen. In ihren Nestern und in Lagern an den Ameisenstraßen finden sich die Samen in Massen. Dadurch ist für ihre Verbreitung gesorgt. Die im Neste angefressenen Samen verlieren nicht ihre Keimfähigkeit. So ergibt sich, daß die stinkende Nieswurz zumeist in der Nähe von Ameisenhaufen und -straßen gefunden wird. An sich keimen die Samen schwer und benötigen dazu lange Zeit; dabei ist der Akt der Keimentfaltung ein besonderer. Die Keimblätter müssen, um sich weiter entwickeln zu können, sich aus der Samenschale herausziehen. Liegen diese nun zu locker, etwa nicht unter genügendem Erddruck, dann heben die Keimblätter die Schale mit an das Tageslicht und «ersticken» so unter der Schale. Diese notwendigen Hypomochleon-Voraussetzungen gehören hier mit zu den Überwindungsvorgängen der Erdenschwere durch die Lebensvorgänge. Ohne sie führt diese Nieswurz nicht einmal den Keimsproß zu einem Ende.

Für die relative Seltenheit des Helleborus foetidus wird als Grund angenommen, daß nach der langen Keimzeit und der skizzierten Schwierigkeit des Keimvorganges die jungen Pflanzen von Schnecken gern gefressen werden und dann zugrunde gehen.

Hegi gibt das Vorkommen der stinkenden Nieswurz an: «Auf trockenen, steinigen Abhängen, Felsen, in lichten Bergwäldern, Gebüschen, an Waldrändern, auf Rutschhalden, an Zäunen… vereinzelt bis zu 1800 m (Taney im Wallis); fast nur auf Kalk.»

In Deutschland findet sie sich wild nur im südwestlichen und mittleren Teil, besonders Rheingebiet bis Rheinhessen und den

Nebentälern, auf den Lothringer Kalkhügeln, auf der Alb zerstreut bis nach Thüringen hin und in Sachsen.

Die allgemeine Verbreitung umfaßt westliches und südliches Europa (südlich bis Calabrien, Balearen), nördlich bis Belgien, Luxemburg und England, östlich bis Untersteiermark und Südtirol.

Das Verhältnis der Helleborus-foetidus-Blätter zu Licht und Wärme ist ein außerordentlich enges. Sprechen die Formen schon für das starke lichtätherische Einwirken, so wird dieser Eindruck noch durch eine gewisse Beweglichkeit der Blätter erhöht. Sie sind in ihren «Grundgelenken» beweglich und reagieren nicht nur auf Licht, sondern vor allem auch auf Kälte und Wärme. Bei Temperaturen über 0° falten sie ihre Blattfinger breit in die Luft hinaus. Sinkt die Lufttemperatur dagegen unter den Gefrierpunkt, dann senken sie die Blätter in die sogenannte «Schneestellung» schlaff herab und ertragen so auch ohne Schnee Temperaturen bis − 24°. Steigt die Luftwärme wieder über den Nullpunkt hinauf, dann strecken sich die Blätter wieder und beginnen von neuem ihre Tätigkeit im Dienste der Assimilation und des Wachtums. Diese beobachtbaren Erscheinungen führen auf Vorgänge zurück, die im Wasserhaushalte dieser Gattung begründet sind. Helleborus verfügt über eine besondere Art, mit dem Wasser umzugehen. Damit ist wiederum auf die Zentralstellung der Hahnenfußgewächse zwischen dem Fest-Flüssigen und Licht-Luftigen, Erdbefreienden im System der Pflanze hingedeutet. Einzelheiten der angedeuteten Vorgänge, finden sich bei Francé dargestellt, der die Beobachtungen Ludwigs referiert. −

Trotz seiner prägnanten Wesensoffenbarungen ist Helleborus foetidus wenig in der Heilkunde angewandt worden.* Die ihm

* Zwar gibt Kroeber an, daß die Homöopathie aus der getrockneten Wurzel unserer Heilpflanze eine Tinktur bereitet gegen Nierenerkrankungen, Mastdarmaffektionen und Ischias, doch bringen die gängigen Fachbücher darüber nichts mehr.

gegebenen Namen spiegeln bis zu einem gewissen Grade die Einstellung des Menschen zu dieser Pflanze: Stinkkraut (Schwäb. Alb), Jauchenblume (Nordböhmen), Deuflskraut (Schwäb. Alb), Tüfelschrut (Schweiz), Zigeunerkraut (Schwäb. Alb) und manche andere bei Hegi. Losch bringt Namen wie Bärenfuß, Feuerwurz, Feuerkraut, Läusekraut, Teufelskraut und Wolfszahn.

Kraut und Wurzelabsud werden vom Volke angeblich als Mittel gegen Läuse gebraucht. Hegi schreibt, daß die zu Pulver zerriebene Wurzel zum Vertreiben von Läusen angewandt wird.

Zur Goethezeit war Helleborus foetidus noch offizinell. Geiger beschreibt in seiner Pharmacie, daß das Kraut als Herba helleboris foetidi offizinell war. Er charakterisiert es als äußerst scharf und bitter. Diese Schärfe verliert es auch nicht durch Trocknen. Die Wirkung ist stark drastisch und giftig. Die Wurzel, die außen dunkelgraubraun und innen weiß ist und von zäher, holziger Konsistenz, strömt einen widerlichen Duft aus, der durch Trocknen größtenteils verschwindet. Ihr Geschmack ist widerlich süß und nicht sonderlich scharf.

Nach *Kroeber* decken sich angeblich die chemischen Inhaltsstoffe mit denen der schwarzen Nieswurz, was wohl mit Recht bezweifelt werden kann. Es ist wahrscheinlich, daß die Untersuchungsmethoden nicht in der Lage sind, die unterschiedlichen Inhaltsstoffe festzustellen. So bringt auch Wehmer bezüglich H. foetidus unklare Angaben. Es heißt dort unter Helleborus viridis, dem angeblich einzigen Nieswurz mit Alkaloiden:

«H. viridis L, Grüne Nieswurz – Europa – Wurzelst.: Saccharose, nur Helleborin 0,1%, keine andere Glykoside, nach früheren Helleborein (?); ebenso H. *foetidus* – auch Alkaloide Celliamin $C_{71}H^1/_{15}NO_2$, Sprintillamin $C_{28}H_{45}NO_4$, Sprintillin $C_{25}H_{41}NO_3$, Alkaloid «V» $C_{25}H_{43}NO_6$ (ersten drei mit Wirkung auf Froschherz); Saccharose, grünes Fett 1% flüchtig. Riechstoff, brauner Farbstoff, Har.»

*Lewin* schreibt: «Helleborus foetidus verursachte bei Rindern in Intervallen auftretende, 10 Minuten dauernde epileptoide

Krämpfe mit Brüllen, Zittern, Niederstürzen, Augenverdrehen und Pupillenerweiterung.»

Nur kurz sei hier die schon mehrfach erwähnte grüne Nieswurz, Helleborus viridis, aufgeführt. Sie findet sich in bergigen Gegenden Süddeutschlands, auch in den nördlichen Alpengegenden Österreichs in lichten Wäldern, unter Gebüschen und bis in die von Menschen kultivierten Regionen feuchter Wiesen, Obstgärten, und an Gartenzäunen. Sie entwickelt einen aufrechten, oben nur wenig verzweigten Stengel, der von unten bis zur Verzweigung blattlos bleibt. Zwei zu dem Stengel gehörige grundständige Blätter, die nicht überwintern, sind langgestielt, 7–13fach fußförmig geteilt mit schmallanzettlichen, scharf und doppelt gesägten Abschnitten.

Die stengelständigen Blätter sind den grundständigen sehr ähnlich, jedoch kleiner und ungestielt. 2 bis 3 grasgrüne Blüten von 4–7 cm Durchmesser kommen im März bis April zur Entfaltung und sind dann wesentlich offener und flacher als die des Helleborus foetidus. Nach Kroeber bereitet die Homöopathie auch aus der Wurzel dieser Nieswurz eine Tinktur mit angeblich gleichen Indikationen wie Helleborus niger. –

Immerhin soll die grüne Nieswurz ein altes Arzneimittel sein, das schon die Äbtissin Hildegardis erwähnt. Otho Brunfels bildet sie sogar als «Helleborus niger» ab, unter welchem Namen sie früher überhaupt in Deutschland im Gebrauch war. Auch in der Schweiz – im Kanton Glarus und in den angrenzenden gebirgigen Gegenden, wo er häufig vorkommt – wurde dieser Helleborus früher als «schwarze Nieswurz» in den Handel gebracht und exportiert. Daraus kann man entnehmen, wie weit frühere Angaben über dargestellte Wirkungen von Helleborus niger vorbehaltlos aufgenommen werden können, und wie weit Helleborus «niger» in Wirklichkeit «officinell» war. Er wurde anscheinend in umfassendem Maße vertreten durch ein Double, das keines war, durch Helleborus viridis.

Versucht man den Gesamteindruck von Helleborus foetidus zusammenzufassen, so hat man eine Pflanze mit großer vegetativer
Kraft einerseits und starker Beziehung zum Astralischen andererseits vor sich. Die erd- und wasser-verbundenen Kräfte werden in dieser Pflanze zu so starkem und vielleicht auch zu so star-
rem Wirken hereingenommen, daß der Lichtäther zwar formend
sich bemerkbar macht, aber die Stofflichkeit nicht allzu stark zu
wandeln vermag (vgl. grüne Blüten). Helleborus foetidus wiederholt in gewissen Zügen fast den Palmentypus, den Formimpuls
niederer und früherer Familien. Der rote Saum um die Blüten-
glocke herum, eine Marseinwirkung, wie wir sie aus dem Gesamtgeschehen und aus der Entwicklung der Erde klärend und
läuternd wohl kennen, deutet auch hier an, daß im Chemismus
derartige Lichtäthervorgänge wirksam sind. Auf höherer Stufe
gelangt diese Einwirkung z. B. im menschlichen Eisenprozeß im
Menschen zur Erscheinung, der sich ebenfalls den überwiegenden Ätherkräften im Stoffwechsel entgegenstellt und das Gleichgewicht hält zwischen oberen und unteren Kräften.

Während beim Helleborus niger die Blätter vom Rhizom, d. h.
dem unter die Erde gezogenen Stengel entspringen, geschieht das
bei Helleborus foetidus nicht. Dort gehen die Blätter aus den aufrechten Stengeln hervor, und im unteren Stengelbereich sind die
Lichtäther-Kräfte auch noch stärker wirksam als im oberen, blü-
tennahen Bereiche. Hier wird die formende Lichtkraft immer
stärker zurückgedrängt und das wäßrige, chemisch-ätherische
Element überwältigt das Lichtelement, indem die Blattscheide
immer breiter und mächtiger wird, nach und nach die formende
Lichtätherkraft nicht mehr hereinläßt, so daß wir schließlich mo-
nokotyledonenartige Blätter und Blättchen vor uns haben, die
auch in ihrer Nervatur starke Parallelnervigkeit zeigen. Sie haben
dann allerdings wiederum öfter feinste Abzweigungen und end-
ständige Auffaserungen. Schließlich reicht die Kraft des Blüten-
impulses nicht aus, die Lebenskräfte so weit zurückzudrängen,
daß die grüne Blattfarbe einer blütenähnlichen Färbung weicht,
was aber nicht hindert, daß in der Samenbildung, in dem ölhalti-

gen Längswulst der Samen der Wärmeäther sich voll zur Geltung bringt. Es darf nicht übersehen werden, daß unsere Heilpflanze unter allen Helleborus-Arten die kleinste Blüte bildet.

Aus einer so gearteten Kräftefunktion versteht man, wenn Dr. Steiner den Helleborus foetidus als D-3-Injektion in leichten Fällen von Carcinom bei Männern empfiehlt. Über das gleichartige Wirken von Helleborus niger wurde bereits berichtet.

In anderen Krankheitszuständen ist die stinkende Nieswurz bisher kaum zur Geltung gelangt, obgleich sie ihrer ganzen Wesenheit nach sich eigentlich direkt anbietet für solche nicht ganz normalen Zusammenhänge, in denen das ätherische Geschehen überstark ist und Erdenstofflichkeit in sich hereinnimmt und festhält, so daß im Extremen Erdenkräfte beginnen vorzuwalten. Von der Frühjahrserkältlichkeit bis zur dauernden Verschnupfung sind die akuteren Situationen ihrer Anwendungsmöglichkeit gegeben, während die chronischen und subchronischen auf dieser Linie diejenigen sind, in denen der Astralleib dauernd nicht in der Lage ist, seine formenden Kräfte zur Geltung zu bringen. So könnte man unter anderem wohl auch sagen, daß man mit Helleborus foetidus ein pflanzliches «Pyrit» zur Verfügung hat.

Die Färbung und Formung der Blüte, die Hohlstengeligkeit und Giftigkeit sowie die enge Beziehung zu den Ameisen, denen es um die wärmeätherischen Öle der Samen zu tun ist, weisen für unsere Heilpflanze noch manche Wege therapeutischer Möglichkeiten, die hoffentlich bald einmal ergriffen und empirisch verwirklicht werden.

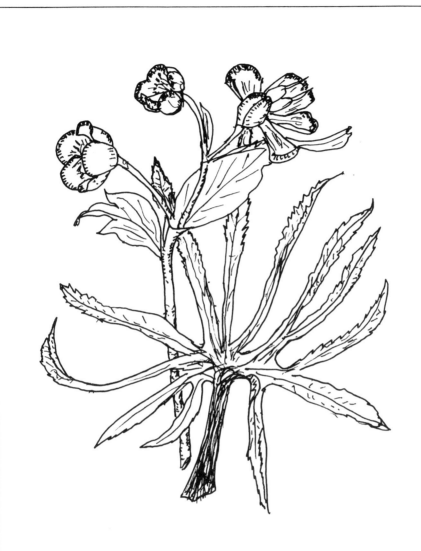

Stinkende Nieswurz
(Helleborus foetidus, L.)

# Geum urbanum/Die echte Nelkenwurz

In früheren Zeiten hieß diese Heilpflanze Caryophyllata vulgaris oder officinalis, auch Benedicta, wie sie die heilige Hildegard noch nannte. Ihren deutschen Namen verdankt sie wie den alten Namen dem gewürznelkenähnlichen Duft des Wurzelstockes, aus dem diese Rosacee sich als halbrosettige Staude zu einer Höhe von 25 bis 60 cm, sogar bis zu 130 cm erheben kann.

Das rundliche Rhizom, das nach Vergehen der Erstwurzel zahlreiche, drahtige Adventivwurzeln entwickelt, liegt halbschräg bis waagerecht in der Erde. Es wird 1 bis 2 cm dick und zeigt als überwinternden Sproß eine Blattrosette von kurzgestielten Blättern, die bei einer der Leierform ähnlichen Gestaltung unterbrochen gefiedert sind. Am Rhizomkopf finden sich immer Blattreste des Vorjahres. Aus der Blattachsel eines Rosettenblattes entwickelt sich seitwärts der aufrechte dünne Stengel, der in leichtem Bogen unten von der Erde in die Senkrechte wegstrebt. Die dünnen Geumstengel sind zumeist ästig, seltener einfach. Sie sind fein behaart und durch die herablaufenden Laubblätter kantig gestaltet. – Die Stengelblätter zeigen oben Dreiteilung mit mehr oder weniger großen Nebenblättern. Sie verleugnen schon dem Anblick nach keineswegs ihre Verwandtschaft mit den Rosengewächsen. Die Ränder der Seitenblättchen sind unregelmäßig grob zwiefach gesägt. Die Blattflächen zeigen beidseitig leichte Behaarung.

Ein lockerer rispig-traubiger Blütenstand krönt die Hauptachse. Die Blüten selber entfalten sich auf langen, fein behaarten Stielen. Dreieckig zugespitzte, ovale 5 äußere und 5 innere Kelchblätter, die außen behaart und innen kahl sind, umhüllen 5

Kronenblätter. Sie ändern ihre Stellung allmählich. Anfänglich stehen sie aufrecht ab, später schlagen sie vollkommen zurück.

Die 5 Kronblätter der entfalteten Blüte sind leuchtend gelb, rundlich, umgekehrt eiförmig und fallen leicht ab. In ihrer Mitte erheben sich, von zahlreichen Staubblättern umgeben, über behaartem Fruchtboden gegliederte, etwas gewundene, knieförmig abgeknickte Griffel mit kleiner ungegliederter flacher Narbe.

Im Mai bis in den Oktober hinein ist die Blütezeit der echten Nelkenwurz. Anschließend entwickeln sich in kugeliger bis ellipsoider Köpfchenform die ungestielten Früchtchen, die an ihrer Spitze den weiter wachsenden Griffel als spitzen kleinen Haken bewahren. –

Wir finden die echte Nelkenwurz auf Schuttplätzen, an Mauern und Gartenzäunen. Es besteht eine gewisse Vorliebe zu solchen Plätzen, welche die Feuchtigkeit länger bewahren, doch trifft man sie auch an trockenen Orten. So kommt sie an Waldrändern, in Auwäldern, an Flußufern, in Eichenwäldern und an Hecken vor. Ansprüche an besondere Böden werden nicht gestellt. Kalk wie Urgestein tragen die Pflanze gleichermaßen, so daß sie eigentlich überall häufig vorkommt. Vom Flachland steigt sie hinauf in die Berge bis zu Höhen von über 1800 m.

Ihre allgemeine Verbreitung gibt Hegi folgendermaßen an:

«Gemäßigtes Eurasien, südlich bis zu den Atlasländern (im Mittelmeer vorwiegend montan) und ins Himalajagebiet, nördlich bis Irland, Schottland, zu den Lofoten…, Norrland und Österbotten, Fernkarelen und Sibirien; Nordamerika, in Australien wohl nur eingeschleppt.»

Die schon seit recht alten Zeiten gleichmäßig eingestellte Auffassung von dieser Heilpflanze kennzeichnet H. Bock (1551) wie folgt:

«Benedictenwurcz.
Dise wurtzel reücht / sie sey dürr oder grün / wie nägelin. Tregt ein kraut zerspalten / rauch / schwartzgrün / der Odermeng etlichermaß gleich. / Gewinnt ein runden rauhen harechten stengel / darauff wachsen schwartz gäle blümlin / geformiert wie ein eüglein / nach der blüet würt ein harecht Köpflin darauß / das ist der samen / je eins am andern spitzecht / braunfarb /

116

einer Haselnuß groß vnn gleich. Die wurtzel laßt sich ansehe / als wer sie auch abgebissen / Inwendig etwas rotfarb / bringet alle jahr ein newen stengel neben dem alten / der den winter verdorret ist. Vnd je älter die wurtzel / je stercker sie würt im geruch vnd krafft / gehört billich zu den wolriechenden wurtzeln.»

«Der gemein brauch diser wurtzel ist / das sie im Frühling inn wein gelegt würt / der selbig wein empfacht ein edelen lieblichen geruch vnn geschmack / soll das hertz erfrewe / die verstoffte Leber auff thun / vnn dem kalten verschleimten magen wol bekommen / Diese wurtzel in wein gesotten vnn also warm getrunken / stillet das grimmen...»

«Eusserlich.

Der wein darinn Benedictus wurtzeln gesotten seind / seübert vnd reunigt alle wunden / als Fisteln vnd Krebs / vertreibt auch die vnflätige anmäler / ein zeit lang allen tag damit geweschen / sonderlich in den ersten tagen der kindbett. Andere experiment mögen täglich erfunden werden.»

## Matthiolus schreibt:

«Diß Kraut ist warm vnd trucken im anderen Grad. Zertheilet die Feuchtigkeit / stärckt die jnnerliche vnd eusserliche Glieder / wie der Nardus.»

«Benedictwurtzel in Wein gesotten / vnnd also warm getruncken / thut auch obgemeldte Wirckung / vnd ist ein sonderlich Experiment wider das Paralysis oder Schlag / frühe vnnd abends warm eingenommen / dann es trucknet vnnd dörret hefftig / verzehret also den Schleim / der in den Sennadern klebt.»

«Der Dampff von der wurtzel in wein gesotten / zu sich von vnten auff genommen / oder die Wurtzel also warm vber die Scham geschlagen / bringt den Frawen jhre Zeit.»

Prüft man die moderne Literatur von H. Bock bis heute, dann findet man ein ständig abnehmendes Interesse an der «Benediktwurz», bis in der Gegenwart in der offizinellen Pharmakologie nichts mehr von Geum urbanum zu finden ist. – Noch Geiger, der Pharmakologe der Goethezeit, beschreibt Geum urbanum unter den «Potentilleae» ausführlich und nennt eine große Anzahl deutscher Namen wie «Wahre Nelkenwurz, Benedictenkraut, Benedictwurz, Märzwurz, Igelkraut, Garaffel, Karniffelwurz, Nardenwurz usw.». Zu seiner Zeit war die Wurzel noch offizinell. Er führt sie an als «Radix Caryophyllatae, Gei urbani s. Sanamundae». Nach ihm hat Plinius die Nelkenwurz schon unter dem Namen «Geum» beschrieben und sie als «schwarze wohlriechende Wurzel», die nützlich gegen Brustbeschwerden sei, charakterisiert. Den Namen «Geum urbanum» verdankt die Pflanze angeblich Conrad Gessner. Im Mittelalter trug sie auch noch den Beinamen «Sanamunda», der so recht die Hochachtung vor ihren Heikräften zum Ausdruck bringt.

Geiger kennzeichnet die getrocknete Nelkenwurz als «ziemlich dunkelbraun, ins Rothe und Gelbe, hart, brüchig, eben so die Fasern, welche nicht leicht Feuchtigkeit anziehen; sie hat einen eigentümlichen angenehmen, den Gewürznelken ähnlichen, doch viel schwächeren Geruch, der durch Trocknen nur zum Theil vergeht und besonders beim Zerreiben, so wie im wässerigen Aufguß wieder deutlich wird; der Geschmack ist ziemlich adstringierend bitterlich.» Bezüglich der Anwendung heißt es bei ihm:

> «Man gibt die Nelkenwurzel in Substanz, in Pulverform oder als Latwerge, häufiger im Aufguß mit Wasser oder Wein, nicht so zweckmäßig in Abkochung.» –

Hugo Schulz weist darauf hin, daß Geum urbanum heute nur noch in der Volksmedizin gebräuchlich ist. Verwendung findet nach ihm die Nelkenwurz als alkoholischer Auszug gegen Durchfall und Erbrechen, gegen Dyspepsie der alten Leute, gegen chronische Katarrhe der Bronchien und des Dickdarms. Die Wurzel soll auch bei Malaria wirksam sein. –

In den von Kobert herausgegebenen «Historischen Studien...» berichtet v. Henrici, daß Geum urbanum bei verschiedenen in Rußland lebenden Völkerschaften als Volksheilmittel «gegen choleraartige Durchfälle» angewendet wurde. «Die Wurzel soll bei verdorbenem Magen gute Wirkung haben.» – Die Kleinrussen geben bei schmerzhaften Menses einen «spirituösen Auszug oder eine Abkochung der Wurzel» dieser Heilpflanze. –

An der Nelkenwurz demonstrierte Dr. Steiner in dem Kurs für Ärzte und Medizinstudierende vom April 1921, der unter dem Titel «Geisteswissenschaftliche Gesichtspunkte zur Therapie» im Druck erschienen ist, Grundprinzipien der Beziehungserkenntnis zwischen Pflanzen- und Menschenorganen. Er spricht in dem VII. Vortrage von «Nelke» als von jener Pflanze, die uns als Nelkenwurz geläufig ist. Es heißt dort:

«Betrachten wir von diesem Gesichtspunkte aus eine außerordentliche lehrreiche Pflanze, die Nelke, und nehmen wir dabei wiederum die Wurzel. Machen wir also wiederum eine Abkochung der Wurzel. Es ist nun außerordentlich interessant, diese Erwägungen über die Nelkenwurzel anzustellen und dann etwas zurück sich zu erinnern an das, was wir gerade über die Enzianwurzel gesagt haben. Es ist natürlich wiederum vorauszusetzen, daß wir eine Wechselwirkung zu den Kopfkräften haben, weil wir es mit der Wurzel zu tun haben. Nun haben wir aber in der Nelkenwurzel einen herben Geschmack. Der Geschmack ist außerordentlich herbe. Wir haben in der Nelkenwurzel ätherische Öle, also ein Öl, von dem wir wiederum voraussetzen müssen, daß es auf diejenigen Partien des Organismus wirkt, die noch nicht so weit gegen den Darm und in den Darm hinein gelegen sind, als jene Partien, von denen wir gesprochen haben bei der Enzianwurzel; daß wir es also mehr zu tun haben mit demjenigen, was noch im Magen, vielleicht nur in der Speiseröhre zu geschehen hat und so weiter. Dann haben wir aber das Wesentlichste zu berücksichtigen: daß wir in der Nelkenwurzel Stärkemehl haben, also daß wir gewissermaßen den Appell an diejenigen Kräfte richten, die in intensiverer Weise verarbeiten, als beim Zucker verarbeitet werden muß, denn es muß die Angriffskraft, wenn man das Stärkemehl verarbeiten will, mehr zurückverlegt werden; der Zucker muß ja erst herausgearbeitet werden. Sie sehen, man muß also die Prozesse wirklich verfolgen. Dann aber haben wir in der Nelkenwurzel Gerbstoff, und auf das muß man immer sehen, wenn man irgend etwas auf seine Heilwirkung prüfen will. Gerbstoff, das bedeutet, daß tatsächlich in einer Weise die Stärke noch nach dem

Physischen zu wirkend liegt; dasjenige wird bearbeitet, was eben dem Gerbstoff entgegentritt. So daß wir bei der Nelkenwurzel das ganze Wirken mehr hinunterlegen müssen nach dem Ich, als nach dem astralischen Leib. Wir haben da eine Verstärkung der Ichanregung. Und weil wir eine Verstärkung der Ichanregung haben, haben wir es mit demjenigen zu tun, was im («unteren»*) menschlichen Organismus vor sich geht. Es ist also eine vollständig polarische Wirkung zu der Kopfanregung, die da durch das Ich geschieht. Wir haben es zu tun mit dem, was ich nennen möchte die äußere Verdauung, das Angreifen der Substanzen noch im Magen, noch überhaupt bevor sie in die Darmtätigkeit übergegangen sind. Es wird, wenn ich so sagen darf, dasjenige, was an Nerven-Sinnesapparat im Darm noch vorhanden ist, angeregt, – alles ist ja im ganzen menschlichen Organismus ausgebreitet. Wir haben es also da mit dem prädominierenden Ichwirken zu tun.

Was wird die Folge sein? Daß wir erstens in der Nelkenwurzel eine stark fieberfeindliche Kraft haben; zweitens aber wird die Folge diese sein, daß wir von der weiter nach vorne liegenden Verdauung auf die rückwärtige Verdauung, der eigentlichen Darmtätigkeit, nicht mehr so viel zumuten. Wir werden also dadurch insbesondere Durchfälle zu bekämpfen haben, wenn wir das berücksichtigen, daß eben diese Dinge darauf beruhen, daß zuviel zugemutet wird demjenigen, was mehr nach der inneren Verdauungstätigkeit hin liegt. Sie sehen also, diese Erwägungen führen alle dazu, anzuschauen, wie die äußeren Kräfte dasjenige durchdringen, was im Innern des Menschen ist.»

Die instinktive Anwendung der Nelkenwurz in der Vergangenheit und die oben begründete rationale Indikation dieser Heilpflanze führen uns in den Bereich des menschlichen Stoffwechsels. Wo die *aufgenommene* Nahrung, d. h. die Stoffe der Außenwelt, aus der Region der Zerkleinerungsvorgänge im

* In der I. Ausgabe stand an dieser Stelle das Wort «unteren», das in der Neuausgabe fehlt.

120

Munde und der mehr ichhaften Sinneswahrnehmung der bewußten Schmeckprozesse hinübergeführt wird in den mehr astralleibdurchwirkten Bereich des Magens, dort ist der Hauptwirkensbereich des Geum urbanum. Dort unterstützt es sowohl die Ichorganisation wie den Astralleib und leitet gesundend die allmählich dem menschlichen Ätherleib nahegebrachte Nahrung zu der Tätigkeit des Ätherleibes über. Die in ungenügenden Kauvorgängen und damit zusammenhängend in ungenügenden Drüsenvorgängen sich äußernde Schwäche von Ich- und Astralleibsorganisationen, die wiederum dazu führen, daß tieferen Partien des Darmtraktes Verdauungs- und Umsetzungsvorgänge überlassen werden, die früher schon hätten bewältigt werden sollen, diese Schwächen gleicht die Heilpflanze allmählich aus. Die echte Nelkenwurz bändigt – wie die Darstellung Dr. Steiners zeigt – die Ichorganisation und den Astralleib heran an ihre Aufgabe, zur rechten Zeit im Verlaufe der Verdauungsvorgänge so einzugreifen, daß den späteren Darmabschnitten graduell normal verdaute Speisen übergeben werden und sie sich durch ihre ihnen angemessene Tätigkeit restituieren können. – Wie das im einzelnen geschieht, läßt sich aus dem Zitat leicht entnehmen. Die Ich-Organisation findet in dieser Pflanze nicht einfach ihr Korrelat, den fertigen Zucker, vor, mit dem sie sich leicht verbinden kann. Sie muß aus der Stärke erst das bereiten, was sie braucht, und was sie anregt, um zu dem Ziel zu gelangen. Der Gerbstoff dagegen erreicht es, daß diese «geistigeren» Wesensglieder weniger flüchtig, sondern vielmehr intensiver sich mit physischem und ätherischem Leibe verbinden. Das bedeutet aber in diesem Falle sorgfältiger verdauen. –

*Geum urbanum* ist ein Rosengewächs. Vor dem Hintergrunde dieser Mittelpunktsfamilie aller zweikeimblättrigen Pflanzen stellt es auch arzneilich etwas typisch Rosaceenhaftes dar. Dem ganzen Habitus nach ist die echte Nelkenwurz in engster Beziehung zur niedrigsten Gattung Potentilla zu sehen. Haben wir bei den Fingerkräutern (Potentilla anserin., torment. und anderen) die starke Überbetonung des Rosettenwachstums und der Rhizombildung, so überwindet und verläßt Geum diese Vegetationsform schon frühzeitig zum Teil (mit dem Blattelement) und streckt sich gewaltig in die Länge in den Umkreis hinein. Es verläßt (außer im Rhizom) alle erdnahe Stauung und Stauchung und streckt sich in die hagere Dürre hinein. Das heißt, es gibt sich trotz seiner anfänglichen Rosettenbildung viel mehr dem umspielenden astralen Elemente hin, das sowohl als Luft wie als Tier – kleine Pelz- und Federträger verschleppen bekanntlich mit ihren Hüllen die Früchte – die Wahlwelt dieser Heilpflanze ist.

Die Potentilla-Arten in ihrer Rosettenform und der starken Betonung von Rhizombildungen unterliegen noch weitgehend den vom Erdenuntergrund ausgehenden Monderdkräften, welche die Pflanzen nicht aus ihrem Bereich freigeben. Eng hängen damit zusammen ihre arzneilichen Wirkungen auf die Unterleibs- und Generationsregionen des Menschen. Daß in all diesen Heilpflanzen auch Gegenkräfte gegen die übermäßige Mondenwirksamkeit vorhanden sind, zeigt beispielsweise der überall hohe Gehalt von Gerbstoffen, mit dem wiederum verbunden ist, daß zu stark auflösende, zersetzende Tendenzen sich nicht ausleben können. Im Gegensatz zu den Crassulaceen und den Steinbrechgewächsen (Saxifragaceen), bei denen das schleimig-feuchte Element durch die Mondenkräfte in jedem Blatt aufquellend gestaut erscheint, trennen die Potentillae mit rosenhafter Geste obere und untere Bereiche sehr stark. Sie fiedern die Blätter auf, d. h. sie durchlüften sie und lassen das Erdhaftwäßrige weitgehend am unteren Pol zurück. Die echte Nelkenwurz streckt sich zusätzlich in einer zweiten Wachstumsphase noch weiter in die Höhe und läßt fern dem charakterisierten Grund die Blüten erblühen. Alle blühen sie in Gelb, d. h. Jupiterkräfte sind es, die diesen Rosaceen helfen, das Gleichgewicht zu gewinnen zwischen lastender Schwere und blühender Aufschließung nach dem Umkreis. Auch Marskräfte, die den Rosaceen so stark eigen sind, durchdringen bei fast allen Potentillen und auch den Nelkenwurzen die Rhizome und geben zu dem Gelb die rötliche Färbung, die der Tormentilla sogar den Namen «Blutwurz» eingetragen haben. Ähnlich wie diese hat nach den Literaturangaben auch die echte Nelkenwurz Wirkungen im Bereich der Generationsgeschehnisse (s. oben!).

Das Wesen der Rosaceen ist hier mehr oder weniger von einer Seite aphoristisch beleuchtet worden. Im Zusammenhang mit anderen Vertretern dieser Familie wird eine umfassende Charakterisierung in späteren Betrachtungen möglich und erforderlich sein. Was sich von den Potentillen über Sanguisorba, die echte Rose, Crataegus, die Obstbäume und -sträucher bis zum Geißbart an Wesenhaftigkeit auslebt, umfaßt gewichtige Metamorphosen der Pflanze. Diese stehen sogar in engem Zusammenhang mit der Erdentwicklung. Die intensive Verbindung der Rosaceen mit der Erde und ihre eigene Durchdringung mit den Erdeneigentümlichkeiten insbesondere mit der Tendenz zu differenzieren, verschafft gerade dieser Familie die Neigung stärker zu individualisieren als sie andere kosmischer eingestellte Pflanzenfamilien besitzen, die in ihrem Habitus einheitlichere Züge offenbaren. Außerdem bereitet sich in dieser Familie der Übergang vor von dem Wirken der Marskräfte zu jenem der Merkurkräfte, welche die ersten in ihren Notwendigkeiten ablösen. –

Die besondere individuelle Note der Nelkenwurz wurde oben in ihrer pflanzlichen, stofflichen und arzneilichen Repräsentanz skizziert. Ihre Anwendung geschieht zumeist in niederen Potenzen, wenn nicht Auszüge aus der Wurzel bevorzugt werden.

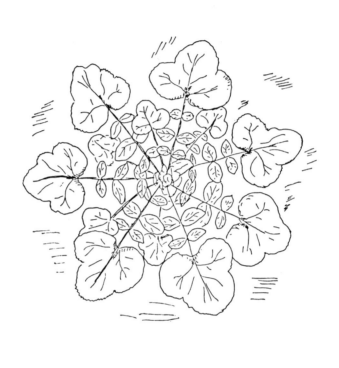

Echte Nelkenwurz
(Geum urbanum)

# Aesculus hippocastanum/
# Die Roßkastanie

An der Roßkastanie kann man mit Staunen erleben, wie plastizierendes, formendes Gestalten und Entfalten im Pflanzenleben mit Wucht und Kraft und dabei von unendlicher Zartheit durchzogen sichtbar vor sich geht. Aus dem großen blanken, braunen Samen mit der großen Nabelschwiele entfaltet sich im Erdreich zuerst die senkrecht abwärts strebende, noch pfahlige Wurzel, und täppisch kindhafte Keimblättchen strecken ihre ungeformten Händchen in das Erdreich.

Mit diesem Keimvorgang wird ein Pflanzengeschehen in Bewegung gebracht, das der Erde gewaltige Möglichkeiten gibt nachzudrängen und über ihre Grenzen hinaus in einem Pflanzenwesen sich zur Geltung zu bringen. Die junge Pflanze schießt fast pfeilartig zum Lichte hinauf, um dann überraschend schnell Erdenstofflichkeit und Erdenschwere lastend eingefügt zu bekommen, so daß sich rasch ein Stämmchen bildet, das sich in wenigen Jahren zu einem ansehnlichen Stamme mit schweren Ästen und Zweigen auswächst. Die Zweige des jungen wie des alten Baumes, sie verraten alle dasselbe, was schon der erste Sproß kundtat: die Gier zum Lichte! Sie verraten aber auch bald das Verhaftetsein an das stoffbringende, wäßrig-erdhafte Schwereelement! Aus den wie Lichtesstrahlen gen Himmel schießenden Zweigen werden abwärts hängende schwere Äste, die aber doch an den Spitzen immer wieder nach oben streben. So ist schon die nackte Krone der Roßkastanie ein Schattenwurf der durcheinanderwogenden Licht- und Schwerekräfte.

Alljährlich entfaltet sich vor unseren Augen das gleiche Bild, ob nun nahe dem Erdboden bei jungen Pflanzen oder ferner dem

Erdboden, gewissermaßen auf erhobenem Erdboden, d. h. auf den holzigen Zweigen: Knospen, die im vergangenen Sommer schon sich bildeten, fest eingepackt und wohl geschützt durch ihre braunen Knospenblätter, beginnen plötzlich zu «leuchten», d. h. das Licht des Frühjahrs spiegelt sich in den Knospenblättern. Je wärmer es wird, um so mehr wird die wachsige Gummihülle der Knospenblätter lebendiger und weicher, die Knospen schwellen zart an, lichten ihr Braun auf wie zu einem Feste. Es ist ein Lichtfunkeln auf diesen glatten, gewölbten Spiegeln, als spiegelte sich das sonnendurchflutete Firmament besonders gern in diesen Knospen. In der Tat, mit ihnen vermag in dieser Hinsicht wohl kaum ein anderer Baum zu wetteifern. Wohin man in die Krone blickt, alle Knospen, alle jungen Zweige sind ausgerichtet auf das Licht, als wollten sie sich direkt von ihrem Sproßgrund dorthin in die Luft erheben. –

Bald geht dieses erste Lichterspiel zu Ende. Die klebrigen äußeren unteren Knospenblätter strecken sich, klappen zurück und zeigen, daß sie an der Innenfläche noch helles Grün tragen. Die inneren Knospenblätter aber wachsen in die Länge und sind nur noch an den Spitzen braun gelackt, wachsen grün nach und lockern allmählich ein feines seidiges Gespinst, das sie um den ganzen Sproß zusammengehalten hatten. Es sieht aus, als entfalte ein Schmetterlingswesen von mächtigem Ausmaße sich aus einem Kokon. Das zur Entfaltung drängende Sproßwesen läßt sich nicht länger aufhalten. Die letzten Knospenhüllen werden zurückgedrängt und das Kokonwesen, von dichtem Haarkleide umhüllt, drängt nach oben und reckt ganz langsam, gleich behaarten Tierhänden, ein wunderliches Blattwerk heraus. Wie verkrampft scheinen diese knochighaarigen Hände etwas zu umhüllen, als wollten sie dieses Etwas ängstlich zurückhalten und zurückdrängen. Die haarigen Stiele der haarigen Fingerblätter drängen aber weiter hinaus und zur Seite, und von innen in der Mitte schiebt sich – indem gleichzeitig die «Knochenhände ihre 7 Finger langsam nach außen herunterschlagen – der ebenfalls von feinem Haarkleid umgebende Sproß hervor, der den Blütenstand mit seinen kleinen kugelförmigen Blütenknospen an seiner Spitze zum Lichte erheben will.

Die weitere Blattentfaltung verläßt sehr schnell das tierisch anmutende Stadium. Mit den «Knochenfingern», den vorher noch nach außen gekehrten, bräunlich-grün gefärbten Blattrippen der Blattunterseiten, geschieht dann etwas wie eine Art Umstülpung. Die 7 Blattfieder schlagen sich um ihren gemeinsamen Stiel abwärts und recken ihren Ansatzpunkt nach oben wie einen walzigen Kegel, der einen feinen Siebenstern (die Ansätze der Blattrippenoberseiten) als Signum der wirkenden Kräfte erkennen läßt. Im Herabsinken der Blattfieder reißen sie die verbindenden Gespinste entzwei, und jedes einzelne Blättchen, das noch einmal in sich in der Länge zusammengefaltet war, faltet sich dann auseinander und zeigt dabei, daß auch eine Zusammenfaltung im Bereich der feinen Blattseitenadern besteht, die sich nun dehnt und die hellgrüne Blattfläche allmählich vergrößert.

Alle hier nur kurz angedeuteten Entfaltungsvorgänge führen uns noch viel zahlreichere Gesten und Phasen vor Augen, als sich in Worten darstellen und festhalten lassen. Sie gewähren einen Blick in die schaffende Ätherwelt, wie sie so vielseitig nicht jede Pflanze uns sichtbar macht.

In dem weiteren Entfaltungsgeschehen des Aesculussprosses scheint nun eine Pause einzutreten, die wesentlich dadurch charakterisiert ist, daß die bisher beobachteten Formelemente sich flächenhaft weiter ausdehnen. Die Knospenschuppen bleiben weit zurück oder fallen ab, die Blattstiele wachsen weiter heraus, und die Blattfiedern verharren während des flächenhaften Auswachsens einmal vorhandener Formen noch in der Hängelage. Dann kommt plötzlich wieder Bewegung in das Geschehen. Die herabhängenden Blätter scheinen sich wie Schmetterlingsflügel «aufzupumpen»; sie beginnen sich langsam zu heben und in 6–7 Tagen stehen sie zumeist in der Horizontalen, bzw. in einer annähernd horizontalen Schräglage, die wohl durch den Lichteinfall mit bestimmt ist.

In der Zwischenzeit ist auch der Hauptsproß nicht träge gewesen. Der Blütenstand hat an Umfang und Größe zugenommen. Wieder zeugt er wie alles andere Geschehen für das starke Streben zum Lichte. An der äußersten Sproßspitze steht er und krönt jetzt das elementare Frühjahrswirken mit einer gewaltigen rispigen Blütenansammlung, die der Volksmund nicht mit Unrecht als «Kerzen» bezeichnet.

Fügen wir der dynamischen Entfaltungsdarstellung der Aesculus-Sprosse noch einige botanische Einzelheiten hinzu um das Bild abzurunden!

Die lichtstrebigen, braunen Endzweige tragen eine 3 cm lange Gipfelknospe, die über zwei vorjährigen, gegenständigen Blattnarben steht. Die tiefer sitzenden kleinen Seitenknospen sitzen gekreuzt-gegenständig jeweils über einer hufeisenförmigen Blattnarbe. An der Sproßbasis dieser *Endzweige* zeigen sich ruhende Knospen und 4 Paar Narben von Knospenschuppen. Der vorjährige Sproß entfaltet in der Achsel der obersten Blattnarbe Langtriebe und weiter unten Kurztriebe und schlafende Knospen. – Die Knospen sind von Gummi überzogen, der aus «Drüsen» abgesondert wird, die in eine feine Haut eingeschlossen sind und schleimende Grundgewebszellen enthalten. Zwar imponieren die Knospen als kegelförmig *rund,* doch sind sie durch Kielbildung an den Schuppen auch *vierkantig.*

Es bilden sich 4–10 Paar Knospenschuppen und 3 Paar Laubblätter, die insgesamt gekreuzt gegenständig wachsen. Die äußeren Schuppen sind braun und korkdurchzogen, die inneren dagegen grün, saftig und stark behaart.

Die siebenlappigen Laubblätter sind oberseits mattglänzend sattgrün, unterseits weißfilzig, hellgrün. Sie sind fiedernervig mit parallelen Seitennerven.

Die Endknospe hat 4 Paar Knospenschuppen, 4 Paar Laubblätter und einen Blütenstand mit kugeligen Blütenanlagen. –

Neben Zweigen mit Endknospen treten Zweige in Erscheinung mit zwei Zinken wie eine Gabel. Das sind Zweige, die im Vorjahre eine Blüte trugen und jetzt an der Spitze eine Narbe,

denn im Gegensatz zu den meisten Laubbäumen sind die Blütenstände immer endständig. Der Sproß wächst an der Narbe niemals weiter, ähnlich wie bei Ahorn und Syringe. – Nichtblühende
Zweige wachsen stets mit einer einzigen Spitzenknospe in der
Hauptrichtung des Zweiges weiter.

Die Knospenschuppe ist der Blattgrund eines nicht ausge-
bildeten Laubblattes, was an jungen Knospen deutlicher zu erkennen ist. Bei ihnen haben die äußeren Schuppen oft noch
Blattstiele mit 1–3 Blättchen. Die inneren Knospenschuppen sind
grün und zeigen *parallele* Adern und Spaltöffnungen, die beide
den äußeren fehlen. Übergangsblätter gibt es bei Aesculus hippocastanum nicht. Es geht unmittelbar über in die 7 Fiederblättchen, die schon getrennt in der Knospe gefaltet liegen. Die inneren Knospenschuppen wachsen erst auf ca. 4 cm Länge heraus,
drängen dabei die äußeren beiseite, dann schiebt sich das erste
weißfilzige Blattpaar zusammengefaltet hervor. Darauf streckt
sich der Blattstiel, und die Blätter falten sich langsam auseinander, wodurch das nächste Blattpaar sichtbar wird. Der Trieb
wächst weiter und schließt mit dem dritten Blattpaar ab. Im letzten Drittel des April sind zumeist die Sprossen ausgewachsen, die
Blattstiele stehen waagerecht, die Blätter sind zwar entfaltet,
hängen aber schlaff senkrecht nach unten abgeknickt. Dann geht
von Tag zu Tag eine Veränderung in der Blatthaltung vor sich,
bis die Blätter ihre volle Länge erreicht haben und sich waagerecht einstellen. Die anfängliche Behaarung ist verschwunden.
Die einzelnen Blattfiedern zeigen von ihrem Blattgrunde aus eine
spitze Form, die sich zum Ende eiförmig ausrundet, um sich als
Abschluß wieder spitz auszuziehen. In ihrer ganzen Peripherie
sind sie mehr oder weniger spitz gekerbt.

Gleichzeitig mit dem letzten Blattentfaltungsvorgang hat sich
der Blütenstand zur Entfaltung bereit gemacht. Es hat den Anschein, als ob die letzte Blattbewegung – nämlich die Aufrichtung
in ihre endgültige Stellung – wartet, bis die Blüten sich entfalten
oder entfaltet haben. Wie die abschließenden Blattentfaltungs-
bewegungen, so blühen auch die Blüten erst in der letzten April-

dekade auf, wenn das Tierkreiszeichen Stier (im alten Sinne) seine Wirkungskräfte entfaltet.

Auf den kegelförmig-walzigen, rispigen Blütenständen, die kerzengerade aufrecht stehen, blühen von unten nach oben die weißen, aminoid duftenden Blüten nacheinander auf. Dieser Vorgang ist durchaus nicht regelmäßig, da die unteren Rispenästchen noch wieder 2–3fach gegabelt sind, und die Hauptknospen vor den Nebenknospen aufblühen. Aus einem ungleich fünf-lappigen, walzigen Kelch entfalten sich fünf (oft nur vier) rundlich-eiförmige Kronblätter, die am Grunde herzförmig, am Rande wellig zurückgebogen und oft gewimpert sind. Es ist, als liefe eine wellige Bewegung rund um die frontal ausgerichteten Blütenblätter, die eine zweiseitigsymmetrische Blüte bilden, bzw. eine schief zygomorphe. Am Grunde sind die Blütenblättchen etwas faltig übereinander gelegt. Beim Aufblühen zeigen sie am Grunde ein zackiges, zitrongelbes Saftmal, das sich dann allmählich ockergelb und später purpurn färbt. Um den Fruchtknoten erheben sich aus der Blüte 7 schöne geschweifte Staubblätter heraus, in deren Schweifung oder Durchbiegung die gleichartige Form der Äste wiederzuerkennen ist. Safrangelbe Staubbeutel enthalten rotbraunen Pollen. Der fächerige Fruchtknoten wird gekrönt von einem langgeschweiften, weißen Griffel mit einfacher Narbe.

Es treten verschieden geartete Blüten auf. Abgesehen davon, daß die obersten Blütenblätter größer sind als die unteren, ist das fünfte unterste oft nur als Stummel vorhanden, also verkümmert. Dann sind neben Zwitterblüten, deren «Vorweiblichkeit» der Fremdbestäubung Vorschub leistet, scheinzwittrige Pollenblüten und scheinzwittrige Fruchtblüten vorhanden, die beide wie normale Zwitterblüten aussehen. Bei den einen Blüten ist die Narbe nicht auf Pollenempfang eingerichtet. Der Pollen kann also keine Schläuche treiben. In der unteren bis mittleren Region der Blütenrispen sind dann zumeist einige Blüten, deren Staubbeutel abfallen, ohne sich geöffnet zu haben, so daß dann nur der Stempel seine Funktion erfüllt. Als Blütenbesucher kommen in Frage

130

Bienen und Hummeln, die den Nektar vom Grunde des Kelches holen.

Auch im Blütenbereiche findet sich wieder feinste Behaarung; so ist z. B. der dreifächerige Fruchtknoten samtig und stieldrüsig behaart. Nach der Befruchtung entwickelt sich die Kapsel kugelig bis zu 6 cm Durchmesser, wird gelbgrün und zeigt neben weichen Stacheln wieder feinste Behaarung. Sie öffnet sich zumeist in 2–3 Kugelschalen, je nachdem, ob 2 oder 3 Fächer vorliegen, in denen ebenso viele Samen enthalten sein können.

Die Samen sind halb- bis flachkugelig, von 1–2 cm Durchmesser, sehen glänzend braun aus und weisen einen sehr großen gelblich- bis graubraunen Nabelfleck auf. Die Schale ist sehr derb und zäh. Sie birgt sehr fleischig-dicke Keimblätter. Das Blattfederchen ist ungewöhnlich groß. Die Wurzel liegt gekrümmt gegen den Nabel gewendet, an dem sie beim Keimen hervortritt. Die Roßkastaniensamen keimen *nur* in der Erde. Die Samenschale ist vollkommen ausgefüllt von den ineinander verschränkten Keimblättern, deren weißes «Fleisch» sehr reich an bitterem Stärkemehl ist. Ein Endospermkörper fehlt. Beim Keimen (3–4 Wochen nach der Frühlingssaat) tritt das Würzelchen mit der Wurzelscheide aus dem Keimmund und sprengt die Samenschale. Die Keimblätter treten nicht über die Erde! Im ersten Vegetationsjahre kann die Jungpflanze bis $1/2$ m hoch werden, wächst dann in den nächsten Jahren schnell, bis sie dann ab 10.–15. Jahre beginnt zu blühen. Bei dem relativ schnellen Wachstum der Roßkastanie erreicht sie allmählich eine Höhe von 25–35 Metern*. Die Wurzel der kurzen und kräftigen Roßkastanienstämme wächst flach unter dem Erdboden, streicht aber weit in die Umgebung hinein. Der Stamm zeigt eine auffällige Drehwüchsigkeit, die nach rechts verläuft. In den Jugendjahren ist die Rinde glatt, graubraun bis grauschwarz. Später setzt sie sich dünnschichtig abblätternd ab und hinterläßt an der Bruchstelle eine rostrote Narbe, die schnell nachdunkelt. Das Holz ist sehr weich und wird

* Als größter Stammumfang wurden 4 m gemessen (Francé). Roßkastanien erreichen ein Alter bis zu 200 Jahren.

außer für Schnitzarbeiten nur wenig verwendet. Es fault in der Nässe sehr schnell. Schon zu Lebzeiten des Baumes ist er häufig Gastgeber für viele Arten von Pilzen, die ihm angeblich oft auch den Garaus machen sollen.

Das heutige Vorkommen von Aesculus hippocastanum ist bei uns überwiegend durch Kultur bedingt. Man findet die Roßkastanie in Parkanlagen, an Alleen, Straßen, besonders gern in den Gärten der Gastwirtschaften; doch wird sie zuweilen auch wegen ihrer Früchte für das Wild in Forsten angepflanzt, von wo sie dann ganz selbständig verwildert. Als allgemeine Verbreitung gibt Hegi an: Gebirge von Nordgriechenland, Thessalien und in Epirus in 1000–1300 m Höhe, Bulgarien, angeblich im Kaukasus, Nordpersien und Himalaya. In Europa durch Kultur bis nördlich zu den Britischen Inseln, Dänemark, Skandinavien und Rußland.*

Francé schreibt, daß es 14 Arten gibt, von denen die meisten nordamerikanisch sind. Nur unsere gemeine Roßkastanie soll aus Europa stammen und zwar aus den Gebirgen Nordgriechenlands. Aus den Tertiärschichten Europas soll zu entnehmen sein, daß ihre Verbreitung früher eine wesentlich weitere war.

Die chinesische Roßkastanie, im nördlichen China heimisch, ist nach Warburg der unsrigen sehr ähnlich, hat aber kahle Staubfäden und blüht 14 Tage später. Sie ist in China viel in den Tempelhainen angepflanzt.

Geht man von der Fülle äußerer charakteristischer Erscheinungen dieser Pflanze über zu mehr inneren Qualitäten, so findet man wieder eine erstaunliche Vielfalt vor. «Blätter und Rinde sind reich mit oxalsauren Kalkkristallen gespickt», schreibt Francé. Frische Blätter enthalten eine schleimig-klebrige Substanz; eingeäschert liefern sie mehr Alkali als die Blätter irgendeines anderen Baumes. – Unter dem dünnen Oberhäutchen der Rinde findet sich im frischen Zustande eine grüne, und in trocke-

* In Nordgriechenland und stellenweise in Bulgarien trifft man die Roßkastanien auf ausgesprochen feuchten Böden entlang den Wasserläufen.

132

nem Zustande eine ziemlich zähe, biegsame Rindensubstanz ohne Harz (das gilt von 4–5jährigen Bäumen bzw. Ästen). Dann folgen Bastschichten. Die frische Rinde ist duftlos; beim Trocknen ensteht aber wieder amoniakalischer Duft. Der Geschmack ist frisch mehr herb, trocken leicht bitter.

Die fleischig-mehligen Kerne der Samen schmecken süßlichherb bis bitter. Ein wäßriger Rindenaufguß fluoresziert bei auffallendem Licht bläulich. Die toxikologische Seite dieser Pflanze charakterisiert *Lewin* in seiner Toxikologie wie folgt: «Die grüne Schale der Roßkastanie erzeugte mehrfach bei Kindern: Pupillenerweiterung, Gesichtsrötung, Somnolenz, Delirien, Übelkeit und Leibschmerzen. Es trat jedesmal Genesung ein. – Von einem Rudel Hirsche, denen Roßkastanien sozusagen als Leckerbissen gegeben worden waren, erlagen drei. Bei der Sektion fanden sich im Herzbeutel, Brust- und Bauchhöhle seröse Ergüsse. Die Roßkastanien waren innerlich verschimmelt. Für die Todesursache ist auch an den Gehalt der Kastanien von zehn Prozent Saponin zu denken.

Das Äskulin der Kastanien ist, ebenso wie Äskuletin, ungiftig. Äskulin spaltet sich im Körper in Glykose und Äskuletin, das sich in Äskuletinsäure verwandelt. Im Harn erscheint Äskulin nur in sehr winziger Menge.»

Über die Inhaltsstoffe bringt Madaus unter Zugrundelegung der Wehmerschen Angaben einige Auszüge, die das Wesentliche anführen. Im einzelnen findet sich in dem zitierten Werke viel Material. Der Samen enthält u. a. Fuercitrin, ein glykosidisches Saponin (ca. 10%), ein Bitterstoff, der in saponinartiges Argyrenitin (Argyrin) und Glukose aufgespalten wird und Spuren von Aesculin. Die Samenschalen enthalten kristallisiertes Tannin und Enzym Aesculinase, dagegen birgt die Rinde die Glykoside, Aesculin (das selbst in millionenfacher Verdünnung noch blau fluoresziert) und Fraxin, ferner Gerbsäure (1,87%) und Allantoin, das angeblich die Muskelerregbarkeit erhöht. Der Gehalt an Aesculin steigt angeblich mit dem Alter der Bäume; es ist in allen Teilen der Pflanze zu finden, am meisten in der Rinde und in den

Knospenschuppen. Von Wichtigkeit erscheinen uns bezüglich der Inhaltsstoffe noch die mineralischen Aschenbefunde, die *Wehmer* in gegenüber liegender Zusammenfassung aufführt.

Die *Verwendung* einzelner Teile der Kastanie ist vom Volke sehr verbreitet und war es besonders in der Vergangenheit, als der Instinkt des Menschen noch zuverlässiger war. So sollen die Früchte statt Hopfen zur Bierbereitung verwandt worden sein; gemahlen dem Futter beigemischt sind sie angeblich Heilmittel bei Husten und schwerem Atmen der Pferde; mit Gerstenschrot vermengt stellen sie Kraftfutter dar für Hirsche, Pferde, Rindvieh, Schafe und Schweine. Die Samen schützen Schafe und Lämmer angeblich gegen das «Faulwerden», weshalb sie bei Regen und Nebel ein gutes Beifutter sein sollen; mit Knoblauch vermischt werden sie gegen Pocken, Räude und Husten angewandt. Schafe, Ziegen, Schweine, Rinder, alle reh- und hirschartigen Zweihufer fressen die Samen gern. Es soll zweckmäßig sein, sie für Haustiere vorher abzukochen und mit Pottasche zu versetzen. Dadurch wird die Bitterkeit entfernt.

Die Kleisterindustrie entzieht den Samen Amylum- und Paramylumstärke und macht aus ihnen Kleister für Buchbinder und Tapeziere. Der Kleister leimt gut und hat den Vorzug wegen seiner Bitterkeit nicht von Maden und Insekten gefressen zu werden.

Zu Kohle gebrannte Samen geben schwarze Farbe; geröstet spielen sie auch eine Rolle als Kaffee-Ersatz, und pulverisiert sind sie neben ebenso verarbeiteten Maiglöckchenblüten, Helleboruswurzeln und anderen Kräutern im Schneeberger Schnupftabak wiederzufinden.

Von dieser technischen und nahrungsmäßigen Verwendung, die immerhin relativ eingeschränkt war, kommen wir zu Verwendung in der Volksheilkunde und in der modernen Heilkunde. Während die alten Arztbotaniker Matthiolus und Bock sie gar nicht erwähnen, sie wohl auch nicht gekannt haben, findet sich die Kastanienanwendung später sehr verbreitet. Hufeland erwähnt sie, Geiger, ein Pharmakologe zu Goethes Zeit, gibt als offizinell

| % | Asche: | $K_2O$ | CaO | MgO | $Fe_2O_3$ | $P_2O_5$ | $SO_3$ | $SiO_2$ | Cl |
|---|---|---|---|---|---|---|---|---|---|
| *Blätter:* (Mai/Sept.) | 7,69 (7,52) | 49,3 (19,57) | 13,2 (40,48) | 5,15 (7,78) | 1,63 (4,69) | 24,4 (8,22) | 2,45 (1,69) | 1,76 (13,91) | 2,24 (6,37) |
| *Blüte:* | | | | | | | | | |
| 1) Blütenblätter | 4,78 | 61,2 | 13,6 | 3,84 | — | 16,97 | — | — | — |
| 2) Staubfäden | 5,15 | 60,7 | 13,8 | 3,09 | — | 19,52 | — | — | — |
| 3) Fruchtknoten | 5,18 | 61,7 | 12,3 | 5,87 | — | 16,63 | 3,73 | — | — |
| *Frucht:* grüne Schale | 3,26–5,5 | 76–77 | 9–11 | 0,9–1,1 | — | 5,3–7,5 | 1–1,7 | | |
| *Same:* | | | | | | | | | |
| 1) Schale | 1,38 | 53,4 | 16,7 | 2,4 | — | 18,9 | 3,62 | 0,85 | 5,28 |
| 2) Mehlkorn | 1,96–2,76 | 56,3–61,7 | 11,46–11,76 | 0,4–0,9 | — | 22–22,8 | 1,2–1,7 | — | 2–10,6 |
| *Rinde:* (1jährig) | 8,68 | 61 | 9,24 | 4,36 | 1,66 | 19,54 | — | 0,67 | 4,54 |
| Mai/Sept. | (6,57) | (24,2) | (61,34) | (3,99) | (0,31) | (6,95) | — | (1,06) | (1,19) |
| *Holz:* (1jährig) | 10,9 | 64,19 | 5,92 | 4,08 | 0,31 | 19 | — | 1,80 | 4,97 |
| Mai/Sept. | (3,38) | (19,42) | (50,99) | (5,17) | (0,63) | (21,73) | — | (0,71) | (1,42) |

die Rinde und die Frucht von Aesculus hippocastanum an. Als Cortex et Fructus Hippocastani führt er sie auf und rät, daß die Rinde von 3–5jährigen dünnen Ästen, nicht von jüngeren und dünneren Ästen, im Frühling gesammelt werde.

Hugo *Schulz* weist darauf hin, daß der – wie schon erwähnt – besonders in der Rinde junger Zweige vorhandene glukosidische Stoff – Aesculin –, der rein ein weißes, kristallinisches, bitteres Pulver darstellt, bei Febris intermittens besser wirke als Chinin, ebenso bei intermittierenden Neuralgien. Nach ihm werden in der Volksmedizin geröstete und gepulverte Roßkastaniensamen wie Eichelkaffee getrunken gegen Hämorrhoidal- und Uterusblutungen, auch gegen chronischen Darmkatarrh und chronische Bronchitis. *Kroeber* führt zur äußerlichen Anwendung Extrakte von Kastanien als Badezusatz an bei skrofulosen Erkrankungen und bei Hautkrankheiten auf skrofuloser Basis. Als Kataplasmen, Badezusatz und Fußbäder werden sie auch heute noch angewandt. Bekannt sind in dieser Hinsicht die Schnabelschen Kastanien-Bäder, die er als Aescusal-Bäder verknüpft hat mit einer besonderen rhythmischen Bewegung des Wassers, die als Massage feinster Art auf den Flüssigkeitsorganismus des Menschen wirkt.

Nach *Madaus* ist Aesculus das am häufigsten angewandte Heilmittel gegen Hämorrhoiden, gegen Pfortaderstauung, Abdominalplethora und Varizen. In seinen Indikationsbereich gehören Mastdarmvorfall, Milzbelastung, Afterzwang, Afterfissuren. Als Wechselmittel wirken Nux vomica, Paeonia und Hamamelis. De Vevey wendet es außerdem noch an bei Hämoptyse, die von Trachealvarizen herrühren oder von der passiven Kongestion mit Milzstauung. Er erklärt sich die Wirkung entweder durch Beeinflussung der Gefäßwandungen wie auch durch hämolysierenden Saponineffekt, der die Viskosität des venösen Blutes herabsetzt und den Kreislauf erleichtert. Leclerc empfiehlt Aesculus bei Prostatahypertrophie, während Bohn die allgemeine katarrhalische Veranlagung als Anzeige bezeichnet.

Eine besondere Würdigung hat Aesculus hippocastanum in der

Homöopathie erfahren, die ihre Essenzen entweder aus geschälten Samen oder aus frischen Blüten herstellt.

*Heinigke* gibt ein ziemlich umfassendes Arzneibild von der Roßkastanie, das in seinen *allgemeinen Symptomen* besonders das Gefühl der Angegriffenheit, der Mattigkeit und Schwäche hat. Es spricht von dumpfem, schwerem Schlaf nach großer Tagesschläfrigkeit. Entsprechend ist die *Stimmung* verdrießlich, unaufgelegt und unlustig zur Arbeit. Viele Beschwerden, die nun folgen, sind schlimmer bei Erwachen aus dem Schlaf und werden besser durch Bewegung im Freien. Am Kopfpol treten Kopfschmerzen mit betäubungsartiger Schwere besonders über den Augen auf, Schwindel und Schmerz im Hinterkopf. Flimmern vor den Augen, andererseits «sieht das sonst kurzsichtige Auge in großer Entfernung deutlich». Müdigkeit und Lähmigkeitsschmerz in den Muskeln des Nackens und der Lendengegend, besonders beständiger Schmerz in der Kreuzbeingegend und in den Hüften vorwiegend beim Bücken, beim Aufstehen vom Sitzen, vervollständigen das Bild der abgeschwächten Lebensintensität, dabei werden die Beschwerden besser nach Gehen. Zum Rückenschmerz tritt im Bereich der Glieder Gefühlsabstumpfung und Lähmigkeit in Arm und Hand linkerseits sowie Schmerzen in Kniegelenken und Unterschenkeln.

Der *Kreislauf* tritt in das Bewußtsein durch Herzklopfen mit Brustbeklemmungen, sowie Brennen und Stechen in der Herzgegend. Heftiger Fließschnupfen – ähnlich wie bei Arsenicum – mit wässrigem, brennendem Sekret und wunden Nasenlöchern; Empfindlichkeit gegen kalte Luft beim Einatmen tritt in Erscheinung.

Im *Bereich der Verdauungsorgane* tritt Magenschmerz, Druck- und Vollheitsgefühl im Epigastrium auf, dumpfer Schmerz in der *rechten* Unterrippengegend sowie empfindliche Schmerzen in der Lebergegend, die nach der Schulter hinaufziehen. Im Bereich der Regenerationssphäre wurde beobachtet: Anschwellung der Vorsteherdrüse, gesteigerte Erregungszustände mit Pollutionen sowie wehenartige Schmerzen vom Kreuz zur Gebärmutter mit

Weißfluß. Heinigke empfiehlt Aesculus hippocastanum besonders bei chronischen Leiden und funktionellen Störungen der Verdauungsorgane vor allem, wenn diese verbunden sind mit Stauungen im Pfortadersystem, Leberanschwellung, behinderter Gallenausscheidung, ferner bei Hämorrhoiden mit belästigenden Knoten, die *nicht* bluten, aber auch bei chronischem Luftröhrenkatarrh mit hämorrhoidaler Komplikation.

*Mezger* weist darauf hin, daß Dr. Steiner in der Empfehlung den Hauptwert auf den Gehalt der Roßkastanie an Aesculin legt, dem er eine Beziehung zum Fluorstoffwechsel zuschreibt. Die homöopathische Erfahrung gibt – nach Mezger – dem insofern Recht, als Erfolge bei Hämorrhoiden, nervösen Stauungen allgemein und besonders im kleinen Becken das immer wieder bestätigen. Einige Symptome, die Mezger anführt, sind oft typisch wie «schneidende Schmerzen im After», oder «Schleimabgang aus dem After». Die Hämorrhoidenknoten sind dunkelrot, brennen stark und treten hervor mit dem Gefühl, als sei der After prolabiert. Die Füße schwellen beim Gehen an. Mezger empfiehlt bei 2- bis 3maligem täglichem Gebrauch D1–D3. *Ritter* bezeichnet Aesculus hippocastanum D1 als das wichtigste Mittel gegen Hämorrhoiden, das auch bei Varizen angezeigt ist. Er weist hin auf die entsprechend wirkenden Mittel mit etwas anderen Symptomen wie Hamamelis und Paeonia.

Der Amerikaner *Nash* schreibt, daß Aesculus kein *weites* Wirkensfeld hat, aber er betont seine «Zuverlässigkeit innerhalb seines Bereiches». Dieser Bereich ist nach ihm besonders die untere Rücken- und Beckengegend, wobei immer hervorstechend ist das folgende Symptom: «Beständiger, dumpfer Rückenschmerz, der das breite Kreuz und die Hüften affiziert und durch Bücken und Gehen verschlimmert», wobei *nach* dem Gehen (s. oben) angeblich eine Besserung auftritt. Bei den Hämorrhoiden erwähnt er noch, daß ein Gefühl von Vollheit, Trockenheit und Stechen auftritt, als ob der Mastdarm voll von kleinen Holzstückchen wäre. Es besteht keine Neigung zum Heraustreten der Hämorrhoiden oder Vorfall wie bei Ignatia, Aloe und Podophyllum. Der

Rückenschmerz ist oft im Vergleich zu den äußeren Erscheinungen von Hämorrhoiden unverhältnismäßig stark. «Das Vollheitsgefühl scheint eine Art Allgemeinsymptom von Aesculus zu sein, jedoch ist es besonders vorherrschend in der Beckenhöhle.» Er empfiehlt D3 und meint, daß höhere Potenzen gleich gut wirken (?). Während Heinigke Aesculus in Vergleich setzt zu Aesculus glabra, Aloe, Collinsonia, Mercur, Nux vomica und Podophyllum, findet sich bei Farrington vor allem ein Hinweis auf Nux vomica bei Hämorrhoiden. Er schreibt: «...wundervolles Mittel bei Abdominalplethora». Aesculus hat auch Schwächegefühl im Beckenring, als ob die Beine versagen. Die Roßkastanie steht nach ihm dem Kali bichromicum sehr nahe, hat aber nicht den «zähen, strähnigen Schleim». Sie hat das Gefühl von Trockenheit, Rauheit, Brennen im Hals und Pharynx aber keine Schwellung. Das Gesicht ist fahl, die Verdauung träge.

Wie oben schon erwähnt, wies Mezger darauf hin, daß Dr. Steiner auf eine ganz bestimmte Seite des Kastanienwesens rechnete, wenn er es therapeutisch empfahl. In «Geisteswissenschaft und Medizin» heißt es im XII. Vortrage:

«...Da ist es sehr interessant, daß, wenn man den Versuch macht mit einem wässrigen Auszug des Saftes der Roßkastanien*rinde,* also mit einem Aeskulinauszug, und sehr verdünntes Aeskulin innerlich nehmen läßt, man dann auch regulierend auf die Zahnkonservation, auf das Zahnkonservieren einwirken kann, wenn man nur nicht zu spät kommt damit.

Das ist wieder ein interessanter Zusammenhang. In dem Saft der Roßkastanienrinde liegt in der Tat etwas von dem, was unsere Zähne aufbaut. Immer ist irgend etwas draußen im Makrokosmos zu finden, was innerlich irgendwie eine organisierende Bedeutung hat. Das hängt damit zusammen, daß in diesem Aeskulin etwas liegt, was aus der Substanz, in der das Aeskulin tätig ist, den Chemismus herauswirft. Es wird der Chemismus unwirksam gemacht. Es ist ja merkwürdig, daß, wenn man den Spektrumkegel in eine Aeskulinlösung gehen läßt, dann die chemischen Wirkungen aus dem Spektrum ausgetilgt werden. Dieses Austilgen der chemischen Wirkungen, das ist etwas, was man wiederum sieht, wenn man nun – aber es muß ein Wasserauszug sein – die wässrige Auszugslösung in den Organismus sehr verdünnt einführt; dann sieht man darinnen, daß dieses Übewinden des Chemismus, dieses Hinarbeiten auf das bloße Mineralisieren, eigentlich dasselbe ist wie der Zahnbildungsprozeß im Organismus. Nur ist dasjenige, was sonst beim Auslöschen des Chemismus bloß äußerlich geschieht, noch durchzogen von den organischen Kräften, die eben im menschlichen Organismus sind.

Dann in einer ähnlichen Weise, aber bei anderer Behandlung, wirkt sogar das gewöhnliche Chlorophyll. Die Kraft, die gerade bei der Roßkastanie und einigen anderen Gewächsen in der Rinde liegt, liegt etwas anders formiert im ganzen Blattgrün eigentlich...»

Der hier angeführte Hinweis auf das Spektrum wird im Wärmekurs im XI. Vortrage vom 11. 3. 1920 auch gebraucht. Dr. Steiner führte dort bestimmte Versuche vor mit dem Spektrum und zeigte, wie im roten Teil des Spektrums, in dem die Wärmewirkungen vorzugsweise auftreten, durch Alaun «die Wärmewirkungen aufhören», ebenso wie Jod im Schwefelkohlenstoffprisma den Lichtteil auslöscht Alaun verhindert den Durchgang der Wärmewirkungen. Über die hier interessierende Frage heißt es dann:

«Sehr interessant ist, daß man auch verschwinden lassen kann den chemischen Teil, wenn man in den Weg der Ausbreitung des Spektrum eine *Aesculin*-lösung stellt... So bleiben die Wärmewirkungen und die Lichtwirkungen vorhanden, aber es hören auf die chemischen Wirkungen...»

Zum Abschluß dieser gleichsinnigen Zitate möge eine Krankengeschichte aus der Krankengeschichtensammlung von Degenaar illustrieren, wie diese Erkenntnisse therapeuthisch praktisch angewandt wurden. Dr. Steiner beriet die behandelnden Ärzte, und so heißt es in einer Krankengeschichte Nr. XXV. (Auszug):

«Knabe von 12 Jahren; Diagnose: Augenverletzung mit Hypopion-Bildung.

Dr. Steiner (6. V. 24): Umschläge in die Nierengegend mit einer Flüssigkeit, hergestellt aus Zincum metall. D5 in Verreibung, 1 Teil aufgeschwemmt in 9 Teile Wasser.

Am 17. VII. 24: Um die Ätherarten vom Auge fernzuhalten: Umschläge auf die Augen mit 5 % Alaunlösung (Wärmeäther), 5 % Kal.jodatlösung (Lichtäther) und 5 % Aesculinlösung (chemischer Äther); hiermit ein Tuch tränken und auf die Augen legen.»

Um keine Irrtümer aufkommen zu lassen, muß im Hinblick auf obige Äußerung Mezgers in seinem Buche «Gesichtete Homöopathische Arzneimittellehre» darauf hingewiesen werden, daß die Homöopathie ihre arzneilichen Wirkungen mit dem Extrakt aus dem Samen erzielt, während die andersartigen therapeutischen Empfehlungen Dr. Steiners sich auf den wässrigen Extrakt aus der Rinde beziehen.

Versuchen wir aus den einzelnen angeführten Erscheinungen des dynamischen Geschehens in unserer Heilpflanze ein zusammenhängendes Wesensbild zu erkennen, wie es in dem vor uns prächtig aufgebauten Kastanienbaum sich offenkundig darlegt, dann kann man vielleicht die wichtigsten Daten noch einmal zusammenstellen. Aus der halbkugeligen, zur Kugelform strebenden Frucht, die sich in die Hand so schön glatt und seidig einfügt und im Aufblick Gelenkflächen nicht unähnlich sieht, tritt der Keim selbst niemals an das Tageslicht. Er bleibt in jener Lebensregion der Erde, die Dr. Steiner einmal charakterisierte, als Lebenssaft der lebendigen Erde, der als Holzsaft dann im Baume auftritt. Aus dieser Dunkelheit aber beginnt dann das pfeilartige Hinaufschießen des Sprosses zum Lichte, was für den Erstsproß wie für die Sprosse auf Baum und Ast in gleicher Weise gilt. Diese Lichtbegeisterung kann jedoch nicht durchgehalten werden. Sie wird immer wieder zurückgestaut. Schwere fügt sich den Sprossen ein, und so resultiert die typische Haltung der Zweige und Äste, der Staubgefäße und Stempel. Dieser Schwereeinwirkung enspricht auch der kurze, gedrungene Stamm, der aber doch immer wieder im «Drehwuchs» die Spiraltendenz der einwirkenden Sternenlichtkräfte zur Schau trägt. Die Roßkastanie dankt diese Schwere dem Wirken des chemischen Äthers, dem Wirken des Chemismus, der den Blättern den größten Kalireichtum unter allen Laubblättern überhaupt vermittelt. Das mondenhafte Ätherelement prägt sich überall ein und wird wieder auch vom Lichtäther mehr oder weniger, zumeist weniger, überwunden. Man betrachte das 5- bis 7fingerige Blatt einmal als Einheit wie das Seerosen- oder Sumpfdotterblumenblatt! Dann findet man, daß dem Kastanienbaum als Grundform fast eine Zweidrittelkreisfläche zugrunde liegt, die an einer Seite eben eingebuchtet ist, und in die der Lichtäther dann unter Richtunggebung der Blattrippen gewissermaßen seine formende Schere einschlägt, um die 7 Finger herauszuschneiden und ihnen auch sein Siegel aufzuprägen. Es gelingt ihm nur teilweise. Wie die oben angeführten Organe aus ihrem Lichtstreben in die Schwere zurückschwingen, so setzt der chemische Äther auch am Ende der einzelnen Blattlappen seine breite Halbmondform dem lichterformenden Element entgegen. Dieses vermag dann wiederum dem Halbmond nochmals ein «aktives» lichtätherisches Zipfelchen aufzusetzen und herauszusaugen. Die mechanistischen Botaniker unserer Zeit mit ihren «Zweckformen» im Reiche des Lebendigen sprechen hier in Unkenntnis dieser Vorgänge von der «Träufelspitze» der Blätter, die auf den Ursprung der Pflanze aus den Tropen hinweisen soll. Als ob eine Blattfläche, die selber doch nur eine etwas fester gefügte, «Wasserfläche» darstellt, eine Ausgußspitze zum Abfließen des Flüssigen, des Regens, brauchte, wie etwa eine Kaffee- oder Teekanne! Daß in der Tat wiederum auch die Erdregionen mit dem Kräftewirken der vier Ätherarten wesentlich untereinander zusammenhängen, kann hier nicht weiter ausgeführt werden.

Der chemische Äther prägt sein anscheinend tiefer reichendes Siegel den Ästen und Zweigen nochmals auf, dort, wo das «Herz» aller Pflanzen sitzt: am Ansatzpunkte der Blätter. Man vergleiche die Abfallstelle der Blattstiele und man findet immer eine ausgeprägte halbkreisförmige Form, wie sie der chemische Äther als Baumeisterzeichen hinterläßt. Wie angedeutet liegt eine starke Kalianreicherung in den Blättern vor, die dem Blatte dunklere Färbung, zähe Konsistenz und dadurch längere Dauer verleiht. Der Welkprozeß, der längs des Randes der Blattlappen beginnt, hinterläßt dauerhafte Blattmumien, die im Winter und später nur sehr, sehr langsam vergehen. Auch die beobachtbaren zweierlei Zweiggestaltungen spiegeln im Gröberen das im Feineren vorgehende Geschehen. Die unentwegte Sproßgestaltung, die gradlinig zum Licht strebt, zeigt das ungestörte Wirken der Licht- und Sonnenkräfte. Wo aber astralisierend der Blütenimpuls einsetzt, da kommt es zur mondenhaften dichotomischen Sproßteilung, so daß wir bei Aesculus hippocastanum zweierlei Sprosse vor uns haben, wie auch bei der Syringe oder dem Ahorn.

Im Blütenbereich haben wir neben «normalen» Blüten solche vor uns, die Pollenstaub und nur Stempelträger und solche, die nur Pollenträger sind, also ein Hin- und Herwogen der zwei Kräftewirkungen, das sich dann nochmals bemerkbar macht in der Färbung der Saftmale der weißen Blüte, die erst hellgelb sind wie die hohe Primelblüte, ockergelb werden wie die offizinelle Primelblüte, um schließlich sich purpurn zu färben wie die Digitalisblüte. Es soll hier nicht unerwähnt bleiben, daß es Arten von Aesculus gibt, die diese Farbnuancen der Saftmale jeweils als Dauerfarbe ihrer Blüte tragen.

Im Stoffgeschehen stehen mineralisch im Vordergrunde der enorme Phosphor- und Kaligehalt, sodann das Aesculin und der Saponingehalt, die alle verantwortlich sind für die typischen Heilwirkungen.

Auch im Umgang mit den Aesculussamen, im einzelnen oder in Massen, kann man mancherlei interessante Erfahrungen sammeln. Wenn sie in Haufen gelagert werden, beginnen sie oft schon nach zwei Tagen zu dampfen, weil sie sich selber erhitzen. Ist der Lagerraum feucht, so entwickelt sich bereits nach 5–6 Tagen der

Schimmelpilz. Referent hat mit Aesculus-Samen die schönsten Penicilliumkulturen entwickeln können. Wo Kastanien lagern, wird der Raum wärmer und bekommt einen Duft nach lagerndem Korn. Schnabel erzählt über die Hitzekraft der Kastanie ein Erlebnis, nach dem er 2–3 Schaufeln voll Kastanien, die mehr als zwei Monate alt waren, im Ofen verbrennen wollte. Die Wirkung war so stark, daß die Ofentür weggerissen wurde. –

Eine Urgeste der Roßkastanie ist das «Ballen» und «Spreizen», das Zusammenziehen und Ausdehnen, das Stauen und Auflösen, das Einatmen und Ausatmen in jenem bestimmten Rhythmus, der dem «Ballen», dem Stauen ein gewisses Übergewicht gibt. Das längere Verharren im «Ballen» läßt die Pflanzen ungebührlich lange in die Schwere, in den Bereich der lastenden Kräfte fallen, so daß daraus die beschriebenen Erscheinungen gut zu verstehen sind. Nun muß hier daran erinnert werden, daß Aesculus hippocastanum ganz nahe verwandt ist den Sapindaceen, die durch Schwere und Hartholzigkeit noch charakterisiert sind, nachdem die vor ihnen kommenden Familien durch dieses Charakteristikum besonders ausgezeichnet sind. Es treten in ihnen die Seifensubstanzen, die Saponine, als Auflockerungserscheinungen der Verfestigungen auf. Diese Substanz ist es gerade, die nach W. Schnepf die höheren Pflanzenfamilien im Zuge der allgemeinen Entwicklung herausführen aus dem zu starken Verfallen an die Erdenkräfte und ihnen wieder das pflanzengemäße Wechselverhältnis zwischen Licht und Schwere vermitteln.

Mit der angedeuteten Saponinwirkung im Pflanzenbereich (s. auch Primula) und ihrer Dynamik in der Kastanie stehen wir dann mitten im therapeutischen Teil dieser Heilpflanze.

Die schaumigen Aesculusbäder regen die Hautfunktion auffallend an. Die Haut wird durchbluteter, das Schwitzen wird erleichtert, die Funktionen der Generationsorgane bekommen leichten Auftrieb, der Patient wird lebendiger, wacher und aktiver. Die rheumatischen Schmerzen verschwinden bald, kleinere Ekzeme, Warzen und schließlich sogar die Hämorrhoiden gehen zurück und das alles nur bei äußerlicher Applikation der Aesculus-Auszüge aus den *Samen.*

Bei innerer Anwendung der Samenauszüge ergeben sich die oben aufgeführten Wirkungen, in denen ebenfalls die Regulierung zwischen Auftrieb und Schwere, die Regulierung im Flüssigkeitsorganismus zwischen den Vorgängen des Fließens, des Lösens und Ausfallens durch die Kastanie erfolgt. Wenn wir uns erinnern, daß aus alter Intuition die Kastanie im Altertum schon dem Zeus oder Jupiter geweiht war, so erkennen wir auch in den Heilwirkungen eine ihrer Wirkensseiten als eine durchaus Stannum-artige Wirkung. Diese unbestrittenen Wirkungen bei Gelenk- und Muskelrheuma läßt den schwäbischen Bauern Kastanien im Säckchen im Bette oder in offenen Körben unter dem Bette halten. Die viel verlachte Kastanie in der Hosentasche gehört ebenfalls in diesen Bereich. –

Die Wirkung auf die Gefäßwände der Venen, die – man möchte sagen – zu «rhachitisch» werden, rühren nun wohl vor allem vom Phosphor und Aesculin her. Das Aesculin ruft hier eine stärkere Mineralisierung hervor durch seinen Astralimpuls und bewirkt dadurch eine Überwindung entzündlicher Vorgänge, während der Phosphor ein aktives Element dem Blut- und Kreislauf in der Befeuerung der Ichorganisation zufügt. Will man die *reine* Aesculin-Wirkung, wie sie durch Dr. Steiner in die Therapie eingeführt wurde, muß man «Aesculus e cortice» verordnen. Die anderen Wirkungen erzeugen die Präperate «Aesculus e semine».

Es wird von Dr. Steiner erzählt, daß er die Roßkastanie im Hinblick auf ihr Vorkommen in Biergärten als «Philisterbaum» bezeichnet haben soll. Auch dieses Bild paßt gut zu ihr. Als Philister kommt wohl kaum jemand auf die Erde. Auch der Philister war einst ein Jüngling im lockigen Haar. Er ist im Gegenteil gerade ein Typus, der in der Jugend seine Enthusiasmuskräfte möglicherweise extensiv betätigt hat. Er hat nicht hausgehalten mit ihnen. Zu unrichtiger Zeit, am unrichtigen Ort hat er sie vergeudet, bis dann auf diese Zeit des «Spreizens», das «Ballen», das in die Schwere-Fallen einsetzte, und auch der Chemismus im Pfortader- und Lebergebiet nicht mehr voll funktionierte und die hämorrhoiden-begabten Bier- und Stammtischsitzer erzeugte, die ihren Enthusiasmus nur noch betätigen können, nachdem fremde Gärung, fremder Geist sich ihrem Blute eingeprägt hat.

Einen solchen Wechsel in der Lebensdynamik zeigt auch die Kastanie vielfach: man beachte z. B. die Lichtscheu beim Keimen und die spätere Lichtgier, sowie die anfängliche Pfahlwurzelbildung, die dann später durch weitläufige, flache Erdwurzeln ersetzt wird. Man denke an die Grundform der Blätter als der des chemischen Äthers, die dann weitgehend aufgelockert und aufgelichtet wird. Versucht man eine gedrängte Zusammenfassung der charakteristischen Tatsachen an der Roßkastanie zu geben, um sich klarzumachen, wie sie zwischen Erd- und Umkreiskräften darinnensteht, so hat sich ergeben, daß sie viele Besonderheiten astralischen Einwirkens wie auch Offenbarungen einzelner Ätherarten zur Schau trägt. Das Wirken der obersonnigen Planetenkräfte haben wir in der anfänglichen Pfahlwurzelbildung, in der Blütenfarbe (weiß), in dem Farbwandel der Saftmale. Dieser Farbwandel vom hellen Gelb, zum Ockergelb und schließlich in Purpur zeigt auffallende Verwandtschaft zu Farbvorgängen im Goldbereich der Sonne. Merkwürdigerweise tritt er z. B. genauso auf bei der Purpurschnecke (Murex brandaris), die ihren gelben Farbstoff absondert, der dann an der Sonne ockergelb wird, um nachher in Purpur überzugehen. Verschiedene Ätherarten manifestieren mehrfach und auffallend sichtbar: der chemische Äther in den Formen der Samen, des Gesamtblattes und der Blattnarben, der Lichtäther in der strahligen Wuchsform der Zweige, die auch noch in den Koliskoschen Steigbildern auftreten, und der Lebensäther in den Vierecksformen an Knospen und in der Zeichnung auf den Samen so wie im Wirken des Aesculus insbesondere.

146

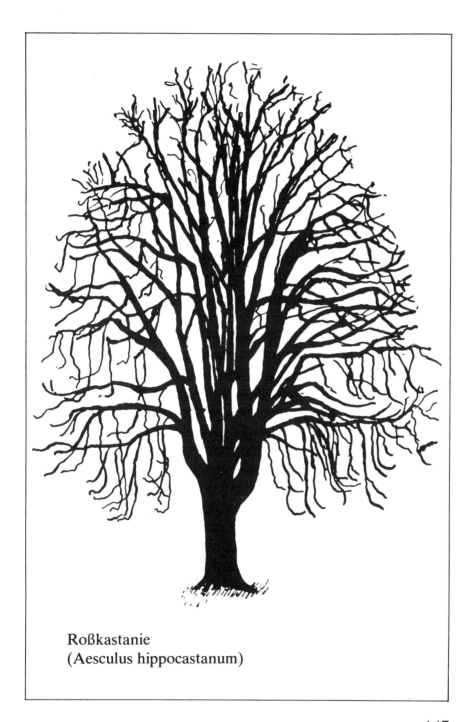

Roßkastanie
(Aesculus hippocastanum)

# Urtica dioica/Die große Brennessel

Überall wo Menschen siedeln, gesiedelt haben, durchgezogen sind und ihre Spuren hinterlassen haben, trifft man die große Brennessel, die Urtica dioica, im weiteren Umkreise an, sofern nur die Lebensbedingungen dieser Pflanze gegeben sind. An Gartenzäunen, direkt an den Häusern, in den Hecken und Gärten, auf Wiesen, an Bächen, Flüssen und Quellen, an Gräben, Abflüssen von Abwässern, auf Schutthaufen und Schuttplätzen, in Schluchten, auf feuchten, selbst moorigen Waldstellen, auf Kahlschlägen, an Köhlerplätzen, an Straßen- und Wegrändern, auf Weideplätzen, Komposthaufen, unter Felsvorsprüngen, um die höchsten Alpenhütten herum, in praller Sonne und feuchtem Schatten, überall steht sie in mehr oder weniger geschlossenen Gemeinschaften oder seltener in einzelnen Exemplaren in ihrer merkwürdigen, fast abweisenden Ruhe da – in einem gewissen Gegensatz zu allen Pflanzen, die ihre Gesellschaft jeweilig ausmachen.

Die Botaniker nennen sie eine Allerweltspflanze.

Aus einem *Wurzelstock,* der meist stengelrund ist, oft auch gedrungen-walzig bis kleinrübig-verdickt imponiert, erhebt sich ziemlich aufrecht der Stengel. Von dem Wurzelstock breiten sich ästige Ausläufer mit vielen feinen, irdischen Würzelchen in der Erde aus. Wurzelstock und Ausläufer zeigen eine helle gelbe Farbe. Die aus ihnen hervorsprießenden Jungtriebe sind leicht violett. Auch sie kriechen oft unter der Erde entlang und senden dann von dort ihre Blattsprossen nach oben.

Die ausdauernde Pflanze erreicht eine Höhe von 30–150 cm.

Der einfache, aufrechte, hellgrüne *Stengel* ist hohl und hat 4 Kanten und 4 Furchen. Aus den abgerundeten Kanten, die durchzogen sind von langen, zähen Bastfasern, zweigen die Blattstiele ab. In den Furchen stehen die Nebenblätter dazwischen. In den Blattwinkeln entwickeln sich die Seitensprosse, von denen aus 2 Paar Blütenähren entspringen.

Die oben angedeutete Ruhe der Pflanze geht von den *Blättern* aus, die gegenständig sich um den Stengel in rechtwinkligem Achsenstand zueinander herumziehen, so daß jeweilig ein Blattpaar senkrecht zu und über dem anderen steht. Selten bilden sich auch 3blättrige Quirle. Die gestielten Blätter sind länglich-eiförmig bis dreieckig, lang zugespitzt, am Grunde herzförmig bzw. abgerundet. Je höher die Blätter an der Pflanze stehen, um so tiefer sind sie am Rande gesägt.

Diese gleiche Abänderung vom fast rundlich gekerbten zum spitzig-dreieckig gesägten Blattrande (s. S. 162) vollführt die Urtica dioica auch, wenn sie aus dem feuchten Schatten in helle trockene Orte überwechselt. Damit drückt sich in ihren Blättern das wechselweise Eingreifen des chemischen und des Licht-Äthers aus, eben jene Kräfte, die die Pflanze so ausgesprochen zwischen Licht und Dunkel gestellt erscheinen lassen. Die Blattabbildungen zeigen genau nach den Konturen nachgezeichnete Blätter, die in ungefähr gleicher Höhe zwei verschiedenen Pflanzen entnommen sind: das linke Blatt stammt von einer Urtica, die im feuchten Graben wuchs, das rechte von einer solchen auf sandigem, sonnigem Platze.

Die Färbung der Blätter ist an der Oberfläche dunkelgrün, unten graugrün. Auf beiden Seiten wachsen an die Blattfläche gedrückte kurze Haare, dazwischen eingemischt Brennhaare. Die Blattadern sind an der Oberfläche stark eingezogen und treten unten noch stärker hervor. Bei jungen Blättern ensteht dadurch auf der Unterseite ein Flechtwerk von kleinen Mulden wie Waffelbildung. Die Nebenblätter sind schmal-lanzettlich-spitz und meist frei von Brennhaaren wie die Keimblätter. In den Blattachseln enspringt ein kurzer, mit einer Blattknospe abschließender Laubsproß, der als Seitenzweige 2 Paar Blütenähren trägt, von denen jeweilig eine länger ist als die andere. Dieser Achselsproß gehört zu den beachtlichen Kennzeichen der Urtica dioica; denn aus ihm können sich wieder vollkommen neue, kleine Pflanzen entwickeln, die unter Umständen eine recht imponierende Größe erreichen, insbesondere dann, wenn die Hauptpflanze mit ihrem Stengel durch irgendwelche Einwirkungen aus der Senkrechten in die Waagerechte gebracht wurde, ohne entwurzelt zu werden. Unter ähnlichen Umständen bilden sich auch aus diesen Sproßpunkten heraus Wurzeln.

Die große Brennessel blüht in der Zeit vom Mai bis Oktober.

Aus den Seitensprossen in den Achseln der Blätter, stets zu beiden Seiten derselben, sprossen verschieden lang die grünlichen Blütenzweige in Scheinähren vereinigt als Trugdolden und tragen zumeist nur männliche oder weibliche *Blüten*. Männliche, durch die Blütenknospen dichter geballte Blütenzweige sind aufrecht, wickelartig mit kurzen Seitenästen, die weiblichen mit langen Seitenästen, dadurch lockerer und zuletzt hängend (siehe S. 163). Alle Blüten sind länger als ihre Stiele. Oft finden sich auf einer Pflanze auch zwittrige Blüten neben den anderen. Die Bestäubung vermittelt der Wind. Die männliche größere Blüte ist einfach, 4- bis 5blättrig mit 4 Staubgefäßen, die weibliche, kleinere mit kurzem Griffel, dessen Narbe – von wechselnder Gestalt – ist einmal kopfförmig, ein andres Mal pinsel- oder wedelförmig. Die männliche Blüte trägt die Staubgefäße in extremer Beugung nach innen, öffnet sich dann im Reifemoment ruckartig, als platzte sie und schleudert aus den herausschnellenden Staubbeuteln kleine Pollenwölkchen in die Luft. Die Fruchtblüte – etwa 2 mm lang – hat 2 kleinere Kelch- und 2 größere Blumenblätter. Der oberständige, einfächerige Fruchtknoten mit seiner grundständigen, gerade verlaufenden Samenanlage liefert nach der Reifung als *Frucht* ein einsamiges Nüßchen, das leicht vom

Winde forgetragen wird. Daher findet man die Urtica dioica zuweilen sogar auf Bäumen wie Weiden, Eschen, Buchen, Eichen oder Pappeln; doch führt vor allem die oben angedeutete vegetative Vermehrung durch Sprossen zur Bildung der Gemeinschaften, in denen man die große Nessel zumeist erlebt.

Um der äußeren Erscheinung der Urtica gerecht zu werden, müssen die *Brennhaare* noch genauer betrachtet werden. Sie sind bei intensiver Begegnung mit dieser Pflanze trotz ihrer Kleinheit etwas recht Imponierendes. Sie sind aber andererseits auch ein starker Ausdruck ihres inneren Wesens, wie die Austernschale es ist für die Auster. Sie ermöglichen wohl erst die Offenbarung ihrer anderen Wesensseite, auf die später eingegangen wird. Die Brennhaare stehen in den Stengelfurchen, am Grunde der Nebenblätter, auf der Oberseite des Blattstieles und längs den Hauptadern des Blattes ober- und unterseits. Aus einem kleinen, verdickten Grundsockel, der aus den Epidermiszellen der Blätter und der Stengel sich bildet, ragen die Brennhaare (s. S. 162) als 2 mm lange, kegelförmige, zugespitzte einzellige Zellen hervor und gehen oben über in ein kleines rundes Köpfchen. Das Köpfchen, die Haarspitze und Cuticula sind verkieselt, glashell und sehr zerbrechlich. Die übrigen Wände sind verkalkt. Bei Berührung bricht das zerbrechliche Köpfchen ab, die Haarspitze sticht in die Haut und entleert dort den im Brennhaar enthaltenen Inhalt, der in der Haut die brennende, juckende Quaddelbildung hervorruft. Selbst auf den Keimblättern treten schon einzelne Brennhaare auf, wenn auch das typische Nesselgift in jungen Pflanzen wenig enthalten ist. Ebenso verschwindet es zum späten Herbst.

Selbstverständlich ist die Behauptung töricht, daß die Pflanze diese Organe und Vorgänge entwickelt, um zu stechen, um sich zu schützen. Der beim Stich entleerte eiweißartige Stoff soll Ähnlichkeit mit Schlangengift haben, nach anderen Autoren wie z. B. F. Flury (nach Kroeber zitiert) handelt es sich um eine nicht flüchtige, ungesättigte, stickstofffreie Verbindung von saurer Natur, die nach ihren Eigenschaften den Harzsäuren nahe steht. Es handelt sich nicht – wie früher immer behauptet wurde – um Ameisensäure.* Neben den Brennhaaren existieren die oben erwähnten, zahlreichen, dickwandigen, ebenfalls einzelligen Borstenhaare (s. S. 162), die keinerlei Hauterscheinungen hervorrufen und vorwiegend auf den Stengelkanten sprossen und auf dem Blattparenchym. Der *Welk*-Prozeß geht bei der Urtica dioica zumeist von der Blattspitze und der Peripherie aus.

Dieser morphologischen Betrachtung mag hier die Aufführung der Inhaltsstoffe eingefügt sein, die die vielfachen chemischen Analysen ergeben haben. Die Befunde waren: viel Gerbstoff, sehr viel Chlorophyll, relativ viel Eisen, Lecithin, Phytosterin, hautreizendes Glykosid, Sekretin, Kieselsäure, Kalium-, Kalzium-, Chlor- und Natrium Salze, Vitamin A und ca. 10 % Asche und in den Brennhaaren das «Nesselgift». Nach einer anderen Angabe (zitiert nach Kroeber) wurde im Kraut nachgewiesen: Lecithin, Glykosid, ein Enzym, Ameisensäure, Karotin, Wachs, Schleim, ein «Sekretin», Vitamin A und C, reichlich Kalium- und Kalziumnitrat, Kieselsäure, Eisen und im Blätterdestillat Spuren von Methylalkohol. Das Phytosterin soll identisch sein mit Sitosterin und frei von Stigmasterin.

* «Untersuchungen von Emmerlin und Feldberg haben ergeben, daß die Reizwirkung durch 2 chemisch wohlbekannte Stoffe zustande kommt, nämlich durch die Gewebshormone *Histamin* und *Acetylcholin*. Diese beiden Verbindungen kommen auch im menschlichen Körper vor und spielen hier eine wichtige Rolle: das Acetylcholin bei der Übertragung von Nervenerregungen, das Histamin hauptsächlich beim Zustandekommen allergischer Reaktionen (Serumchoc, Überempfindlichkeits-Krankheiten wie Asthma bronchiale, Heuschnupfen, Nesselsucht usw.). Das Histamin, das in der hohen Konzentration von 0,1 % in den Brennhaaren vorhanden ist, verursacht die Hauterscheinungen, die ja praktisch dieselben sind, wie man sie nach intrakutaner Injektion von Histamin sieht. Der Schmerz wird interessanterweise nur durch die gleichzeitige Einwirkung von Histamin und Acetylcholin ausgelöst. Getrennte Zufuhr der beiden Gewebshormone führt nicht zum Auftreten von Schmerzen.» (Aus J. Physiol. 106. S. 440.)

Wenn wir das Urtica-Wesen in der Außenwelt dynamsich zu erleben versuchen, so lassen sich schon die erforderlichen Stigmata
herausfinden, die sicherlich noch ständig vermehrt werden könnten. Man findet eine Pflanze, die von unten nach oben sich vom
Gelb direkt in das Violett, dann in ein helles Grün zum Dunkelgrün metamorphosiert, nur das reine Rot scheint zu fehlen. Vor
uns steht sie unscheinbar, in ernster, ja abweisender Ruhe, tief
verbunden mit jenen Kräften, deren physischste Äußerung der
Wind darstellt. Der Wind beherrscht eine Seite ihrer Offenba-
rungsmöglichkeiten: er sorgt für die Befruchtung, er trägt die
Früchtchen oder Nüßchen fort, und wiederum ist es die Luft, die
den hohlen Stengel durchzieht; und doch – wenn der Wind über
die Urtica hinfährt, bringt er sie nicht so sehr in Bewegung und
Unruhe wie andere Pflanzen. Die Kieselkräfte in den Bastfasern
geben ihr einen Halt, der anderen fehlt. Wie stark formende
Kräfte neben den chemischen am Werke sind, zeigen auch die
schön geformten Blätter mit den gesägten Rändern, mit dem ge-
waffelten Aderwerk der Jungblätter und zeigen nicht zuletzt die
Brennhaare, in denen diese Formkräfte sich bis zur letzten, fast
kristallhaften Erstarrung ausleben.

Gehen wir in dem Chemismus der Urtica auf, dann erleben wir
durch die herbe Bitterkeit der kräftigen Gerbstoffe wieder jene
astralischen Kräfte, die im Elemente von Luft und Wind an der
Pflanze wirkten, aber nicht ihr wahres Wesen ausmachten; denn
diese Wesensseite hat die Urtica mit anderen Pflanzen gemeinsam. Dem Geruch bietet die Urtica keine wesentlichen Anhaltspunkte, erst bei der Verarbeitung wird es anders, wie W. Pelikan
schreibt: «Das Eiweiß neigt stark zum Zerfall, der Preßsaft aus
den Blättern fault leicht, spaltet dabei schnell den Schwefel ab,
aber auch den Stickstoff, der dem zerquetschten Pflanzenbrei als
braune Dämpfe von Stickstoffoxyd entweichen kann.» Das
Wichtigste und Wesentlichste der Urtica dioica steht vor uns in
dem starken Eisen-Prozeß, der sich in der Pflanze darlebt. Der
Eisen-Prozeß gibt der Urtica in den dunklen Bättern eine un-
nachahmliche Würde.

Es ist auffällig, wie in allen Botaniken so sehr darauf hingewiesen wird, daß die Brennessel überall dort vorkommt, wo Menschen leben, lebten oder überhaupt auch nur einmal hindurchgezogen sind. Unbewußt kommt in diesen Hinweisen etwas zum Ausdruck, was das *Wesen* der Urtica ist: sie ist der Gegenprozeß des menschlichen Bluts-Prozesses und dadurch ein Wächter der im Blute inkarnierten menschlichen Wesenheit zwischen Auftrieb und Schwere. Sie wacht am Rande der Zivilisation! Und wäre nicht der Eisenprozeß im menschlichen Blute das Mittelpunktwesen, dann würde statt der Urtica vielleicht eine andere Pflanze die gleiche Rolle spielen. Der Eisen-Prozeß in dem Chlorophyll der Urtica schreitet über seine erreichte Stufe hinaus, wenn er sich mit dem tierischen Eiweiß verbindet, d. h. wenn die Raupen von den Blättern fressen, dann taucht auch das Rot auf. Nach ihrer Verpuppung umflattern sie als Schmetterlinge in ihren leuchtenden, differenzierten Rotfärbungen die Brennessel als Pfauenauge oder als Kleiner Fuchs. Sie zeigen des Prozesses höchste Stufe. Wir stehen vor einem zum Teil manifestierten, zum Teil prozessualen Regenbogen, wenn wir der Urtica dioica gegenüberstehen. Sie übt auch die gleiche «versöhnende» Funktion im Physischen des Menschen zwischen Auftrieb und Schwere aus, wenn sie dort im roten Blute ihre heilenden Einflüsse geltend machen kann. Wie das vorgeht, hat Dr. R. Steiner eingehend zum Ausdruck gebracht; doch bevor an diese Prozesse herangegangen werden kann, müssen wieder die Brennhaare in den Mittelpunkt unseres Interesses gerückt werden; denn sie ermöglichen es, daß der Eisen-Prozeß in der Weise im Urtica-Blatt gegenwärtig sein kann. Wie die Auster ihren Eiweiß-Prozeß gesund hält durch Abscheidung des Kalk-Prozesses, der sich in der Austerschale niederschlägt, so befreit die Urtica ihren Eisenprozeß, indem sie den als Nesselgift auftretenden Eiweiß-Prozeß in den Brennhaaren in Kalk und Kiesel einschließt, indem sie auch mit dem Schwefel in einer bestimmten Weise verfährt. Man könnte fast meinen, die Urtica «entanimalisiere» sich durch ihren besonders gearteten Eisen-Prozeß.

In den Vorträgen der Medizinischen Woche in Stuttgart vom 26.–28. X. 1922 spricht Dr. Steiner über das Urtica-Wesen. Im 4. Vortrage ist die Rede davon, wie eine zu starke Nierenstrahlung des Astralleibes, deren Stoffesstrahlung das Nerven-Sinnes-System nicht mit genügender Kraft begegnet, weil es im oberen Menschen zu tätig ist und sich von der Verdauungstätigkeit, Herz- und Lungentätigkeit zurückhält, wie diese Situation zu dem Symptomenkomplex gesteigerter Blähungsbildung, Krampfbildung und Stockung der Periode führt. Es wird als Heilmittel auf die Kamille hingewiesen.* Diesem ganzen Symptomenkomplex wird nun ein anderer gegenübergestellt, der sich wie folgt darstellt:

«Nehmen wir an, statt der zu großen, zu stark ausstrahlenden Nierentätigkeit hätten wir eine zu schwache Nierentätigkeit, d. h. es würde zu wenig von den Nahrungsmitteln in die Astralität hinein aufgesogen.»

«Nehmen wir an, wir haben es im Gegenteil zu tun mit einer zu schwachen astralischen Tätigkeit. Die Nierentätigkeit strahlt zu wenig, nicht genügend, so daß tatsächlich der astralische Organismus des Menschen nicht geneigt ist, dasjenige zu liefern, was er der gestaltenden Kraft, in sie einschlagend, liefern soll. Die gestaltende Kraft kann sich nicht hineinarbeiten bis zum astralischen Organismus; der kommt nicht genügend an die Peripherie, so daß kein reger Kontakt eintritt zwischen der gestaltenden Kraft und zwischen der Kraft des Nahrungsmittel-, des Stoff-Umlaufes, der Stoff-Verteilung. Der Stoff wird verteilt, ohne von der gestaltenden Kraft in Anspruch genommen zu werden. Es ist eine zu geringe plastische Kraft vorhanden, der Stoff wird seinem eigenen Leben überlassen, der astralische Leib bleibt zu flüchtig, er arbeitet nicht ordentlich in der Verarbeitung des Stoffes. Sehen Sie, solch eine Sache können wir durchaus auch als einen Symptomenkomplex betrachten. Wie wird er ausschauen, dieser Symptomenkomplex? Nun ja, vor allen Dingen dasjenige, was in den Blutbahnen

* Siehe auch die Darstellung: Matricaria Chamomilla.

läuft, das wird nicht in der richtigen Weise aufgenommen von der zu schwach wirkenden astralischen Organisation. Es fällt gewissermaßen herunter. Die *Hämorrhoiden* sind da, die zu *starke Periode\** ist da. Der Kontakt fehlt, und der Stoffwechsel verfällt in sich selber. Namentlich treten dann, wenn diese Lage des Organismus vorhanden ist, sehr leicht so eine Art *okkulter Fieberzustände\**) ein, sogar Wechselfieberzustände.»

Es wird dann darauf hingewiesen, wie dem Symptomenkomplex, d. h. der hier gemeinten zu schwachen astralischen Tätigkeit, zu begegnen ist. Die Regulierung des Eisengehalts des Organismus wird in Frage kommen, doch kann das oft ein sehr labiles Ergebnis zeitigen. Dann heißt es weiter:

«Aber, während im Verdauungstrakt vorzugsweise Hilfen sind die Dinge, die also irgendwie Schwefel enthalten, während im Nerven-Sinnes-System, das wir als gestaltendes Prinzip auffassen, solche Stoffe vorzugsweise Hilfen sind wie Kieselsäure und alkalische Salze, sind die reinen Metalle dasjenige, was in der richtigen Weise das Gleichgewicht zwischen Schwere und Auftrieb reguliert. Wir müssen nur ausprobieren, wie wir sie zu verwenden haben, um eben in der mannigfaltigsten Weise das gestörte Gleichgewicht zu erhalten, ausgehend vom Eisen. Bald wird es das Gold sein...»

«...wenn also zunächst dieses Verhältnis zwischen Lungen-, Herz-System und Nieren-System nicht in Ordnung ist, so kommen wir dem, wenn die Sache wirklich so liegt, sogar am besten mit dem Eisen bei.»

Es folgen noch Hinweise darauf, daß wenn durch längere Störungen in solchen Prozessen Organe bereits deformiert sind, Quecksilber angebracht ist.

«Den Gleichgewichtszustand können wir dadurch erreichen, daß wir zum Beispiel die Eisenwirkung unterstützen dadurch, daß wir Schwefelhaltiges in den Verdauungsstrakt einführen, und dem die Gegenwirkung geben durch alkalische Salze in dem Nerven-Sinnes-Organismus. Dann haben wir in dem

\* Vom Referenten kursiv.

mittleren Menschen, in dem rhythmischen Menschen, das Eisen wirksam – es verteilt sich dann das wunderschön – wir haben im Nerven-Sinnes-Organismus Kalium und Kalzium oder alkalische Salze wirksam, und wir haben im Verdauungsrhythmus das Schweflige wirksam. Dadurch kriegen wir besser zustande die Herstellung des Gleichgewichtes.

Nun ist sehr merkwürdig, daß wir da den *entgegengesetzten Zustand*\* in den Blättern gewisser Pflanzen haben. Wenn Sie zum Beispiel die Blätter der Urtica dioica richtig zubereiten – es müssen aber die Blätter sein der Urtica dioica, der gewöhnlichen Brennessel – so haben sie darin das Heilmittel, das aus Schwefel, Eisen und den nötigen Salzen besteht, die in dieser Weise wirken. Man muß nur imstande sein, wirklich zusammenzuschauen die entvitalisierende Kraft, die in der Pflanze vorhanden ist (ein Hinweis auf früher Vorgebrachtes! Ref.), und die vitalisierende Kraft, die im menschlichen Organismus vorhanden ist. Tatsächlich ist es bei Urtica dioica so, daß in der Wurzel der ganze Schwefelprozeß allmählich nach dem Unorganischen hingeht. Der menschliche Organismus nimmt den umgekehrten Gang, setzt den Schwefel auf dem Umwege durch das Eiweiß so um, daß er allmählich die Verdauung in Ordnung bringt. Das Eisen in Urtica dioica wirkt von den Blättern aus schon dahingehend, daß Urtica dioica auch im Samen und dadurch wiederum in den nächstjährigen Blättern eben dasjenige *auseinanderschmeißt*\*, was den rhythmischen Prozeß im menschlichen Organismus *zusammenbringt.*\* Es ist der entgegengesetzte Prozeß in Urtica dioica. Und es ist tatsächlich so: was Sie da in der Urtica angreift von den Blättern aus, das ist dieses Zerstörende, das überwunden werden muß, wenn der rhythmische Prozeß im menschlichen Organismus in Ordnung kommen soll. Und wiederum dasjenige, was Sie da in der Pflanze drinnen haben an alkalischen Salzen, das ist am allerwenigsten umgewandelt in Anorganisches, das hat daher den längsten Weg zu nehmen, geht bis zu der Nerven-Sinnes-

\* Vom Referenten kursiv.

158

Organisation geht leicht hinauf, weil wir ja ohnedies wissen, daß bei dem Symptomenkomplex, den wir im Auge haben, die Nierentätigkeit schläft und unterdrückt ist; wir haben im menschlichen Organismus wirklich die entgegengesetzte Verteilung desjenigen, was sich äußerlich an der Pflanzenbildung darlebt.»

Was sich äußerlich an der Pflanzenbildung darlebt, hat also im menschlichen Organismus die entgegengesetzte Verteilung: im menschlichen Organismus prinzipiell die Durchdringung aller Stoffesprozesse im Zusammenwirken der Wesensglieder unter regulierender Wirkung des Eisen-Prozesses, in der Urtica dioica der polare Antagonimus der Stoffesprozesse insofern, als die Durchdringung nicht nur verhindert wird, sondern sie außerdem in einem ausgesprochen entgegengesetzten Vitalitätszustande vorhanden sind. Diese Tatsache ist das Entscheidende für den gemäß obigem Symptomenkomplex erkrankten Organismus. Bekommt er als Heilmittel Urtica dioica, muß er sich energisch mit ihr auseinandersetzen, denn er kann aus dem Prinzip seines eigenen Aufbaues heraus nur Stoffesprozesse in sich dulden, die als Grundlagen des Wesensgliederwirkens sich diesen im gegenseitigen Durchdringen und Voneinanderlösen fügen. Daß der Organismus diese Vorgänge außerdem noch selber bewirken muß (durch Abbau und Wiederaufbau) und sie weder als Stoff noch als Prozeß fertig übernehmen kann, steht noch auf einem anderen Blatte. –

Ein Blick auf die historische Stellung der Urtica dioica zu den Menschen rundet die Erkenntnis über die Pflanze ab. Vergegenwärtigt man sich Anwendung und Wirkung der großen Brennessel, soweit sie im Volke oder in den einzelnen Richtungen der Heilkunde noch angewandt wird, so wird man erkennen, daß im tiefsten Grunde das wesentliche Wirken der Urtica auf oben ausgeführte Einwirkungen im Wesensgliedergefüge beruht und nicht auf den aus den Analysen bekannten Substanzen. Ein Wissen um das so geartete Wirken kommt – wenn auch in einer anderen Bewußtseinslage der menschlichen Seele – besonders in dem zum Ausdruck, was der Volksglaube mit dieser Pflanze verbindet. Daß der Organismus sich auch mit den Inhaltsstoffen auseinandersetzen muß, ist selbstverständlich, aber sie sind ja wesentlich die Träger oder Vermittler der Wesenswelten, die in Frage kommen. Im Volke wird die große Brennessel außer zu «abergläubischen» Zwecken, auf die noch hingewiesen wird, vorwiegend zum Durchpeitschen der Haut mit dem Kraute bei akutem und chronischem Gelenkrheuma, bei Lähmungen und Rippenfellentzündungen angewandt. Die jungen Pflanzen bzw. Blätter dienen als Gemüse zur Frühlingskur.

In der Homöopathie hat die Urtica dioica keine Rolle gespielt; dort wird nur die Urtica urens oder die Eiternessel verwandt. Sie hat ein anderes Wesengefüge, so daß sie für die vorliegende Betrachtung nicht in Frage kommt.

In der Pflanzen- und Naturheilkunde wird die Wirkung wie folgt zusammengefaßt: Urtica dioica wirkt vornehmlich auf das Blut, blutstillend, blutsverbessernd, blutreinigend, schleimlösend, Auswurf fördernd, Wasser treibend. Die inneren Indikationen sind dort: Verschleimung der Brust und Lunge, Blut-Brechen, -Husten, und -Harnen sowie gesteigerte Periode; bei Hautausschlägen zur Blutreinigung, harntreibend bei Urinverhaltung und Entzündung der Harnwege.

Ist unter diesen Indikationen eine, die nicht in das Bild oben skizzierten Wesensgliederwirkens paßt? Äußerlich findet die große Nessel ihre Anwendung als Kräuterbad für das Haar zur Haarwuchsanregung. Technisch werden Urtica dioica und die seltenere «urens» wegen ihres hohen Chlorophyllgehaltes zur Gewinnung von Chlorophyll ausgenützt. Urtica dioica wurde eine Zeitlang wegen ihrer kieselhaltigen Bastfasern zur Gewinnung derselben gesammelt und verarbeitet.

Zum Abschluß noch ein kurzer Hinweis auf den Volksglauben, der als Relikt eines früheren Wissens um die Wesenskräfte dieser Pflanze noch heute eine gewisse Rolle spielt. Nach Marzell dient Urtica in der «sympathetischen» Medizin dazu, Krankheiten des

160

Menschen und der Tiere auf sie zu verpflanzen. Als magisches Abwehrmittel gilt sie in der Sonnenwendnacht gegen böse Mächte in Oberösterreich. Die Ungarn der Szegeder Gegend sammeln in der Pfingstnacht Brennesseln und schlagen damit die Kühe, auf daß die Hexen sie nicht schädigen können. Auch gegen Sauerwerden des Bieres wird die Nessel oft verwendet, besonders bei Gewitter. In Mecklenburg heißt sie sogar die «Dunnernettel».

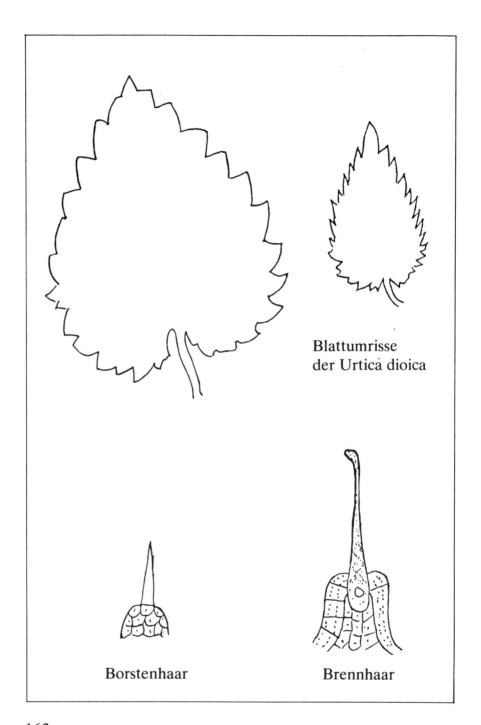

Blattumrisse
der Urtica dioica

Borstenhaar

Brennhaar

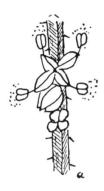
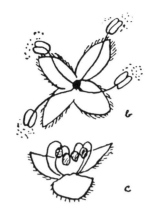

Blütenstand männlicher Blüten:
a) am Stiel,
b) wesentlich vergrößert: geöffnete Blüte
c) Beugehaltung der Staubgefäße
   vor Öffnung der Blüte

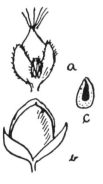

a) weibliche Blüte m.
   pinselförmiger Narbe
b) reifer Fruchtknoten
c) Same

# Cyclamen europaeum/
# Das Alpenveilchen

In einem Gürtel rund um die alte Welt, vom äußersten Osten Asiens bis nach West-Europa, ziehen sich die Primel-Gewächse den Gebirgen folgend, die den Parallelkreisen parallel verlaufen. Wenige Arten nur (z. B. Pr. farinosa) finden sich abseits dieser Regionen, etwa in Afrika oder Amerika. Die östliche Welt scheint durch die Primelgewächse wie in eine nördliche und eine südliche Hälfte geteilt zu sein. Es wird mehr als nur ein Bild sein, wenn der Eindruck entsteht, daß die beiden «Hälften» zu Polaritäten werden für diesen Gürtel, der im Laufe der ständig wirksamen Wandlungszeiten unserer Erdoberfläche in gewisser Breite hin und her schwingt, einmal breiter, einmal schmäler werdend, und immer doch eine rhythmisch schwingende Konstanz bewahrend, in der gerade diese Pflanzenfamilie ihr Wesen auszuleben vermag. Kaum eine zweite Pflanzenfamilie wird es geben, die im Verhältnis zur ganzen Erde ein so umfassendes und zugleich ein so konzentriertes Vorkommen aufweist, wodurch sie dann innerhalb der gesamten Pflanzenwelt zu einem ganz bestimmten Funktionsausdruck des Ätherischen zu werden scheint.

Studiert man in den Botaniken die Schlüsselblumengewächse, so findet man dort zumeist – gemäß der zugrundeliegenden Systematik – anfangs die Primulae behandelt, dann etwa die Androsaceae, die Cortusae, die Soldanellen, Hottoniae, die Cyclamines, dann die Lysimachiae, Trientales, Glaux und schließlich den Gauchheil. Welche Gesichtspunkte maßgebend waren für eine derartige Familiengliederung, die den Typus nur wenig oder undeutlich hervortreten läßt, mag auf sich beruhen bleiben. Eine glücklichere Hand offenbart da – nach unserer Meinung – W.

Schnepf in seiner Botanik*. Er gliedert diese Familie dreifach, setzt an die Spitze I. den Cyclamen-Typ (Cyclamen und Dodekatheon), läßt folgen II. den Primel-Typ (Androsaceae, Primulae, Cortusae, Soldanellae u. a.) und beschließt mit III. dem Lysimachia-Typ (Lysimachia, Trientales, Glaux, Anagallis u. a.).

Er stellt das *Alpenveilchen* an die Spitze der Primulaceen und an das Ende die Lysimachia punctata (der punktierte Gelbweiderich). Der medizinisch-botanischen Betrachtung dieser Familie erleichtert eine solche Gliederung das Auffinden des typischen Wesens, das hier zugleich das *heilende* Wesen ist und in der Primula officinalis seine zentrale Heilwirkung, man kann genausogut sagen, seine umfassende Heilwirkung offenbart, die von den anderen Vertretern in mehr oder weniger abgewandelter, weniger prägnanter Weise ebenfalls dargestellt wird. Als Heilpflanzen kommen aus dieser Familie hauptsächlich in Frage:

> das Alpenveilchen (Cyclamen europaeum)
> der Himmelschlüssel (Primula officinalis)
> die Mehlprimel (Primula farinosa)
> das Münzkraut (Lysimachia nummularia)
> der Ackergauchheil (Anagallis arvensis).

Vergleicht man einmal das Alpenveilchen, die Androsaceen, besonders Androsacea Helvetica und die Primula farinosa miteinander, so ist das Auffallendste, wie sich bei ihnen die «Sphäre» in verschiedenen Regionen der Pflanzengliederung auslebt. Beim Cyclamen haben wir sie unter die Erde gezogen, bei der A. Helvetica als Kugelpolster auf der Erde aufsitzend und bei der Primula farinosa (auch bei Pr. elatior u. a.) einmal im Blütenstand in den Umkreis erhoben und zum anderen in der Blattrosette in die Fläche projiziert. Die Saturn-Sphäre lebt sich rein im Monden-Erdbereich (= Hypokotyl des Alpenveilchens) aus, sie gestaltet den Monden-Sonnenbereich (im blattstengelhaften Kugelpolster der Androsaceensprossen) und rückt wieder hinauf in

* «Das Pflanzenreich» ist nicht erschienen.

ihre eigene Region bei den kugeligen Blütenständen der Primula farinosa, elatior, denticulata, obconica u. a. Auch bei der Primula officinalis ist diese Bildung angedeutet, wird dort aber weitgehend an der formalen Ausgestaltung verhindert. Immer wieder aber spiegelt sich diese Saturnsphäre noch in dem Mondenhaften der zusammengestauten Blattrosetten. Das sonderbare Wechselspiel zwischen den gestaltenden Monden- und Saturnkräften findet dann formal seinen Ausgleich durch die ständig latent wirkenden Sonnen-Kräfte in einer so auffallend rhythmisch gegliederten Pflanzenerscheinung wie die der Lysimachia punctata, die den hochaufgeschossenen (bis zu 1,5 m) Stengel in ganz gleiche Sproßabschnitte gliedert und an jedem Sproßpunkte Quirle von Blättern und in deren Achseln ganz regelmäßig gestaltete Blüten entfaltet. (s. b. Hegi).

Die hier formal zur Erscheinung gelangende Kraft der Rhythmik liegt immanent im Wesen dieser Familie als die wirkende Sonnenkraft, die es allmählich zustande bringt, das anscheinend getrennte Unten und Oben in rhythmischem Schwingen wiederum zu vereinigen. Diese Wesens-Funktion kommt dann besonders bei der Primula officinalis im Heilprozeß zur Offenbarung.

Das formale Darleben der Primulaceen im Durchkraftetwerden durch das sphärische Prinzip in allen Regionen der Pflanzenorgane wirft ein schönes Licht auf jene Funktionsverhältnisse im Menschen, die wir gemeinhin den «Kreislauf» nennen. Die Primelgewächse zeigen uns im Bilde, daß der Kreislauf, der in sich ruht (oder wenn man will, in sich kreist) im Erdbereiche zur «Erdscheibe», im Blattbereiche zum «Kugelpolster» und im Blütenbereiche zur «Kugeldolde» wird. Diese Pflanzenfamilie zeigt uns aber noch mehr. Wenn sich zwischen Saturn und Mond-Erde die Sonnenkraft wirksam geltend macht, dann wird die Kugelkraft, die Sphärenkraft, in Bewegung gebracht, ihre formalen Gestaltungen werden in der weiteren Entwicklung aufgelöst und statt der ruhenden «Kreisläufe» entstehen lemniskatische Bewegungen und Gegenbewegungen, deren Schnittpunkte *an der*

167

*Achse sichtbar* werden in den Anfängen als Blattrosetten, im Fortschreiten als die regelmäßig, rhythmisch auftretenden Vegetationspunkte mit ihrem quirligen Sproßgeschehen, wie sie sich darstellen z. B. bei Lysimachia punctata, wie sie sich auch darstellen in den Fruchtständen z. B. der Primula japonica und anderen. So geartete «Kreisläufe» sind ein Bild für den «Kreislauf» des Blutes im Menschen, der kein Kreislauf sondern ein modifizierter Kreislauf, d. h. ein vielgestaltiges Lemniskaten-Geschehen darstellt. Von diesen Gesichtspunkten aus wird es verständlich, daß ein Vertreter der Primulaceen zentrales Kreislaufheilmittel sein kann, wenn man das Wesen des Kreislaufs richtig erfaßt und sich nicht durch die überlebten Pumpenideen des Herzens ablenken läßt. Primula officinalis aber übt diese Kreislaufheilfunktion aus, weil sie das angedeutete Kräftewirken dieser Familie im Formalen immer nur andeutet, niemals in die Form gehen läßt (wie Lysimachia punctata z. B.) und somit dieses Kräftewirken abgeben kann an den Menschen.

Betrachten wir als ersten Vertreter der Primulaceen das *Cyclamen europaeum,* so treffen wir in ihm auf den in der allgemeinen Betrachtung erwähnten erdgebundenen Vertreter der Schlüsselblumengewächse. Aus einer dunkelbraunen, kugeligen, 1,5–5 cm dicken Knolle, die bei vielen Pflanzen an den Polen abgeplattet erscheint und über die ganze Oberfläche hin zerstreut von feinfaserigen festen, braunen Haarwürzelchen besetzt ist, entwickeln sich die blatttragenden Sprosse in regelmäßig rhythmischer Gliederung. Schon als Keimling weist das Alpenveilchen seine Besonderheiten auf. Als dikotyle Pflanze kommt es nur mit einem Keimblatt aus sich heraus. (Hegi spricht von «pseudomonokotylen» Keimpflanzen.) Sodann treibt es das Hypokotyl knollig auf. Die sich entwickelnde Hauptwurzel stirbt frühzeitig ab, um dann durch Adventivwurzeln ersetzt zu werden. Aus dem knollig aufgetriebenen Hypokotyl des Embryos entsteht der beschriebene, knollige Wurzelstock, der infolge der Tätigkeit des Markgewebes an Umfang und Dicke allmählich zunimmt und Träger des ausdauernden Sprosses ist.

Die sich entwickelnde *Laubsproßachse* zeigt je nach Alter und Tiefenlage der Knolle mehr oder weniger lange, knotige Stengelglieder und verläuft ohne sich zu verzweigen oder sich zu bewurzeln unterirdisch parallel zur Erdoberfläche. Von dem jeweiligen Jahres-Stengelglied wachsen die Laubsprosse aufwärts zum Licht.

Die *Laubblätter* haben ein ganz charakteristisches Aussehen (Cyclamen-Typus). Sie sind nach den Arten wiederum verschieden. Während bei den Zier-Alpenveilchen (C. persicum) die Blattstiele direkt aufwärts zum Lichte streben, kriechen sie bei den anderen Arten, auch beim C. europaeum, eine Strecke weit (bis mehr als 15 cm) im Boden dahin, ehe sie sich daraus erheben. Die erstsprießenden kriechen weiter, d. h. bilden längere Blattstiele als die späteren. Die zu einem Laubsproß gehörigen Blätter können dadurch eine ziemliche Fläche mit ihren Blattspreiten bedecken (beim C. neapolitanum wurden Kreisflächen von Blättern beobachtet mit bis zu 75 cm Durchmesser). Als Knospe ist die Blattfläche, auf dem Blattstiel liegend, mittelwärts nach oben gefaltet und aufwärts wie rückwärts gebogen. Bei entfalteter Blattfläche zeigt sich die allen Cyclamenarten ähnliche Blattnervatur. Der Mittelnerv und die wenigen basal abzweigenden Seitennerven ragen an der Unterseite aus der Blattfläche hervor, ohne daß diese oberwärts wesentlich eingezogen erscheint. Unterschiedlich ist die Färbung und die Zeichnung der Oberflächen. Hellgrüne bis silbrige, rhythmisch gestaltete Zeichnungen und Flecken ziehen sich nahe dem Blattrande hin und reichen zuweilen bis in die Blattmitte. Nur eine Art (C. coum) hat rein dunkelgrüne Blätter. Bei dem europäischen Alpenveilchen sind die Nerven silbrig tingiert. Durch Einfügung von Lufträumen in das Blattgewebe unter die Oberhaut entstehen die Hellfärbungen. Die Blattunterseite ist zumeist durch Anthocyan oder Erythrophyll mehr oder weniger tief rot bis rotbraun gefärbt, eine Färbung, die bei älteren Blättern wieder verschwindet. Das Blatt ist von plastisch-lederiger Beschaffenheit, oben blank und bei unserer Heilpflanze immergrün.

Die rundlichbreiten, zumeist herz- bis nierenförmigen Blätter, bei denen die unteren stielnahen Lappen nicht übereinandergreifen, sind an den Kanten buchtig gezähnt.

Im Gegensatz zur lichtstrebigen Knospe der Blattspreite bleibt die *Blütenknospe* erdwärts gebogen. In angedeuteter spiraliger Stielbewegung (s. Abb. 1) entwickelt sie sich aus der Blattachsel und wendet sich zumeist direkt nach oben, während beim Cyclamen neapolitanum der Stiel auch noch ein Stückchen unter der Erde kriecht. Nicht aus jeder Blattachsel entspringt ein Blütensproß. Die Blütenknospe, die sich aus den Laubblättern ähnlichen Kelchblättern hervordrängt, zeigt die freien Blütenblattzipfel spiralig eng zusammengedreht. Im Entfalten drehen sich diese Zipfel zurück, biegen sich am Grunde auswärts, so daß sie von der Blütenröhre sonnenstrahlig abstehen. Nur kurz dauert dieser Zustand, dann biegen sich die Kronblattzipfel weiter rückwärts, bis sie sich um 180° zurückgebogen haben; dabei drehen sich die einzelnen Kronblattlappen mehr oder weniger spiralig noch um ihre eigene Achse. Dieser ganze Vorgang geht einher unter gleichzeitigem Wachstum der Blütenblätter. Die Färbung der Blüten ist leicht rosa mit feinstem violetten Anflug; andere Arten sind weiß (C. creticum) bis dunkelrot. Die verwachsene und sehr feste halbkugelige Kronröhre zeigt am Rande des Zipfelumschlages oft ein schönes Pentagramm als Öffnung zum Kronengrund, der dunkler getönt ist als die Zipfel, aber stellenweise leicht durchlässig erscheint. Unsere Heilpflanze duftet von allen Arten am kräftigsten (ähnlich Cycl. Persicum). Der Duft entsteigt der Krone und den Antheren. Hegi berichtet, daß empfindliche Personen beim Riechen an Cyclamensträußen Nasenbluten bekamen.

Die dreieckigen Staubgefäße – um den Griffel herum sich diesem zuneigend und gemeinsam eine Art Kegel bildend – öffnen sich auf der Innenseite durch Aufreißen von oben nach unten. Der Griffel überragt nur wenig den Antherenkegel, der selbst nicht aus der Kronenröhre hervorschaut. Die Griffelnarbe ruht in einer endständigen, halbrunden Einhöhlung des Griffels. Da der Griffel die Staubgefäße bereits überragt, wenn diese sich öffnen, ist zunächst eine Selbstbestäubung nicht möglich. Der Pollen bleibt im Raume zwischen den Staubgefäßen und dem Griffel, und die Bestäubung erfolgt durch Insekten, vor allem durch Bienen und Schlammfliegen. Im Laufe der weiteren Entwicklung greift aber in das Pollengeschehen noch eine Wandlung ein. Der Pollen, der anfänglich von feiner Ölschicht umkleidet zusammenklebt, wird trocken, die Ölschicht trocknet ein, verliert die Klebkraft; der Pollen wird staubartig und weiß, der enge Zusammenschluß der Staubgefäße lockert sich; nun kann die leichteste Erschütterung den Pollen zum Stäuben bringen, und die jetzt stärker erdwärts geneigte Griffelnarbe bestäuben (sofern nicht vorher schon Insektenbestäubung stattfand). Hegi schreibt dazu: «Die Cyclamenblüte bietet also das interessante Schauspiel, in der Jugend Insektenblume zu sein und später zum Windblütler zu werden.»

Nach der Befruchtung fällt die Krone ab und die Kelchblätter legen sich eng dem nun fast kugelrunden Fruchtknoten an, dem oben der Griffel eine leicht spitzige Ausziehung verleiht. Diese reifende Fruchtknotenform findet sich bei sehr vielen Primulaceen wieder (Pr. Japonica, Anagallis arv. usw.). In diesem Zustande wird der Blütensproß von einem neuen Wachstumsimpuls erfaßt, der Blütenstiel biegt sich um, geht in die Spiralbewegung hinein, rollt sich 3- bis 5mal auf und bringt dadurch die Früchte an den Erboden und unter die Laubblätter. So können Uhrfeder- und Spulenspiralen entstehen, in deren Mitte die Frucht liegt. (Einzelheiten vergleiche bei Goebel und K. Troll).

Die Fruchtreife aller Cyclamenarten erfolgt gegen den Sommer hin, und zwar sowohl für die Sommer- und Herbst-, als auch für die Winter- und Frühlingsblüher.

Die *Samen* sind nierenförmig und verhältnismäßig sehr groß. Die Keimung der Samen geht bei Cyclamen europaeum im Dunkeln viel rascher vor sich als bei Licht. Daher bleibt der *Keim* auch längere Zeit ganz unterirdisch und kommt bei Aussaat im Sommer erst im nächstfolgenden Sommer zum Vorschein. Das

Würzelchen tritt aus dem Samen zuerst heraus und strebt senkrecht in den Boden. Dann erst bildet sich der Keimblattstiel und treibt mit der Spitze den Samen lichtwärts. Die Spreite des Keimblattes liegt noch eingefaltet im Samen und nimmt das Sameneiweiß in sich auf. Aus diesem Vorgange heraus wandelt es die Stoffe, beginnt seine vegetative Stoffestätigkeit für die folgenden Wachstumsvorgänge, indem es dann die Nährstoffe den Blattstiel *abwärts* schickt zum Hypokotyl, das zu einem glasigen, spindelförmigen Knöllchen mit wenig Haaren anschwillt. Das weitere Wachstumsgeschehen wird nun von diesem Knöllchen, dem Pflanzenhalse, abhängig. Hat dieses eine bestimmte Größe erreicht, so hebt der Blattstiel durch Streckung die Samenschale über die Erde, wo sich dann endlich die rundlich-eiförmige, glattrandige Blattspreite entfalten kann. Dieses Keimblatt ist gestaltlich charakteristisch für die einzelnen Cyclamenarten. Die Oberseite einheitlich dunkelgrün ohne Silberzeichnung, die Unterseite dunkelviolettrot. Im Gegensatz zu anderen Arten entwickelt das Alpenveilchen in der gleichen Vegetationsperiode noch 3–4 Laubblätter, von denen das 2. Blatt im Embryo schon als kleiner Wulst veranlagt ist. Hier handelt es sich also eigentlich um das 2. Keimblatt, das sich nach dem 1. entwickelt und bei den anderen Arten erst erscheint, wenn das erste bereits abgefallen ist, d. h. nach der Vegetationsruhepause. Die weiteren Blätter wachsen schnell zu ihrer normalen Gestalt aus. Außer bei Cyclamen europaeum werfen die anderen Arten alle Blätter zu Beginn der Ruhepause ab. Die weitere Knollenentwicklung geht so vor sich, daß die glasartige, gelblich-weiße Durchsichtigkeit bald verschwindet; der immanenten Lichthaftigkeit wird durch die Verstofflichung eine wesentliche Beschränkung auferlegt, die Spindelform geht in die Kugelform über, die sich nachher oft wieder abplattet. An der Knollenoberfläche bildet sich beim C. europaeum statt der Oberhaut dann eine dicke, braune Korkschicht, wo andere Arten gleichsam ein Haarkleid entwickeln.

Die *Wurzel*entwicklung nimmt bei den einzelnen Arten einen verschiedenen Verlauf. An der Knollenunterseite wachsen neben

172

der ersten Hauptwurzel Adventivwurzeln, die dann die erste Wurzel ersetzen (C. rependum). Bei anderen Arten rücken die Adventivwurzeln von der primären Wurzelstelle an der Knollenunterseite aufwärts. Beim C. persicum besetzen sie die ganze untere Knollenhälfte, während sie bei unserem europäischen Alpenveilchen sich über die ganze Knolle verteilen und schließlich beim C. neapolitanum nur noch an der Oberseite der Knolle wachsen. So wird das Hypokotyl allmählich immer mehr heruntergezogen in den Bereich der reinen Erdenkräfte, in dem eigentlich nur die Wurzeln an ihrem Platze sind.

Das Vorkommen von C. europaeum wird angegeben als auf steinigem, humusreichem Kalkboden in Gebüschen, Laubwäldern und Auen: in Deutschland einzig in Bayern verbreitet in der Berchtesgadener und Reichenhaller Gegend und in einigen wenigen bedeutenden Vorkommen; in Österreich in Böhmen und verschiedenen anderen Gegenden. In der Schweiz im südlichen Tessin.

Die allgemeine Verbreitung: nördliche und südliche Kalkalpen von der Provence bis nach Niederösterreich und den Sanntaleralpen, südlicher (französicher) und mittlerer Jura, zerstreut im Vorland, kroatisches Bergland, Bosnien, Herzegowina, West- und Zentralkarpaten, mittelungarisches Bergland, Südserbien, Bulgarien, Transkaukasien.

Die Ergebnisse der chemischen Analyse für Cyclamen europaeum finden sich bei Wehmer folgendermaßen verzeichnet.

*Blüte:* Ätherisches Öl (aus Blütenextrakt) mit Nerol und Farnesol; Ketone, Aldehyde, Phenole, Ester und Alkohole frei. Falbstoff «Cyclamin» (vielleicht mit Oenin identisch) ist ein Oenidinmonoglykosid, spaltbar in Oenidin und d-Glucose.

*Knolle:* Glykosidisches Saponin Cyclamin $C_{25}H_{42}O_{12}$ oder $C_{26}H_{56}O_{18}$?; bei der Spaltung Lävulose, «Cyclose» und Cyclaniretin liefernd – (dieses vielleicht Sapogenin früherer) – oder letzteres neben Dextrose und Pentose. Apfelsäure als Salz, Cellulose, keinen Mannit, der nach früheren Spaltungsprodukt des Cyclamins sein sollte, Polysaccharid Cyclamosin, frühere «Cyclamose» – sollte Spaltprodukt des Cyclamin sein –. Stärke 2,2%, Knolle mit 73,5% Wasser, 2,45% Rohprotein, 1,646% Asche. – Aus Knollen wilder Pflanzen (getrocknet) neuerdings 35% Cyclamin, lieferte bei Hydrolyse Cyclamiretin. – Nach anderen Angaben enthält die Knolle aber neben viel Fett (trennbar in grünes Öl und unlöslich feste Masse) das Saponoid Cyclaminsäure, Fp. 212–214° (spaltet in Glucose und unlösliche Substanz), Glucose Polysaccharid Cyclamose (zu Glucose hydrol.).

*Blätter:* Ca-Malat, K-Acetat (?) u. a. nach älterer Angabe.

*Lewin,* der in seinem Vergiftungsbilde des Alpenveilchens ähnliche Inhaltsstoffangaben aufführt, schreibt, daß 8 g Wurzel abgekocht beim Menschen Erbrechen und Diarrhöe erzeugen; größere Mengen fördern Schwindelerscheinungen, kalte Schweiße und Konvulsionen. Bei Fröschen wird die Erregbarkeit der quergestreiften Muskulatur gelähmt. An den Injektionsstellen entsteht nach Lewin Entzündung und Gangrän. Ähnliche Giftigkeit zeichnet Cyclamen persicum aus. Als Köder zur Betäubung der Fische wird (schon im Mittelalter) Cyclamen in den Mittelmeergegenden verwandt, wobei die seifenartigen Erscheinungen der Saponine die Kiementätigkeit der Fische außer Funktion setzen.

Müller rät, die Wurzeln im Herbste zu sammeln, zu zerschneiden, auf Faden zu ziehen und dann zu trocknen. Nach ihm wirken 30 g abgekocht und als 3–4 Tassen Tee getrunken gegen Untätigkeit des Darmes, zur Zerteilung von Drüsenanschwellungen und des Kropfes. Mit Wasser getrunken führt die Knolle gelinde ab, beseitigt aufgetriebenen Leib; Schnupfen und Unreinigkeiten des Kopfes werden vertrieben, wenn man den Saft in die Nase laufen läßt. Als Salbe (früher genannt: Unguentum de Artanita) auf den Bauch gerieben, vertreibt Cyclamen die Würmer und die Wassersucht und führt auch ab.

Cyclamen europaeum ist eine schon im Altertum bekannte Heilpflanze. Sie wird von Dioscurides erwähnt als periodentreibend, gegen Schlangenbiß und als Abtreibemittel; den Hippo-

174

kratikern war sie als Gebärmuttermittel bekannt. Nach Kroeber war sie bei den alten Griechen Heil- und Zaubermittel. Im 1. Jahrhundert n. Chr. berichtet auch Plinius, daß sie bei den Römern als Zaubermittel und gegen Schlangenbisse verwandt wurde. Wie Conrad v. Meggenberg, so nennt sie Bock im Ausgang des Mittelalters: erwärmend, austrocknend, lösend, anziehend, heilsam bei geschwollenen, aber nicht fließenden Hämorrhoiden. Von Matthiolus ist folgende Äußerung interessant: «So man einer geberenden frawen die wurtzel an den schenckel henckt, gehet die geburt desto eher von statten.» Ob dieser Weg therapeutischen Einflusses bei der heutigen Wesensgliederkonfiguration der Frauen noch gangbar ist, mag allerdings bezweifelt werden, müßte aber schon einmal experimentell untersucht werden. Kroeber bringt ganz ähnliche Indikationen wie die alten Kräuterbücher. Unter neueren Autoren führt er H. Leclerc an, der Cyclamentinctur tgl. 2- bis 3mal 10–15 Tropfen gibt als ein gutes Mittel gegen Ohrensausen. Auch er erwähnt, daß die Knollen von den Wildschweinen gern gefressen werden (daher ihr Name Saubrot), daß bereits die Ägypter die Cyclamenknollen den Schweinen zur Mast und zur Brunst allmählich beibrachten. Die Mastwirkung wird nach Kofler auf den Saponincharakter des Cyclamins zurückgeführt, wodurch die Darmresorption gefördert werden soll. Die Wirkung der Saponine geht ja in der Richtung der Schleimverflüssigung, des Harntreibens und Abführens, daher sind Saponindrogen oft auch Blutreinigungsmittel, wofür die Alpenveilchenknollen im Volksbrauch verwandt werden.

Das Arzneibild des Cyclamen europaeum in der Homöopathie gibt eine sehr schöne Herausarbeitung der Wesenszüge. *Heinigke* führt unter anderen Erscheinungen an: Großes Müdigkeits- und Mattigkeitsgefühl, Muskelschwäche, Schmerz in den Oberschenkeln und Knien, stechende und reißende Schmerzen an verschiedenen Stellen. Der Schlaf ist unruhig mit spätem Einschlafen trotz Müdigkeit. Pulsationen im Kopfe während der Nacht. Heftiges Jucken und feine stechende Empfindungen auf der Kopfhaut, die zum Kratzen reizen. Schwindel mit Gefühlstäuschungen, als bewegte sich das Gehirn. Ziehende Schmerzen in der Gegend der Scheitelbeine und Schläfen, Schmerzen im Hinterhaupt. Starke Erweiterung der Pupillen besonders rechts. Rheumatoide Schmerzen in der Muskulatur von Nacken, Rücken, Brust, Lendengegend und Gesäß. Herzklopfen mit einem Gefühl drückenden Schmerzes in der Herzgegend. Gefühl von Druck und Schwere in der Oberbauchgegend; Kolik und Blasenkrampf bei Hämorrhoidalbeschwerden. Der Amerikaner *Nash* spricht beim Cyclamen von Schwindel bei Gesichtstrübung und führt zum Vergleich Gelsemium und Nux vomica an; ebenso Schwindel bei unterdrückter Periode; Blutungen bei Menorrhagien, Abort und post partum zeichnen sich nach ihm durch dunkle Färbung besonders aus. «Cyclamen bei Schmerzen in den Fersen», ist ihm ein wichtiges Symptom. *Stiegele* hat mehr organischere Cyclamenindikationen: «adenoider Husten», pathologische Auswüchse des lymphatischen Schlundringes, Zwang zum Räuspern bei älteren Kindern, quälender Nachthusten. Bei solchen Kindern finden sich oft «Schleimklumpen an der hinteren Rachenwand». Wesentlich eingehender setzt sich der Amerikaner *Farrington* mit unserer Heilpflanze auseinander. Nach ihm ist Cyclamen der Pulsatilla sehr ähnlich, denn beide passen für chlorotische und anämische Frauen, beide haben Digestionsbeschwerden und Nachteile von fetten Speisen. Kolik und Unregelmäßigkeiten bei der Regel sind bei beiden fast identisch, ähnlich auch die beiden eignende Melancholie. Oft hat Cyclamen *mehr* Durst als Pulsatilla, während Pulsatilla Besserung im Freien empfindet, fehlt diese Erscheinung beim Cyclamen.

Der Cyclamenkranke leidet an einer eigentümlichen Art von Schwäche oder Torpor sowohl des Geistes als des Körpers mit Schlaffheit: er kann nicht denken. Er fühlt sich besser, wenn er aufgerüttelt und gezwungen wird zur Arbeit. Wenn er morgens aufsteht, so fühlt er sich so schwerfällig und matt, als könnte er seine Pflichten kaum erfüllen; einmal begonnen – so geht es bis zum Abend ganz gut. «Benommenheit der Sinne mit Flackern vor den Augen.» Cyclamen ist nach Farrington angezeigt bei Frauen

176

von zartem Bau, deren Schwäche zerebrospinal ist. Cyclamen-«Blindheit» mit halbseitigem Kopfschmerz der linken Schläfe bei blassem Gesicht. Frösteln bei den Schmerzen, weinerliche, tränenreiche Stimmung, Dyspepsie, schlimmer nach Fetten und Kuchen. Menstrualkolik, Blähkolik von Gasentwicklung in den Därmen, die nachts auftritt und sich oft nur bessert durch Aufstehen und Umhergehen. – Soweit das homöopathische Arzneibild, das außerordentlich gut das besondere Verhaftungsverhältnis des Astralleibes am physischen Leibe im Bereich der Cyclamenwesenheit offenbart.

Geisteswissenschaftlich betrachtet bietet uns das Cyclamen europaeum als Vorläufer der Primula officinalis bezüglich des astralen Eingreifens recht bedeutsame Hinweise. Kündet schon das monokotyl-ähnliche Verhalten bei der Keimung stark mondenhaftes Einwirken, so ganz besonders dann die Schwellung des Hypokotyls bis zur beschriebenden Form und Größe. Auch die Sproßachse – der sonnenhafte Stengel – verläuft einem Tierrückgrat nicht unähnlich parallel der Erdoberfläche unterirdisch und hört auf zu wachsen, wo er je die Oberfläche, damit das Sonnenlicht, erreicht. In diesem Zusammenklingen der Erd- und Mondenkräfte überwiegen schließlich die Erdkräfte so stark, daß die Wurzeln das Hypokotyl in und unter ihre Region zwingen. Wird das Sonnenorgan, der Stengel, auch in die Mondregion gezwungen, so verfällt er doch nicht gänzlich den Erdenkräfen: er bildet keine Verzweigungen und keine Wurzeln aus und wird darum nicht als Rhizom gewertet. In ihm beginnt schon die Lichtsehnsucht der ganzen Familie zu wirken. Die Zusammenballung wäßrig-ätherischen Wirkens wird allmählich durch die einzelnen, rhythmischen Glieder andeutungsweise der nächsten Ätherregion nähergebracht. Die Blattsprosse offenbaren dann ungehemmt in ihrem senkrechten, phototropen Knospenwachstum das Lösungswort der Familie, wenn sie auch in ihrer Formgestaltung immer noch den Stempel des chemischen Äthers zur Schau tragen. Aber schon sind sie durchlüftet in ihrer fast rhythmischen

Silberfleckenbildung; und der lockere Blattkreis deutet auch schon die Projektion der Sphäre in die Fläche an, wie sie die Primelrosetten dann stark zur Schau tragen. Wo die Blattform die Herzform erreicht, offenbaren sich Licht- und chemischer Äther in ihrem gemeinsamen Wirken. Die Blattunterseite bewahrt in ihrer weinrotvioletten Anthocyanfärbung die Zeichen wärmeätherischen Wirkens, das dann später nochmals stark in Erscheinung tritt. Der in den Blattachseln (nicht in jeder) entsprießende Blütensproß vermag die formale Auflockerung beim Cyclamen nur wenig weiterzutreiben. Die geotrope Haltung der Blütenknospe bewahrt auch die aufgeblühte Blüte; nur die Kronblattzipfel wenden sich um 180° *trotzdem* zum Lichte, während die Antheren sich in Dreiecksform formieren, deren Spitze zur Erde gerichtet ist, wird auch der Kronengrund wieder zur erdwärts schauenden, hohlen Halbkugel umhüllt von Kelchblättern, die fast wurzelhaft aufgespaltene Aderung zeigen. Aus dieser Halbkugel strömt starker Duft, der endlich das wärmeätherische Wirken nochmals bezeugt. Der Fruchtknoten, die Fruchtkapsel wird dann wieder zur Kugel.

In dem Zusammenhang der Formenwandlungen innerhalb der Familie der Primulaceen, bei denen die Kugelbildungstendenz sich so häufig offenbart, müssen als Etappen und als Ausdruck dieser Tendenz auch gesehen werden die Haltungen der Blüten, die vom Cyclamen über Soldanellen bis zur Primula farinosa langsam Richtungsänderungen von rund 180° vornehmen und damit sich langsam den Schwerekräften der Erde entziehen, wobei die sphärischen Blütenstände alle Winkelstellungen zur Erde in sich bergen.

Läßt man das Alpenveilchen auf sich wirken, so wird einem unmittelbar verständlich, wie es zu verschiedenen Sagen Anlaß bieten müßte. Die Blütentriebe und -knospen kommen heraus aus der Erde gleichsam wie verzauberte, erdgebannte Wesen, die am Lichte des Tages scheu und ängstlich aufzuatmen scheinen und dann mit Sehnsucht und Hoffnung dem Lichte entgegenstreben. Hochauf schießt der Blütenstiel, als wollte er die Sonne in einem Anlauf schon erreichen; doch der Bann der Schwere läßt auch hier das Alpenveilchen nicht frei. Der Blütentrieb kann sich dieser Verzauberung nicht entringen. Die Blüte bleibt erdwärts gerichtet, der Blütengrund – zur starren Halbkugel geformt – schaut zurück auf die durch Mondenkräfte zusammengeballt gehaltene Sphäre des Hypokotyls; noch einmal drückt die Lichteshoffnung nun sich aus in den lichtwärts umgewendeten, zurückgeschlagenen Kronblattzipfeln, die in ihren leichten spiralen Drehungen das erlösende Sternenwirken andeuten und versprechen – für die weitere Familie der Primelgewächse. Für das Alpenveilchen selbst führt diese höchste Erhebung sofort in die Umkehrung, und spiralig wird die Frucht der Zauberin Mond- und Erdenschwere wieder übergeben. Das weitere Schicksal der Familie im Umgang mit der Sphäre lösen dann die nächsten Gattungen langsam auf.

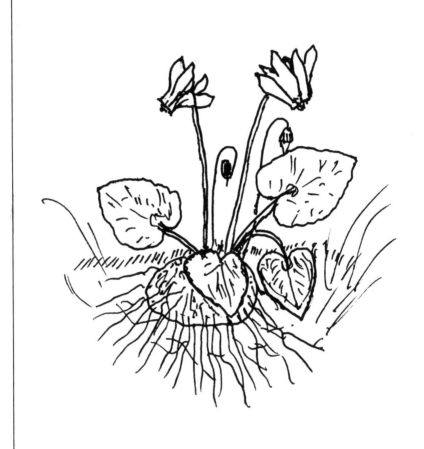

Alpenveilchen
(Cyclamen europaeum, L.)

# Primula farinosa/Die Mehlprimel

Stark «exponierte» Pflanzen, wie etwa die alpinen, die Steppen-
oder die Moorpflanzen, zeigen uns am einprägsamsten, wie die
Pflanze sich mit den Umweltverhältnissen, mit dem Oben und
Unten auseinandersetzt, wie sie oft Ausdruck ist der sich in der
Umwelt darlebenden gleichen oder ähnlichen Ätherkräfte, die sie
selber vielleicht – nur differenzierter oder «individualisierter» –
zur Schau trägt. Andererseits sind sie oft auch ein Bild dafür, wie
sich polare ätherische Kräfte trotz bestimmter Umweltsgegeben-
heiten durchsetzen. Man stelle sich vor die Pinguicula (das Fettkraut), die Parnassia palustris (das Sumpfherzblatt), die Primula
elatior oder unsere Mehlprimel und nicht zum geringsten etwa die
Arnica montana, sie alle – und viele mehr – haben ihren Lebensbereich in einem Erd- und Vegetationsgeschehen, das man vielleicht umfassen könnte mit den Begriffen Sumpf und Moor und
den Übergängen zu den am nächsten liegenden, sich anschließen-
den, aus ihnen hervorgehenden Entwicklungsstufen der lebendigen Erde. Es gehört daher auch zum Verständnis unserer Mehlprimel ein wenigstens ahnendes Hineinschauen in das Bildungs-
weben von Sumpf und Moor, das hier deshalb kurz und
aphoristisch angedeutet werden soll.

Betrachtet man *Sumpf* und *Moor* in ihrem Werden, Bestehen
und Vergehen, wie sie sich ausdrücken in dem Wandel ihrer
Pflanzengemeinschaften, so wird einem klar, daß dieses Gesamtgeschehen ein Ausdruck ist des Verhaltens des Wassers, des Elementes des Lebens, und der Pflanze. Das Verhalten des lebendigen Grundwassers scheint dafür ausschlaggebend zu sein, ob eine
Wiese, ein Gehölz, ein Landstrich überhaupt, versumpft oder gar

vermoort. Daß bestimmte Bedingungen des mineralischen Erdreichs – auch struktureller Art – fördernd wirken können, ist selbstverständlich. Zu den fördernden, anscheinend äußeren Faktoren treten unter anderem auch hinzu das Klima mit seinem Temperaturwechsel vom Warm zum Kalt, die Niederschlagsmengen, die Luftbewegungen und manches mehr. Aber alle diese Einzelfaktoren setzen schon ein entsprechendes Wesensglieder-verhältnis des betroffenen Erdstrichs voraus, denn sie sind nur Ausdruck für dieses. Die Ätherbildungen dieser Regionen in ihrem Zusammenspiel mit dem Astralischen, das das Strömen oder Stocken des Grundwassers verursacht, entscheidet über das vorwiegende Walten einer Ätherart und zuletzt über das Auflösen ihres Wirkens, den Tod des Grundwassers. Ist das horizontale Bewegen des Grundwassers solchermaßen bedingt, so greift die vertikale Bewegung desselben im Aufgesogen- und Fallengelassenwerden durch die Pflanzenwelt weiter belebend ein, ehe im Verdunsten die letzte Steigerung dieser Richtung erreicht wird. Aber schon geringe Grade von Temperaturabkühlungen genügen, um aus einem Sumpf ein Moor, um aus üppiger Vegetation besonderer Prägung ein eintöniges, ödes Moor mit wenig Pflanzen werden zu lassen, in dem das Wasser nur stagniert, in dem nach Aufhören seiner Horizontalbewegung auch die Vertikalbewegung abstirbt, weil die Pflanzen, besonders die Moose, nur halten, was sie – wie ein Schwamm – gerade halten können. Die Bodenorganismen verbrauchen schnell den Sauerstoffgehalt des stagnierenden Grundwassers, üppiger entfalten sich Sumpfbakterien, und die Träger des unterirdischen Wärmeelementes, die Mykorrhizen (Wurzelpilze), können sich nicht mehr entfalten: damit siecht eine früher üppige Vegetation bald dahin. Auf gut von abgestorbenen Organismen durchsetztem Boden wird sich vielleicht einmal später Baumwuchs wie Erlen und Birken entwickeln, auf Rohhumus die Moorheide, andernorts, wo die Sphagnummoose vorherrschen, wird sich Torf aufschichten, und wo Kalk vorliegt, den die Sphagnummoose nicht vertragen, werden diese wieder vertrieben, wenn der Kalk vom Untergrunde her durchwirkt oder durch Zuflüsse anreichert. Im Sumpfgelände ist bis zum festen Boden hinunter alles Pflanze. Eine Pflanze lebt auf der anderen und von der anderen. Von den Formen der ersten Urlebewesen im Plankton bis zu den höchst entwickelten Pflanzen lebt sich die Pflanze dort in ungehemmter Üppigkeit aus. Dadurch wird auch der Sumpfboden lebendiger als jeder Humus und deckt, in der Tiefe unerreichbar, jede unorganische Substanz ab. «Milliarden von Hülsen einstiger Pflanzen bauen ihn (den Sumpfboden) auf, Bakterien, Kieselalgen, Pilze, Desmidien, Gewebereste, alle fortwährend aufs neue durchwühlt... von ebenso unzählbaren Tieren, von Wurzelfüßlern, Infusorien, Würmern, Schnecken, Milben, Insekten, Fischen und Lurchen – das ist Sumpfboden» schreibt Francé.*

Ein Auf und Ab im Werden und Entwerden, das ist die Welt der Sümpfe, wo immer sie auf Erden auftreten, und sie werden überall gleichartig angetroffen. In einem solchen Geschehen liegt dann ein Anklang an jene Anfangszustände unserer Erde vor, wo sich die Elemente noch nicht klar voneinander geschieden hatten. Feuchtigkeit und Dampf durchzogene Atmosphäre – am stärksten heute natürlich in den Tropen – lagert über allem schlammhaften chemischen und antichemischen Geschehen solcher Erdzustände.

Das Entstehen von Mooren, von Hochmooren insbesondere, geschieht oft auch ganz anders und originärer. Extrem hohe Luftfeuchtigkeit in Verbindung mit undurchlässigen Bodenschichten sind Voraussetzungen, denen ein entsprechendes erdätherisches Verhalten zugrunde liegt. Hier findet das Bleichmoos, Sphagnum, günstige Entfaltungsbedingungen, hier wächst und wuchert es langsam aber beharrlich. Hier stirbt es – nie vergehend – nach unten ständig ab, und wie ein Schwamm saugt es vermöge der unendlich vielen Zwischenräume zwischen den unzählbaren Pflanzen und ihren Blättchen das Wasser auf und hält es, – nicht etwa durch ein Leitungssystem. So bilden sich ganz

* Francé, R. H., Das Leben der Pflanze, Stuttgart 1906.

verstreut «Moorinseln» (gleich Myogelosenbildungen beim Menschen) von geringster Ausdehnung bis zu großen Flächen.

Wer wird bei derartigen Erlebnissen eines Naturgeschehens nicht an manche Schilderungen Dr. Steiners in seinen Vorträgen über den Mondenzustand bestimmter Prägung erinnert?

«Die Mondmasse selbst war ein Pflanzenmineralreich, es war wie ein Torfmoor, eine Masse von Pflanzen, halb lebendig...» (Weltanfang und Weltenende, Hannover 21. 9. bis 4. 10. 1907). Wenn man die angedeuteten Vegetations- und Erdmetamorphosen lokaler Artung in ständigem Übergange – vor- und rückwärts – sich genügend lebendig verbildlicht, ohne eine bestimmte Stufe für wesentlicher zu halten und an ihr haften zu bleiben, dann wird es nicht schwer – auch an Hand der Fachliteratur – alle Formen, die hier nicht weiter ausgeführt werden können, sich in ihrem Werden vorzustellen: von den Sümpfen – dem Kalksumpf, dem Quellsumpf am Berghang, den Sümpfen der Tropen – zu den Flach- oder Wiesenmooren, den Zwischenmooren und den Hochmooren. Entscheidend wandelt sich z. B. das Sumpfgeschehen, wo es allmählich zu Bildungen von Rieden und Brüchen und von dort aus zu Wiesen- oder Flachmooren kommt.

Torfbildung ist das Charakteristikum aller Moore, Torfbildung vor allem aus bestimmten Moosen, dem Bleichmoos, Sphagnum – zumeist Torfmoos genannt –, das bei uns in 27 Arten vorkommt. Es lebt in den Hochmooren oder bereitet ihre Bildung vor. Aus Milliarden von kleinsten Moospflanzen, die nur in ihren obersten wenigen Zentimetern leben und nach unten wohl meterlang abgestorben sind, bildet sich der Torf. Es enthält bis zu 96% organische Stoffe und bietet darum grünen Pflanzen keine Ernährungsgrundlage. Die Moose sind selber nur auf die aus der Atmosphäre aufzunehmenden Mineralien angewiesen. Drum ist das Torfmoor, der Torf an sich, ein Fremdkörper im Erdgeschehen geworden. Die Erde vermag nicht mehr hindurchzuwirken, ihre Strahlung verbindet sich nicht mehr mit jener des Umkreises, des Kosmos. Sie strahlt praktisch die kosmische Strahlung einfach zurück, und wieder haben wir ein mondenähnliches Verhalten, in

184

dessen Bereich das Gedeihen anderer Pflanzen von einem bestimmten Grade eines solchen Zustandes ab unmöglich wird
(z. B. für Arnica montana usw.). Wo die Torfschicht von den
Wurzeln nicht mehr durchdrungen wird, verschwinden die Pflanzen, abgesehen davon, daß die Säurebildung des Torfmooses ihnen schon meistens das Lebenslicht vorher auslöscht. Zwar wird
dieses Moos durch Kalk vertrieben, doch treten dann andere
Moose an seine Stelle, und mit ihnen zusammen bewirken andere
Pflanzen die Vertorfung. In den *Übergängen* zu diesen stärksten
Ausbildungen der Moore finden wir nun auch unsere oben erwähnten Heilpflanzen.

*Die Mehlprimel,* Primula farinosa, gedeiht im Flachmoor, in
sumpfigen Wiesen, im Hochgebirge, in den Alpen bis an den Fuß
der Berge. Dort überzieht sie zur Blütezeit im Mai strichweise die
sumpfigen Wiesen und flacheren Moorgegenden mit einem rosa-
violetten Schleier.* Aus kurzem, etwas schräg im Boden liegen-
dem, walzenkegelförmigem Wurzelstock, der lange, relativ harte
Wurzeln ohne viel Nebenwurzeln durch das Erdreich sendet, erhebt sie sich über das in der Umgebung wachsende Hartgras mit
einer dicht gestauten Blattrosette. Die einzelnen länglich- ver-
kehrteiförmigen Blätter sind eng gedrängt um ihren spiraligen
Ansatzpunkt. Im Knospenstadium sind sie nach rückwärts eingerollt. Das entfaltete Blatt zeigt oberseits dunkelgrüne Färbung,
leicht wachsartigen Glanz und ist etwas runzelig; unterseits zeigt
es eine weiße Färbung infolge eines dichten mehlstaubartigen
Belages, der nur die Nervatur des Blattes frei läßt. Die Blätter
entfalten sich aus einem kurz-breiten oder aber aus einem lang-
schmalen Blattstiele und sind an den Rändern besonders der
Spitze fein gezähnt, oft aber auch glattrandig. Sie erreichen eine
Länge von 1,5 bis 8 cm und eine breite von 0,3 bis 2 cm. Aus der

---

* Nicht das reine Sumpfgeschehen, in dem noch freier Kalk im Wasser vorkommt, ist für Primula farinosa das Lebenselement. Sie bevorzugt die sauren
und die Torf-Böden. Zwar braucht auch sie Kalk; doch holt sie ihn sich aus
dem Torfe selbst heraus, wo er gebunden enthalten ist. In der Torfasche finden
wir ihn nachweisbar.

Rosettenmitte erhebt sich der Blütenschaft in einer Länge von 1 bis 25 cm, zumeist um ein Vielfaches länger als die Blätter. Wie wir es vom Mohn (Papaver somniferum) her kennen, trägt er sich vor der Blütenentfaltung gebeugt, und die Knospen der Dolde schauen zur Erde hinab, ehe sie sich im Aufblühen ganz aufrichten und sich dem Sonnenlichte voll darbieten. Das obere Schaftende und der Kelch in den Ausschnitten sind ebenfalls hell bestaubt. Die Hüllbätter kommen aus breitem, verdicktem Grunde hervor, werden schmallinealisch spitz, leicht gezähnelt und sind zur Blütezeit zumeist länger und später, in der Reifezeit, kürzer als die Blütenstiele. Der Kelch ist grün, stumpfkantig-walzig von 3–6 mm Länge mit tiefen Einschnitten. Die Kelchspitzen zeigen eiförmig-spitze bis abgerundete Zähne. Die vielblütige Dolde kann sich bis zu einer Kugelform entfalten, doch sind zumeist nicht so viele Blüten vorhanden. Die Blütenkrone ist rotlila bis hellpurpur, ganz selten bläulich, dunkelpurpur oder weiß. Im Kronenschlund leuchtet intensives Gelb, während die Kronenröhre außen und innen grünlichgelb schimmert. Der Kronensaum bildet einen flachen Teller mit verkehrt herzförmigen, spreizenden, eingeschnittenen Lappen und hat einen Durchmesser von 1,0 bis 1,6 cm. Die Fruchtkapsel ist walzenförmig, 5–9 mm lang und 1- bis 2mal so lang wie der Kelch. Sie erscheint merkwürdig verkrallt und verhärtet in sich, so daß der ganze Fruchtstand nichts mehr aufweist von der graziösen Lieblichkeit der Mehlprimel im Mai. Die Hauptblütezeit ist der Mai, doch reicht sie strichweise bis zum August hin. Die Mehlprimel ist stellenweise ausdauernd, stellenweise muß sie jedes Jahr neu aussäen. Sie tritt zumeist gemeinsam mit Gentiana verna und Tofielda calyculata, der Simsenlilie, auf, als wären sie eine Funktionsgemeinschaft im Frühlingsgeschehen der Flachmoore.

Auffallend ist, daß Primula farinosa die weitverbreitetste Art der Primulaceen ist. Wie ein Gürtel zieht sie sich im ganzen gemäßigsten und subarktischen Gebiet der nördlichen Halbkugel um die Erde und strahlt in Ostasien in die Arktis hinein und bis nach Japan, in Nordamerika bis Colorado südwärts. Auf der südlichen Halbkugel ist sie die einzige Primelart und tritt dort in den südamerikanischen Anden bis nach Patagonien und auf den Falklandinseln auf. Nach Hegi wird sie dort von *Dusén* als Wiesenpflanze des Steppengebietes und als Sumpfpflanze geschildert. In Europa trifft man sie im südlichen Skandinavien, an den Ufergebieten der Ostsee, in Nordengland und Schottland, in den Pyrenäen, Zentralspanien, Karpathen (Tatragebiet), Kroatien; in Norddeutschland im nordöstlichen Mecklenburg, in Vorpommern, Uckermark und Memelgebiet. Sie bevorzugt kalkhaltiges vor kalkarmem Gestein. Das gilt besonders für ihr Vorkommen in den Alpen.

Über die der Mehlprimel eigenen Inhaltsstoffe gibt Wehmer nach älteren Untersuchungen einige Angaben, die natürlich nachgeprüft werden müßten, die aber doch interessieren können, wenn sie sich auch nur auf die Aschenbestandteile beziehen.

Asche der *Primula farinosa:*

| | Asche | $K_2O$ | $Na_2O$ | CaO | MgO | $Fe_2O_3$ | $P_2O_5$ | $SO_3$ | $SiO_2$ | Cl |
|---|---|---|---|---|---|---|---|---|---|---|
| *Wurzel:* | 8,37% | 2,5 | 21,1 | 25,86 | 4,8 | 1,2 | 3,87 | 2,7 | 30,2 | 3,6 |
| *Blätter:* | 11,7% | 20,2 | 8,7 | 25,8 | 19,3 | 1 | 4,5 | 5,9 | 9,5 | 11,0 |
| *Stengel:* | 5,9% | 32,6 | 8,4 | 21,2 | 9,8 | 0,2 | 8,2 | 1,6 | 6,3 | 11,2 |
| *Blüten:* | 5,8% | 37,7 | 4,7 | 14,3 | 10,4 | 0,6 | 10,1 | 6,5 | 12,9 | 6,3 |

Zum Vergleich die Aschenergebnisse der Blätter von *Primula officinalis:*

| | Asche | $K_2O$ | $Na_2O$ | CaO | MgO | $Fe_2O_3$ | $P_2O_5$ | $SO_3$ | $SiO_2$ | Cl |
|---|---|---|---|---|---|---|---|---|---|---|
| *Blätter:* | | 36– | 6– | 10,5– | 7,4– | 1,6– | 3,6– | 1,7– | 8– | 8.6– |
| | | 38,8 | 10,5 | 6,0 | 9,7 | 2,2 | 5,4 | 2,2 | 12 | 20,6 |

Wie alle Primulaceen enthält auch die Mehlprimel Saponine. – Den überreich auftretenden, «staubigen» Blätterüberzug bezeichnet Wehmer als fast reines *Flavon,* das ein in der Richtung des Blütenstaubes liegendes Pflanzenprodukt darstellt. Der Blütenstaub gehört wiederum rein der Wärmesphäre an. Treten solche Stoffe in der Blattregion auf, so sind sie ein sprechender Ausdruck für den intensiven Blütenprozeß, der sich aus den Kräften des aufsteigenden Jahres über die Pflanze ergießt und doch klar von ihr beherrscht wird.

Das oben geschilderte Versumpfungs- und Vermoorungsgeschehen, in dem das Stagnieren des irdischen Flüssigkeitswesens und seine mangelnde Durchlüftung in umschriebenen Regionen den örtlichen Ausdruck finden, war vor Jahren in einem Gespräch zwischen W. Pelikan und dem Referenten ein Bild für den träge ablaufenden Eiweißstoffwechsel im Menschen mit seiner mangelnden Harnsäureausscheidung als Schwächeausdruck der Ich- und Astralorganisation.

Inmitten eines ähnlichen Stagnierens natürlich lebendigen Geschehens wächst nun unsere *Mehlprimel*. Aus ihrer gestauten, gehäuft zähblättrigen Rosette trägt sie fernab vom absterbenden oder entartenden Boden in wundervoller graziöser Stengelhaltung ihre wärmehaft impulsierte, rötlich-violette Blüte. Es gibt wenig Blütenstände, denen ein so graziöser, langer, das Sonnenhafte klar aussprechender Stengel als Thron dient, ein Triumph obersonnigen, astralischen Geschehens, das dem absterbenden Moorleben abgerungen ist. Eine solche Pflanze muß Heilwirkungen haben, Heilwirkungen in der angedeuteten Richtung.

Die vieljährige Anwendung gab den rationellen Überlegungen recht. Eine neue Heilpflanze war gefunden für alle möglichen Gelenkerkrankungen! Leider hatte der Krieg viele der alten Krankengeschichten vernichtet. So mußten nun neue Behandlungen durchgeführt und neue Krankengeschichten gewonnen werden, die den Heilwert der Primula farinosa neuerlich ausweisen können und anregen möchten zu weiteren Versuchen und Anwendungen.

188

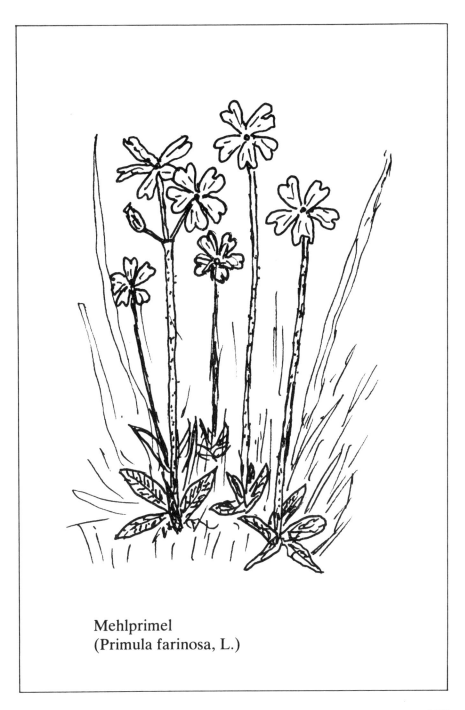

Mehlprimel
(Primula farinosa, L.)

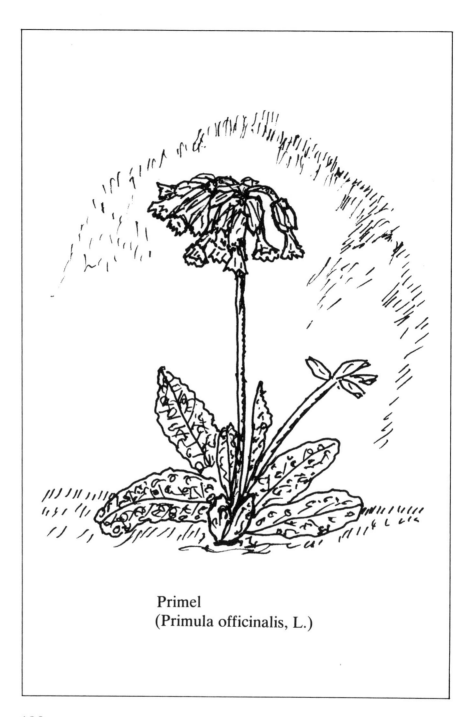

Primel
(Primula officinalis, L.)

# Primula elatior und Primula officinalis

*Die hohe und die Frühlings-Schlüsselblume*

Greift man das gestaltlich sich äußernde Entwicklungs- und Wandlungsthema auf, das beim Cyclamen europaeum angeschlagen wurde, so erscheint die kugelbildende Gestaltungskraft nach ihrer Betätigung am Hypokotyl des Alpenveilchens allmählich über der Erde und beschränkt sich auch nicht mehr auf die Hypokotylregion. Sie geht über auf die Blattregion und bildet auf der Erde Kugel- und Halbkugel-Polster, wie sie Hegi schematisch darstellt als «Radialvollkugelpolster» von der Androsace Helvetica, L. (s. Textabbildung a) und als «Flachhorstpolster» von der Androsace alpina, L. (Abb. b). Bei den Androsaceen, den Mannsschildgewächsen, finden wir diese ausgesprochene kugelbildende und sphärende Tätigkeit bereits oberhalb der Erdfläche in Bewegung, denn sie wirkt hier sogar übergreifend auf mehrere Individuen (Abb. b). Andrerseits kann es z. B. bei Androsace Hausmanni auch zu vollkommener Kugelbildung kommen, wenn diese Pflanze ein bis zu 4 cm hohes Stämmchen bildet. In diese Blattkugel sind wie bei allen Androsaceen die Blüten «hereingezogen» oder nicht voll aus dem Blattbereich entlassen. Alle Einzelheiten dieses Themas hier durchzuführen, ginge über den Rahmen der gestellten Aufgabe hinaus. Das wäre die Aufgabe einer geisteswissenschaftlichen Botanik. Da die Androsaceen unseres Wissens kaum eine arzneiliche Bedeutung haben, wenn auch bei ihnen Saponingehalt festgestellt wurde, so rücken anschließend die in dem gekennzeichneten Formgeschehen nächsten Heilpflanzen dieser Familie in den Blickpunkt unserer Betrachtungen. Das sind vor allem die Primula farinosa und die Primula elatior, dann die Primula veris oder officinalis.

191

Bei der Darstellung der Mehlprimel wurde die häufig auftretende Kugelform der Blütendolde kurz beschrieben. In ihr spiegelt sich die Sphärenkraft in ihrer eigenen Region, in die sie durch den Blütenstiel hinaufgehoben ist. Ganz ähnlich, aber doch abgewandelt, liegen die Vorgänge bei der hohen Schlüsselblume, für die auf das Formgeschehen hier nochmals eingegangen werden soll. Wenn bei der Mehlprimel nicht ausführlicher dabei verweilt wurde, so geschah es, weil dieselben gestaltenden Formkräfte dort als Milieu gestaltende Kräfte in Sumpf und Moor dargestellt werden sollten.

In der Beschreibung des Cyclamen europaeum wurde darauf hingewiesen, daß sich das sphärende Gestalten bei Primula farinosa einmal in den Umkreis erhebt in der Blütenstandsgestaltung und zum andern in der Blattrosette, als in die Fläche projiziert, erscheint. Ganz ähnlich wirken diese Kräfte bei der Primula elatior, obconica, denticulata u. a. Während unser hohes Himmelsschlüsselchen teilhat an diesen Formgestaltungen und auch an ähnlichen Umweltsverhältnissen, die der Mehlprimel zur Heimat werden, nimmt doch Primula elatior (ebenso Pr. vulgaris und officinalis) noch ein anderes Wirken in sich hinein, das ihr in der Blütenfarbe ein neues Signum aufprägt.

Primula elatior lebt in den Übergangszonen jener bei der Mehlprimel charakterisierten Landschaftsverhältnisse. Sie steigt allerdings nicht so weit hinein in die «absterbenden» Erdgebiete wie Primula farinosa, findet sich aber doch in den Randzonen von Moor und Sümpfen, besonders dann in feuchten Wiesen, in Flußauen, in feuchten Auwäldern und Gebüschen und steigt von der Bergzone hinab bis in die Ebene. Die Nordhänge und der feuchte Schatten sind ihr Lebensbereich. Wohl trifft sie zuweilen auf die Primula veris (= officinalis), doch durchdringen sich niemals die von beiden Arten belebten Areale, zumal die Ansprüche der «echten» Schlüsselblume etwas anders geartet sind als die der «hohen» Schlüsselblume.

Aus kräftigem Wurzelstock entwickelt *Primula elatior* schon im Spätsommer und Herbst eine kleine Blattrosette, die grundständig bleibt. Dicht behaarte, anfänglich rückwärts eingerollte, mehr oder weniger runzelige Knospenblätter drängen sich zusammen, um sich dann früh im neuen Jahre – oft schon im Februar – kräftig zu strecken und bis zur Blütezeit eine Länge von 3–6 cm zu erreichen. Nach der Blütezeit wachsen sie noch wesentlich länger aus. Die Blätter sind in der Jugend unterseits leicht graugrün, stark behaart, besonders auf den Blattrippen, die mit den Seitennerven ein stark profiliertes Blatt gestalten, das anfänglich schmal-eiförmig und an den Spitzen abgerundet ist. Später erscheint es in der Streckungszeit zugespitzter, während die Blattränder dann in die Fläche sich ausbreiten und durch die vortretenden Blattnervenenden unregelmäßig spitz gezähnt sind. Die Hauptrippe der Blätter ist im ausgewachsenen Zustande oberwärts eingezogen und liegt unterseits stark auf. Ähnlich, nur feiner ist das Bild, das die Blattnerven bieten. Die Blattspreite, die sich zum Blattgrund spitzig verschmälert, setzt sich noch schmalflügelig am Stiele fort.

Früh im Jahre schieben die Blütenschäfte sich aus der bodenständigen Blattrosette nach oben und tragen die Blütenknospen in der anfänglich erdwärts gerichteten Hängelage dem Lichte entgegen. Im Entfalten richten sich diese auf und bilden eine zumeist einseitswendige, vielblütige Dolde, die unter geeigneten Lichtverhältnissen wie bei der Mehlprimel zu einem vollen sphärischen Blütenstand werden kann. Die Blütenschäfte überragen die Blätter zumeist und werden bis zu 30 cm hoch. An ihrem Ende teilen sie sich auf in feine bis zu 2 cm lange Blütenstielquirle, die jeweils aus trockenhäutigen Hüllblättern die Blüten entlassen. Der eng umschlossene Kelch ist walzenförmig und scharfkantig. Während die übrigen Teile blaßgelb sind, zeigen diese Kanten grüne Färbung. Die oft duftlose Blütenkrone ist zumeist blaßschwefelgelb und wird beim Trocknen wieder grün. Die Kronröhre ist so lang wie der Kelch, oft sogar etwas länger. Ihr Schlund ist mit blassem grünlichgelbem bis blassem hellorangem Farbring umsäumt. Der Kronensaum ist flach oder weit trichterförmig, von einem Durchmesser bis zu 2,5 Zentimetern. Der Saum ist geformt aus 5 verkehrt-herzförmigen Zipfeln, die der Blüte ein stark durchgestaltetes und wohlgeformtes Aussehen verleihen. Die fast zylindrische Kapsel überragt den Kelch mehr oder weniger. Dunkelbraune Samen von 1–2 mm Länge füllen die Kapseln und zeigen grubigwarzige Oberflächen, die sich über ein ganz unregelmäßiges Vierflächnergebilde hinziehen. – Die Blütezeit der hohen Primel reicht zumeist vom März bis Mai.

Wer die *Primula veris* (= officinalis) in ihrem Lebensbereiche aufsucht, dem begegnen andersartige Erscheinungen der elementarischen Umwelt, als Pr. elatior sie für ihr Dasein auswählt. War ihr Element die kühle, halbschattige Feuchte, so lebt die offizinelle Primel im Bereich der lichthaften, windigen Kühle auf offenen Wiesen, an wiesigen Berghängen, über die unablässig ein kräftiger Bodenwind hinfegt. Selten gedeiht sie auch in lichten Gebüschen.

Die Arzneiprimel ist ebenso ausdauernd wie die Schwester, hat aber nur einen ganz kurzen, federkieldicken, walzigen, schuppig-höckerigen Wurzelstock, aus dem zur engen Blattrosette zusammengedrängt schon im Herbst die jungen Blattknospen und Blättchen hervorkommen. Der Wurzelstock ist im frischen Zustande hellgrau bis hellbraun, innen weißlich-gelblich. Aus dem Rhizom streben zahlreiche weißgelbliche, feste Wurzeln in den Erdboden. Ihr Duft ist angenehm aromatisch, eine Mischung von Salicylsäure- und Anisduft. Der Geschmack ist bitter und reizend.

Die jungen Blättchen sind anfangs rückwärts eingerollt und bieten mit ihren runzeligen Blattflächen und dem welligen Blattrande noch verschiedene Formmöglichkeiten. Zumeist werden sie eiförmig, mehr oder weniger langgestreckt und vorn abgerundet. Die Blattfläche verschmälert sich abrupt in den Blattstiel, den sie mit einer schmalen Flügelung begleitet. Ist die Blütezeit gekommen, dann haben die Blätter zumeist eine Länge von ca. 6 cm, die sich späterhin noch weiter streckt. Der ehemals wellige

Rand zeigt jetzt unregelmäßig geschweifte Zähnelung, die durch kleine stumpfe Zähnchen unterteilt wird. Die Blattnerven, im unteren Teil stärker hervortretend, sind oberflächlich eingezogen und liegen unterseits stärker auf. Gegen die Blattspitze und gegen die Ränder sind sie weniger aufdringlich, stärker verzweigt und bergen zwischen sich die gestaute, schrumpfige, typische Primelblattfläche. Die Blätter sind duftlos und schmecken schwach bitter.

Ebenfalls aus dem Wurzelstock erhebt sich der Blütenschaft bis zu 20 cm Höhe. Er ist von geringerer gequollener Plastizität als die Blattstiele und zumeist länger als die Blätter. Er entwickelt eine vielblütige Dolde aus weißlich-gelben Hüllblättern heraus. Diesen Blüten entströmt angenehmer, honigartiger Duft, der durch Trocknen verschwindet. Ihr Geschmack ist honigartig, süß. Die einzelnen Blütenstiele werden 1–2 cm lang, tragen einen weißlich-grüngelblichen, glockenförmigen, aufgeblasenen Kelch mit scharfen Kanten, die oft in stacheligen Spitzen auslaufen. Die wohlduftende Blumenkrone ist dottergelb. Die enge Kronröhre kann länger oder kürzer als der Kelch sein. Am Schlunde zeigen sich 5 orangefarbene Flecken. Der Kronsaum ist leicht glockig geöffnet, von 1–1,5 cm Durchmesser und zeigt herzförmige Lappenbildung, wobei die Herzform mit ihrer Spitze zum Lumen der Kronröhre zeigt. Die Herzöhrchen neigen oft zur Achsenmitte, wodurch die ganze Blüte eine Ähnlichkeit mit den Unterhosen der Urgroßmütter bekommt. In dem Kelch – nur halb so lang wie dieser – sitzt die ovale Kapsel, in der sich die Samen entwickeln. Diese erreichen eine Größe von 1–2 mm, sind dunkelbraun, feinwarzig-grubig und zeigen zumeist Formen, die von verzerrten Vierecken begrenzt werden, wobei nach den beiden Polen eine gewisse unregelmäßige Zuspitzung stattfindet. Sie sind etwas kleiner als die Samen von Primula elatior, auch ihre Oberfläche ist nicht so grobwarzig wie jene. – Die Blütezeit der Arzneiprimel ist später als die der hohen Primel, etwa April und Mai; aber sie ist auch kürzer.

Versucht man die Primula officinalis vergleichsweise der Primula elatior gegenüberzustellen, so ergeben sich etwa folgende auffälligere, äußere Unterschiede, die aber durchaus nicht immer alle anzutreffen sind.

| | Pr. officinalis | Pr. elatior |
|---|---|---|
| *Lebensmilieu:* | lichte, trockene Kühle | halbschattige, feuchte Kühle |
| Wurzelstock: | kürzer als bei Pr. elat. | länger als bei Pr. offic. |
| Blattrosette: | oft von Anbeginn flacher | Jungblätter anfangs aufrecht |
| Blütenschaft: | kürzer und plastischer | länger und drahtiger |
| Haarkleid: | verkahlt leichter | verkahlt seltener, ausge- |
| | rotköpfige Drüsenhaare | sprochen starker Flaum |
| Blüte: | kleiner, gedrungener, in sich | größer und flächiger als bei |
| | gestauter und plastischer als | Pr. offic. |
| | bei Pr. elat. | |
| | goldgelb | blaßgelb |
| | rötliche Flecken am Schlunde | .V. |
| | *duftend* | oft duftlos (nicht immer!) |
| Samen: | kleiner als b. Pr. elat. | größer als bei Pr. offic. |
| Blütezeit: | April und Mai, d. h. später | März bis Mai, d. h. früher |
| | und kürzer als Pr. elatior | und länger als Pr. officinalis. |

Eine Besonderheit beider Primelarten ist die sogenannte «Heterostylie», die «Verschiedengriffeligkeit». Es gibt bei beiden Arten Blüten, die in ihrem Aufbau offenbar den eingreifenden Kräften in verschiedener Weise gehorchen; so treten Blüten mit kurzen oder mit langen Griffeln auf. Bei Vorhandensein von kurzen Griffeln überragen die Staubgefäße die Griffel, bzw. sind sie höher an der Kronröhre angesetzt als bei langen Griffeln, die dann wieder die Staubgefäße überragen. Einzelheiten sind in den fachbotanischen Schriften nachzulesen.

Als festgestellte Endprodukte der stofflichen und stoffwandelnden Prozesse hat das chemisch-analysierende Bemühen in beiden Heilpflanzen folgende Stoffe aufgefunden, die in der Literatur laut Wehmer verzeichnet sind:

«Primula officinalis (P. veris) Arzneiliche Primel oder Himmelsschlüssel – Europa, Kleinasien – Radix und Flores Primulae, früher Drogen.

*Wurzel* enth. Volemit, doch keinen vorher angegeben. Mannit.; glykosid. Saponin Cyclamin, wohl Primulin früherer, auch ist glykosid. Saponoid Primulinsäure beschrieben (in Primulingeninsäure, Volemit und reduz. Zucker spaltend); neuerding saures krist. Saponin Primulasäure angegeben (wirksam. Prinzip, brechenerreg. 5%), andere Saponine angebl. nicht vorhanden; 8–10% Saponine. Sogen. «Primelkratzstoff», flüchtiger anisartig duftender Primulacampher; ist β-Methoxyresorcylsäure-Methylester und nicht fertig vorgebildet, sondern enzym. Spaltprodukt eines Glykosids. Vorhanden sind nach späteren aber 2 isom. Glykoside (frisch bis 0,2%): 1) Primverin $C_{20}H_{28}O_{13}$ Fp. 203° (spaltet mit Säure in 1 β-Methoxyresorcylsäure-Methylester und 2 Monosen (Hexose und Pentose), mit Enzym Primerase dagegen in den Ester und 1 Primverose $C_{11}H_{28}O_{10}$); 2) Primulaverin $C_{20}H_{28}O_{13}$. Fp 163° (als solches nicht isoliert, spaltet in m-Methoxysalicylsäure-Methylester, obigen β-Ester und 2 Monosen). Enzym Primverase, wohl ident. mit Betulase bzw. Gaultherase.

Die beiden Glykoside Primverin und Primulaverin sind neuerdings auch (weshalb?) als Primverosid und Primulaverosid bezeichnet (ihr Spaltprodukt Primverose = Xylosido-Glucose soll ident. sein mit Xyloglucose aus Gentiacaulosid [Gentiacaulin], Monotropitin [Monotropisid] und Rhamnicosid); das Enzym wird gleichzeitig als Primverosidase bezeichnet. – Primverose ist 6-β-d-Xylosido-d-Glucose.

*Wurzel* gibt etwas äther. Öl: Primelwurzelöl (0,0864%), enth. beide Ester, vorwiegend den β-Methocyresorcylsäure-Ester (früherer Primulacampher).

*Blätter* enth. dieselben 2 Glykoside und das Enzym, kein Primulin, Saponin 2%. – Asche (%?) enth.: 36–38,8% $K_2O$, 6–10,5, $Na_2O$, 10,5 bis 16 CaO, 7,4–9,7 MgO, 1,6–2,2 $Fe_2O_3$, 3,6–5,4 $P_2O_5$, 1,7–2,2 $SO_3$, 8–12 $SiO_2$, 8,6–20,6 Cl.

*Blüten* enth. gleichfalls beide Glykoside und das Enzym, liefern ca. 0,00826% äther. Öl mit denselben beiden Estern, Unverseifb. 10–15%; gelber Farbstoff (aus Flores Primulae). Im Destillat der Blüten: $NH_3$.»

Wohl erwähnt Wehmer die Primula elatior, doch versteht er darunter die rotblühende Gartenprimel, die eine Spielart der gelben hohen Schlüsselblume ist.

Nach *Boas* fallen die beiden Primelarten auf «durch reichen Gehalt an Vitamin C». Pr. elatior ist gefärbt durch den wasserlöslichen Farbstoff Xanthochlor. Pr. officinalis durch den Farbkörper, Chromatophor, Karotin. Boas stellte bei Schlüsselblumenblüten fest, daß P. elatior etwa 295 mg C, während P. officinalis (= veris) etwa 250 mg C enthält.

Lewin schreibt: «Primula veris. Die Schlüsselblume enthält neben der Saponinsubstanz Zyklamin die Glykoside Primverin und Primulaverin, von denen das erstere den sogenannten Primulakampfer liefert, der der Methylester der m-Methoxysalizylsäure ist. Das ätherische Öl, das sich aus dem Primulaverin durch Hydrolyse bildet, ist ein Gemenge von den Methylestern der p-Methyläther-β-Resorzylsäure und der m-Methoxysalizylsäure. Das Ferment ist die Primverase. Auch die Schlüsselblume übt an Schleimhäuten Reizwirkungen aus.»

Unsere Arzneiprimel ist in früheren Zeiten im Bereich ihres Vorkommens schon ein geschätztes Heilkraut gewesen. Dafür sprechen einmal die noch heute lebenden Volksbräuche, zum andern aber die Kräuterbücher der ersten Arztbotaniker. So schreibt H. Bock über sie:

«Bey den Apoteckern vnd jhren Meystern / heyßt diß gewächß Herba paralysis». / »Das Schlüsselblümenkraut ist warmer vñ etwas druckener substantz...» / «Schlüsselblümen Conserua oder Zucker / vnd auch das gebrant wasser dauon / gibt man den schwachen onmechtigen menschen / so gar keyn krafft haben / vnd durch lange siechtagen verfallen seind / deßgleichen denen so der schlag gerürt hat / vnd soll ein experiment sein. Mag auch wol zü andern innerlichen presten genützt werden

198

/ dann es ist Schlüsselblümen ein sonderlich confortatiuum / vnd sterckung züm hertzen.»

«Die blümlin vnnd auch die bletter seind heylsam / drucken nider die geschwulst von gifftigen thiere entstanden / heilen auch andere Wunden / mit dem gebrannten wasser geweschen / vnd die bletter darüber gelegt.»

«Schlüsselblümen wasser ist ein experiment für hauptweh / dz von hitzen kompt.» / «Die stoltzen weiber lassen jne allein außgerupffte blümlin distilieren / züuer mit wein besprenget / mit solchem Wasser wäschen sie jhre angesichter / der hoffnung es sollen alle flecken / rysame / masen vñ anders / dardurch mit täglichem nützen außgetilget vnd vertriben werden.»

Auch Brunfels, Fuchs, Matthiolus und Geßner erwähnen die Primel unter verschiedenen Namen. Madaus zitiert folgende Verse über sie, in die der Arzt J. Becker (um 1662) in seinem «medizinischen Parnaß» die Wirkungen zusammenfaßt:

«Die Schlüsselblume wärmt, sie trocknet und erweicht,
Stillt Schmerzen, in dem Schlag sie bald ein Mittel reicht,
Vertreibt die lauffend Gicht, zu böser Tiere Biß
Hält man die Schlüsselblume für köstlich und gewiß.»

Aus den von Hovorka-Kronfeld angeführten Volksbräuchen seien nur folgende wiedergegeben: nach ihm ist die Arzneiprimel angeblich das Geheimmittel der Seiltänzer, das sogenannte Schwindelkraut, dessen Wurzel sie vor dem Betreten des Seiles kauen. – Um sich gegen böse Halsdrüsen zu sichern, soll man nach dem Rat der Bukowiner Rumänen 3 Primelblüten verschlucken.

Fr. Müller gibt an, daß die ausdauernde gewürzhafte Wurzel zur Verbesserung des Bieres verwandt wurde. Er behauptet, daß für Schafe, Ziegen und Schweine die Primel ein gutes Futter sei, dagegen nicht für Rindvieh.

Auch Marzell führt über die Primula officinalis verschiedene historische Daten an. So ist sie im alten Griechenland – da sie dort nicht vorkommt – nicht angewandt worden, wohl aber in Norditalien. Nach ihm nennt Hildegard von Bingen sie zum ersten Male «Hymelslozel» (= Himmelsschlüssel). Im Gart der Gesundheit (Mainz 1485) führt sie auch den Namen «slysselblomen». Bei Brunfels heißt sie «herba paralysis», bei Fuchs «Verbasculum odoratum», bei Matthiolus «primula veris». Geßner nannte sie «arthritica». Auch Marzell führt verschiedene Volksbräuche an. So sollen die Ruthenen Schlüsselblumentinktur gegen das Stottern trinken wie früher gegen die Sprachstockungen nach Schlaganfällen. In Ost- und Westpreußen werden im Frühjahr 3 Schlüsselblumen verschluckt als Schutz gegen «Fieber».

Eigenartig ist der Volksglaube in Frankreich und England, daß die jungen Hühnchen nicht aus den Eiern schlüpfen, wenn Schlüsselblumen in das Haus gebracht werden.

Nach Kroeber ist die heutige Anwendung in der Volksmedizin für Primula officinalis «Bronchialkatarrh, nervöse Schwäche, Gliederzittern, Lähmungen, Nieren-Blasenkrankheiten, Gicht, Rheumatismus, Schwindel, Migräne, Verstopfung, Erkältungskrankheiten, Würmer und offene Wunden». Nach Kahnt wirkt Schlüsselblume anregend auf das Gehirn, schweiß- und harntreibend, beruhigend, schlaffördernd und schmerzlindernd. W. Bohn empfiehlt sie bei halbseitigem Kopfschmerz, Gicht und Gelenkrheuma. Von Geiger stammt die Empfehlung der Wurzel als Ersatz für Rad. senegae. Die pulverisierte Wurzel wurde nach ihm auch im Niespulver verwandt.

Als angebliche «Träger der Primula-Wirkung» werden die Saponine bezeichnet, die wie in allen Primelgewächsen auch in unserer Arzneiprimel vorhanden sind. Ihre Wurzeln sollen bis zu 10% Saponine enthalten; die übrigen Teile weniger. Nach Madaus stellte Kofler im Archiv d. Pharm. i. Ber. dtsch. pharm. Ges. 1928 fest, daß zwischen den Saponinen der Primula *elatior* und der Pr. *officinalis* durchaus unterschiedliche Wirkungen beständen:

«Auszüge aus Primula elatior führen in geringer Verdünnung zur Agglutination der Blutkörperchenaufschwemmung. Erst bei stärkerer Verdünnung tritt Hämolyse ein. Bei Primula offi-

200

cinalis unterbleibt auch bei stärkerer Verdünnung die Hämolyse. Auch die Saponine der beiden Arten unterscheiden sich. Das Saponin von Primula officinalis, die kristallisierte Primulasäure, wirkt bei intravenöser Anwendung als Nierengift, während das amorphe Elatior-Saponin vor allem die Leber schädigt. Beide Stoffe schädigen im Gegensatz zu anderen Saponinen Milz und Knochenmark nur wenig.»

Im übrigen scheint die analytische Chemie sich noch nicht ganz einig zu sein über die Saponinverhältnisse innerhalb dieser Primulaceen. Es geht fraglos zu weit zu behaupten, die Heilwirkung hinge allein an den oben aufgeführten Saponinen. Primula officinalis und auch Pr. elatior üben als ganze Heilpflanzen eine ganz typische Heilwirkung aus, die sich niemals aus den Zerstörungsprodukten der Analyse ableiten lassen. Um im Bilde der alten Pflanzenbezeichnungen (Hl. Hildegard usw.) zu bleiben: die Saponine führen an die «Himmelstüre» heran, öffnen sie und bleiben selber außerhalb, während die heilenden Begleitstoffe einzugehen vermögen. Mit einem solchen Bilde stehen wir direkt in der Bilderwelt der alten Legenden, die sich um unsere Schlüsselblume gebildet haben. So heißt es oft in den nordischen Sagen, daß die Elfen, Nixen, Undinen oder Najaden der Germanen die schöne Blume liebten und beschützten. Marzell und H. Sieg erwähnen beide noch andere Legenden. Eine österreichische lautet etwa: Vor langen Zeiten wollte ein Jüngling mit einem goldenen Schlüssel, den ihm holde Geister angefertigt hatten, die Himmelspforten öffnen. Er stürzte damit aber wieder zur Erde hinab, und als er erwachte, war der Schlüssel in seiner Hand zur Blume geworden, die neben ihm in der Erde wurzelte. – Ähnliche Legenden sind jene, in denen dem Hl. Petrus die Himmelsschlüssel entfallen sind. Wo sie dann auf der Erde auftrafen, wuchsen von da an Schlüsselblumen.

Ein Schäfer in Kolbenkamm in Baden wurde von einer Jungfrau auf eine Wiese geführt, auf der viele Schlüsselblumen blühten. Mit einer Schlüsselblume öffnete er eine versteckte Tür. Er trat in einen Raum, in dem drei Kisten mit Schafszähnen standen, weiter nichts. Der Schäfer war recht sehr enttäuscht. Er steckte einige Hände voll davon in seine Tasche. Über Nacht aber verwandelten sich die Zähne in lauter Gold. Nun wollte er nochmals durch die geheimnisvolle Türe zu den Kisten, aber er hatte sein «Schlüsselchen» nicht mitgenommen, so daß er den Weg nicht mehr fand.

Eine ganz ähnliche Legende wird aus Schwaben erzählt. Ein Kuhhirte bei der Ruine Blankenhorn war recht guter Dinge und steckte sich vor lauter Freude über die schöne Frühlingswelt eine Schlüsselblume an seinen Hut. Plötzlich erschien ihm sein Hut so über die Maßen schwer, und als er nachsah, hatte sich die Schlüsselblume in einen silbernen Schlüssel verwandelt. Während er in dieses Wunder versunken war, erschien ihm eine Jungfrau. Sie zeigte ihm eine bisher verborgene Tür im Heuchelberg und hieß ihn sie aufzuschließen. Er könnte sich von allem, was er dort finden würde, soviel mitnehmen, als er wolle; er solle aber das Beste nicht vergessen. Der Hirt tat, wie ihm geheißen und füllte sich die Taschen mit lauterem Golde, das er dort fand. Als er aber die Türe wieder hinter sich hatte und sie ins Schloß fiel, merkte er, daß er das Beste – die aufschließende Schlüsselblume – vergessen hatte.

Diese Legenden sind Schlüssel sowohl für unsere Heilpflanze als auch für sich selber, und einer Zeit, in der noch mehr Verständnis für eine Bildersprache bestand, waren diese Bilder direkt Wesensvermittlung unserer Primeln. Wir müssen sie uns erst wieder deuten, um dann wieder vor dem zum Teil schon beschriebenen Wirkungsgeschehen der Schlüsselblume zu stehen. Es wird später nochmals darauf eingegangen.

In dem homöopathischen Arzneibild liefert uns das Wesen der Schlüsselblume ein etwas abgewandeltes Bild. Wenn man es auch in den meisten homöopathischen Arzneimittellehren vergebens sucht – woraus wohl auf das geringe Interesse der Homöopathen für die Heilpflanze zu schließen ist –, so bringt Heinigke doch ein ganz anschauliches Bild von ihr. Leider ist dieses in seinem allge-

202

meinen Teil zu stark durch die unphysiologischen Laboratoriums- und Tierexperimente beeinflußt.

Im Bereich des *Kreislaufes* erzeugt Primula officinalis nach Heinigke Herzklopfen mit Schwächegefühl, innere Hitze und Angst, als ob der Schlag treffen sollte. Verlangen nach Kälte. Schweiß auf der Stirn, kalte Hände und Füße. Heißer Kopf mit umschriebener Wangenröte; andrerseits schwitzende Hände und Füße, und der übrige Körper ist kalt. Flüchtige Hitze im Gesicht, Blutandrang nach dem Kopf, aber auch Gesichtsblässe.

*Verdauungsorgane:* Dünnflüssiger und schmerzloser Stuhl und Übelkeit, die durch Druck auf den Kopf vermehrt wird. Neigung zu Erbrechen mit Speichelfluß. Kollern im Leibe, Stuhldrang. Zunge ohne Belag, aber mit Zahneindrücken. Papillen am Rande sehr rot. Leeres Aufstoßen. Gefühl, als ob die rechte Hälfte der Zunge und Speiseröhre taub wäre. Hohlgefühl und Brennen im Magen und Duodenum. Während des Stuhlganges fieberartige Erscheinungen. Aftertenesmus nach dem Stuhlgang.

Bereich der *Rückenmarksnerven:* Schwere und Zerschlagenheit der Glieder besonders der Schultern. Kurzer, punktförmiger Druck in der rechten vorderen Axillarmuskulatur. Kurzer, intensiver Schmerz neben dem Ansatz des rechten Sternocleidomastoideus. Steifigkeit des Genicks rechts. Bohrender Schmerz im rechten Schultergelenk, Patient kann daher den Oberarm nicht bewegen: besser im Bett und durch Liegen auf dem kranken Teil. Zittern an Händen und Füßen, Prickeln der 4. und 5. Finger beider Hände. Jucken in den Handflächen. Ziehen im Daumen bis zum Vorderarm und in der großen Zehe bis zur Wade. Brennen im rechten Handteller, in den Armen besonders links. Reißen im linken Unter- und Oberschenkel. Gefühl, als ob der linke Fuß geschwollen sei; Reißen und Ziehen darin.

Bereich der *Gehirnnerven* und des *Gehirns:* Hämmerndes, bohrendes, klopfendes, auch dumpfes Kopfweh in beiden Schläfen, im Hinterkopf und über der Stirn; vorwiegend rechts in der Schläfe und morgens; besser durch Druck, schlimmer durch Bükken, Bewegen und während der Eisenbahnfahrt, besser im

Freien, schlimmer im geschlossenen Raume. Gefühl eines Bandes um Stirn und Hinterkopf, muß Kopfbedeckung ablegen. Spannen der Stirnhaut, Brennen und Jucken der Kopfhaut rechts über der Schläfe und am Hinterkopf; Gefühl, als ob man ohnmächtig werden und rücklings hinstürzen würde, als ob das Gehirn schwankte und austreten wollte, als ob ein schweres Gewicht auf dem Kopfe liege. Flimmern vor den Augen, heftiger Schwindel, als ob die Gegenstände sich im Kreise drehten. Völlegefühl im Kopf, Eingenommenheitsgefühl; Gefühl, als ob die rechte Hälfte des Kehlkopfes, der Speiseröhre und Zunge taub wären; brennender rechtsseitiger Halsschmerz, Stechen in der Schilddrüse rechts beim Atmen.

Bereich der *Gesichtsorgane:* Beißende, brennende, stechende Schmerzen in den Augenhöhlen, Empfindlichkeit gegen Licht. Dunkelheit tut gut. Flimmern vor den Augen.

Bereich der *Gehörorgane:* Sausen und Klingen im linken Ohre.

Bereich des *Geruchsorgans:* Druck in der Nase nahe der Nasenwurzel, rechts stärker als links.

Bei all diesen möglichen Erscheinungen ist das Allgemeinbefinden gut; es besteht auch heitere Gemütsstimmung und guter Schlaf mit Träumen.

Heinigke empfiehlt Primula officinalis anzuwenden bei Kranken mit obigen Symptomen bei leichten Hirnkongestionen, die ohne psychische Depressionen einhergehen; bei Migräne, Neuralgien, Schwindelgefühl, geringen Fiebererscheinungen, Nierenaffektion, unreiner und schwacher Stimme, sofern diese nicht durch organische Veränderungen bedingt ist.

Die Einstellung der geisteswissenschaftlichen Medizin zur Primula officinalis ergibt sich aus der nachfolgenden gekürzten Krankengeschichte, in der Dr. Steiner beratend mitgewirkt hat. Es handelt sich um eine 24jährige Frau.

«Vater an Tb gestorben. Die Patientin wurde seit 1921 wegen Tb mit Tuberkulin in höheren Dosen behandelt, später mit Pneumothorax. Dr. Steiner fragt nach schlechter Verdauung. Die Patientin gibt an, daß der Stuhlgang manchmal 4–5 Tage aussetzte; früher war er regelmäßig.

Dr. St.:

Es ist keine von der Atmung ausgehende Krankheit, sondern sie geht vom Darm aus. Die Lunge wird nicht ernährt. Wir müssen versuchen, sie zu behandeln mit

1. Blüten von Johanniskraut, Primula, Hornklee zu gleichen Teilen,
   jeden Abend eine Tasse Tee;
2. Kupfersalben-Umschlag auf den Leib,
   ständig darauf lassen – 14 Tage lang;
3. 2× wöchentlich nachhelfen mit Carbo animalis D6;
4. nach 2 Wochen 8 Tage lang jeden 2. Tag ein Schwefelbad.

Dann von vorn anfangen!

Es ist natürlich schrecklich, in diesen Prozessen mit Tuberculin zu behandeln. Die Lungenkrankheiten gliedern sich in diese zwei Teile:

I. Folgen von krankhaften Atmungsprozessen.
   Die sind ganz verschieden von denen, wo
II. die Krankheiten von der Lunge ausgehen.

In diesem Falle handelt es sich um eine ganz und gar nicht richtig mit Nahrung versorgte Lunge, die dadurch alte Bestandteile ausscheidet, die sich entzünden. Wenn man nun diese Sache mit Tuberculin behandelt, dann macht man etwas Entsetzliches, weil man eigentlich nichts kuriert; denn was man zur Not mit Tuberculin kurieren kann, ist ja nicht da; und das wuchert darunter weiter.

Da kommen in Betracht möglichst viel ganz primäre Blüten, die dadurch ihre Wirksamkeit für die Entstehung des in das Blut übergehenden Speisesaftes ankündigen, daß sie namentlich ins Gelbe aufschießen, saftig gelb sind. Das ist die Grundlage. – Die Kupferstrahlung reguliert dann die innere Verdauungstätigkeit. Dann muß man eben den Körper dadurch in Bewegung bringen, daß man ihn badet.

Die Blüten wirken auf den Übergang des Verdauungssaftes in die Organe».

Will man die Wesensäußerungen unserer Arzneiprimel zusammenfassen, so wird man finden, daß ihr «anti-diaphragmatisches» Verhalten eigentlich das Kennzeichnendste an ihr ist, d. h. ihre Fähigkeit, trennende Grenzen zu überwinden oder aufzuschließen. Dieses Verhalten ist schon erkannt von der Hl. Hildegard, die angeblich der Pflanze den Namen «Himmelsschlüssel» gab; dieses Verhalten ist von Dr. Steiner charakterisiert in dem obigen

Zitat: «...Die Blüten wirken auf den Übergang des Verdauungssaftes in die Organe». Dieses Verhalten legt die Pflanze aber auch in ihrem Vegetationsprozeß zur Schau, worauf W. Pelikan einmal hinwies. Die im Lichte keimenden Samen führen im ersten Jahre nur bis zur Blattrosettenbildung. Dann tritt anscheinend Sproßruhe ein. Licht und Sommerwärme bewirken kein Blühen; «aber im Herbste, wenn die Lebensbildekräfte der Erde sich ins Untätige zurückziehen, und überall Abwelken und Sterben beginnt, wenn die direkte sinnenfällige Sonneneinwirkung mehr und mehr abnimmt und die indirekte, während des Sommers im Erdboden gesammelte ihr heimliches Schaffen entfaltet; dann beginnt die Primel ihre Blütenknospen auszubilden». Sie trägt sie dann durch die Winterkälte und im Frühjahr aufblühend den Licht- und Sonnenkräften des neuen Jahres entgegen. Auch hier, also im Zeitlichen, d. h. im Jahreszeitlichen, findet das oben charakterisierte Wesensverhalten der Primel ihren Ausdruck. Primula officinalis steht offenbar am Schnittpunkt eines lemniskatischen Geschehens, in dem das vorher noch äußere Geschehen plötzlich zu einem inneren wird, das obere zu einem unteren und umgekehrt. Auch in ihrer Stoffeszusammensetzung nimmt sie diese Stellung ein. So schließen die Salizylsäure- und Glykosidprozesse wie auch die Saponinprozesse das Stoffgeschehen sowohl in der Pflanze wie auch im Menschen (als Heilmittel) einerseits an die Luftvorgänge an, andrerseits ermöglichen sie eine stärkere Verbindung mit den Flüssigkeitsvorgängen. Im Sinne des anfänglich angeschlagenen Formwandlungsthemas der gesamten Primelfamilie befindet sich die sphärende Tendenz bei unserer Arzneiprimel in ihrem arzneilichen Wirken im Begriffe sich aufzulösen und überzugehen in eine rhythmisierende. Darum erscheint es naiv und willkürlich, den Namen – Himmelsschlüssel – allein von der Blütenform ableiten zu wollen, wie es zumeist geschieht. Diese bildhafte Namengebung nimmt einfach und prägnant Bezug auf das Wesen dieser Heilpflanze und auf das damit verbundene Wirken derselben im Menschen; denn sie schließt wirklich «den Himmel» auf, indem sie die Erdenstofflichkeit der Nahrung in das Geistige verwandeln hilft, bevor sie zur Menschenstofflichkeit wird. Wo dieser Vorgang gehemmt und gestört ist, ist Primula officinalis Heilmittel. So verordnete die Hl. Hildegard sie auch gegen «Melancholie», gegen jenen Zustand im Menschen, der einhergeht mit einem zu starken Physischwerden der inneren Stoffwechselorgane, so daß diese den Vergeistigungsprozeß der Nahrung im Umwandlungsgeschehen nicht mehr vollständig bewältigen können. Wir haben also ein ständiges Wirken lebensätherischer Kräfte in die chemisch-ätherischen hinein. Nichts scheint an unserer Primel äußerlich darauf hinzuweisen, daß neben starker Einwirkung lichtätherischer Kräfte (vgl. Durchlüftung und Stofflichkeit der Pr.) auch dieses Wirken mit ihr verbunden ist. Wenn wir uns allerdings den Samen genauer betrachten, so offenbart er doch in seinen Formen tatsächlich den Siegelabdruck des Lebensäthers. Er zeigt einen unregelmäßigen 4-seitigen und 4-kantigen Körper, der in dieser Art immer wieder ähnlich vorhanden ist, doch niemals absolut gleichmäßig, als ob dadurch sich ausdrücken wollte das ständig labile Verhältnis zwischen chemischem und Lebens-Äther, wie es in den Legendenbildern sich ausdrückt als «silberner Himmelsschlüssel», als «Tür zur Erde» sogar noch in dem Bilde der Schafszähne.

Liegt in der Blütenhaltung der Dolde nicht schon eine Andeutung dessen, was sich in der Samenform nachher wesentlich fester legt?

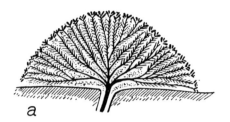

(Androsace Helvetica)

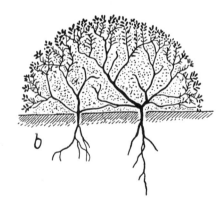

(Androsace alpina)

# Teucrium scorodonia
## Salbeiblättriger Gamander

In früheren Jahren wurde aus dem Thüringischen zuweilen ein geheimnisvolles Heilmittel gegen eine Unzahl von Krankheiten angeboten, das auf Grund seiner guten Wirkung von Mund zu Mund weiter empfohlen wurde. Ein Geheimmittel war es, bestehend aus 12 Pülverchen mit ebenso geheimnisvoller Gebrauchsanweisung: es mußte um Mitternacht eingenommen werden unter Beachtung bestimmter Fastenvorschriften – vorher und nachher. Vor allem wurde es in Beziehung gebracht zum Monde (ob zum Voll- oder Neumonde ist dem Referenten nicht mehr erinnerlich), dergestalt, daß an 3 aufeinanderfolgenden Tagen, von denen der Mond-bezogene Tag in der Mitte lag, die Pulver trocken eingenommen wurden. Sie waren erschütternd bitter, verfehlten ihre Wirkung aber nicht, zumal wenn diese Kur, wie vorgesehen, vier Monate hintereinander durchgeführt wurde. Nach Aussagen eines längst verstorbenen Kollegen, dem Referent die Begegnung mit diesem Mittel verdankte, bestand es aus nichts anderem als aus pulverisiertem Teucrium scorodonia. Das Wissen um seine große therapeutische Wirkung, dem allgemeinen Wissen entfallen, war in einigen Familien noch bekannt, von Generation auf Generation vererbt und als Familiengeheimnis bewahrt und wurde lukrativ ausgenutzt.

In seinem Handbuch der homöopathischen Arzneiwirkungslehre, Verlag Dr. W. Schwabe, Leipzig, berichtet Heinigke von einem Dr. Martiny, der in der Belgischen homöopathischen Revue 1895 über das gleiche Kraut schreibt, «wie er eines Tages in den Ardennen einen im letzten Stadium befindlichen Schwindsuchtskandidaten untersuchte, dessen Lunge in der einen Spitze eine Kaverne hatte, und welchen er vollkommen aufgab. Ein Jahr später traf Martiny gelegentlich in demselben Orte den schon längst totgeglaubten Patienten in blühender Gesundheit wieder an. Dieses wunderbare Resultat schob der letzte auf den in dortiger Gegend viel wachsenden Gamander, dessen innerlicher Gebrauch ihm von einer alten Frau angeraten sei.» Seit dieser Zeit wandte Dr. Martiny mit gutem Erfolge Teucrium scorodonia an.

Mit diesen Beispielen von dem überkommenen Wissen der Laien von dem Heilwerte eines Krautes mag es sein Bewenden haben. Dr. Rudolf Steiner verdanken wir heute eine rationelle Beziehung zu diesem wertvollen Heilkraute. In den moderneren Heilkräuterbüchern aller bekannten Autoren finden wir Teucrium scorodonia nicht aufgeführt, nur in dem 4bändigen Werke, Biologische Heilmittel von Dr. G. Madaus, ist es aufgenommen.

Von den Homöopathen erwähnt ihn noch Stauffer als indiziert bei Tuberkulose der Knochen und Gelenke, bei Karies, Fisteln, Fungus, Drüsentuberkulose besonders der Hoden und Mesenterialdrüsen; Phtisis pulmonum in allen Stadien; chronische Bronchialkatarrhe.

Die Kennzeichen dieses Heilkrautes sind:

Aus kurzem, kräftigem Wurzelstock, der unter der Erde Ausläufer und viele feine Erdenwürzelchen treibt, strebt an Waldrändern, aus Hecken und Heidedickicht in sehr zahlreichen Exemplaren dieser Gamander mit seinen grünen, starren, leicht behaarten und 4kantigen *Stengeln* zum Licht. Schräg oder aufrecht stehen sie dort und erreichen oft eine Höhe bis zu 50 cm. Im oberen Drittel, wo sie Träger ihrer Blütenregion werden, biegen sie leicht durch. Sie treiben nur wenige Nebenzweige und enden in einer langen Schein-Traubenblüte. Die Blattbildung steht nicht sehr eng und ist nicht üppig. Die gestielten *Blätter* des Teucrium scorodonia wachsen gegenständig, dergestalt, daß die Mittelrippen eines jeden Blattpaares «nach vorne» miteinander einen Winkel von ca. 150° und «nach hinten» einen solchen von ca. 210° bilden. Dieses «Vorn» und «Hinten» wandert spiralig von Blattansatz zu Blattansatz um den Stengel herum. Die gegenständigen Blattpaare mit ihren kleinen Achselblättchen treten in den höheren Stockwerken jeweils in die Lücken der unteren. Die Blätter sind eiförmig, an den Rändern gekerbt und beiderseits behaart. Die Blattrippen und -äderchen sind an der dunkelgrünen Oberseite soweit eingezogen, wie sie an der hellgrünen Unterseite aufliegen. Dadurch und verbunden mit der Bildung des gestaut-quellenden Blattparenchyms entsteht ein runzeliges Aussehen; dem Tastgefühl stellt es sich zäh-schwammig-ledrig wie Safianleder entgegen. Die Blätter ähneln stark den Salbeiblättern: daher der Beiname dieses Gamanders.

Die Blütenregion beherrscht das ganze Bild der Pflanze, reicht sie doch sehr weit hinunter, beinahe über das obere Drittel der Pflanze hinab und dann noch wiederum oft in manche Blattachseln tieferer Blätter hinein. Die langen, endständigen Schein-Trauben-Blüten sprossen zumeist, wie eine dreizinkige, lange Gabel hervorragend, aus den oberen Blattwinkeln, doch tauchen sie auch oft in tieferen auf. Noch stärker als die Blätter diese Tendenz schon andeuten, bilden sie ein «Vorn» und ein «Hinten»: paarweise zumeist entsprießen sie ihrem Sproßpunkte, wobei das eine Paar mehr eine leichte Wendung nach links, das andere eine solche nach rechts macht, – aber die «Rückenlinie» lassen sie frei! Jedes 3. Blütenpaar steht übereinander. Über einem zierlichen, breitlanzettlichen Deckblättchen entsprießen die einzelnen *Blüten,* kurzgestielt, ihrem hellgrünen, 2lippigen Kelch, dessen untere, umfangreiche Lippe in 4 Zacken oder Zipfeln ausläuft, während die obere in einen Zipfel endet. Die Blütenfarbe variiert vom Weißlich-Grün zum Grüngelb bis zu blassem Gelb. Die Blüte trägt nach Lippenblütlerart ihre dorsiventrale Orientierung zur Schau. Ihre Kronenröhre ist 2lippig: die Oberlippe tief gespalten, die dreizipfelige Unterlippe zeigt dann eine charakteristische Formung: der mittlere Zipfel hat sich zu einem großen, herabhängenden, einförmigen, fast gastrulaähnlichen Lappen gebildet. Aus der Kronenröhre ragen 2 lange und 2 kürzere

Staubgefäße und der oben gespaltene Griffel weit hervor, als schössen sie frei in die Luft hinaus.

Wenn im Spätsommer und Herbst die Blütezeit, die im Juni beginnt, vorüber ist, dann stehen die Blütenzweige rank und schlank verholzt da mit ihren gebräunten, paarweisen Fruchtknoten, die 4 kleine, braune runde Nüßchen nach der Reifung entlassen. Unter ihnen grünen aber noch lange die festen Blätter weiter, bis der erste schärfere Frost ihrer oberirdischen Vitalität ein Ende bereitet. Inzwischen haben Wurzeln und ihre Ausläufer viele Ansätze für Jungpflanzen gebildet, die dann im Frühling, oft schon im Herbst, sehr früh hervorsprießen, wie überhaupt diese vegetative Vermehrung im Vordergrunde zu stehen scheint.

Ein eigentliches *Welken* aus sich heraus kennt Teucrium scorodonia kaum. An Teucriumpflanzen, die aus Demonstrationszwecken auf Kalkboden, wo sie nicht heimisch sind, in einen Garten gepflanzt waren, konnte Referent beobachten, daß sie bereits früh auf ihren Blättern Welkerscheinungen zeigten.

*Teucrium scorodonia* gehört zu der großen Familie der Lippenblütler oder *Labiaten,* die ungefähr 3000 Arten in über 150 Gattungen umfaßt, die sich zumeist als Kräuter, Halbsträucher und Sträucher ausleben. 8 Unterfamilien werden unterschieden; unter diesen die *Ajugoideae,* die in 10 Gattungen über die ganze Erde verbreitet sind. In Deutschland sind die beiden artenreichsten heimisch: Teucrium oder Gamander und Ajuga oder Günsel.

5 Arten umfaßt Teucrium in Deutschland, darunter salbeiblättriger Gamander, Teucrium scorodonia – überwiegend in West- und Süddeutschland, den gemeinen Gamander, T. chamaedrys, mit 5zähnigem Kelch und purpurroten Blüten. Ihn findet man an sonnigen Hängen Süd- und Mitteldeutschlands. Der Katzen-Gamander, T. marium, ist zu uns aus dem westlichen Mittelmeergebiet zugewandert, duftet besonders stark. Er wird wie Baldrian und Katzenminze von den Katzen aufgesucht.

In kurzen Zügen ist das äußere Bild unserer Heilpflanze mit ihren nächsten botanischen Verwandschaftsbeziehungen solchermaßen umrissen. Wie stimmen nun ihre Nuancierungen zu den Erfahrungen in der Therapie bzw. zu den bisher befolgten Indikationen? Welche Anhaltspunkte zur Ableitung einer rationellen Indikation für die Anwendung dieser Labiate ließen sich finden?

Wie oben schon angedeutet, verdanken wir Dr. Rudolf Steiner einen Hinweis, der zugleich die Antwort auf die Frage darstellt. Wenn man diesen Hinweis aufnimmt und seinen Konsequenzen nachgeht, dann können sich auch Grundlagen für eine rationelle Anwendung ergeben, die der traditionellen ihre Bestätigung und ihre Grenzen geben und darüber hinaus neue Perspektiven eröffnen.

In dem Krankengeschichten-Material der Stuttgarter Klinik, das von Dr. Degenaar veröffentlicht wurde, ist eine Äußerung Dr. Steiners über Teucrium scorodonia aufgeführt: Er nennt «Teucrium – ein Spezifikum für Ausgleichungen im Uterus». Ferner: «Das Teucrium wirkt im Ganzen so, wie wenn man eine plastische Nachbildung machen würde dieser ganzen Gegend da, die vor dem Mastdarm liegt, sowohl bei der Frau wie beim Manne.» –

Die Abbildung 1 zeigt einen Querschnitt durch die weiblichen Beckenorgane. Man vergleiche einmal den Verlauf des Peritoneums in Abbildung 1, soweit es die Excavatio recto-uterina überzieht. Vom Rectum ist es leider etwas weit abpräpariert. Und nun betrachte man die Blüte in Abbildung 2. Kehrt man – wie in Abbildung 3 dargestellt – die Blüte um und läßt alle jene Teile fort, die nicht «eine plastische Nachbildung jener Gegend vor dem Mastdarm» sind, dann haben wir plastische Kongruenzen vor uns, die ein Hinweis sein können auf die Signatur des Teucrium scorodonia, auf die Dr. Steiner uns aufmerksam gemacht hat. Man kann dieses Vorgehen ablehnen oder anerkennen; allemal ist ein Ausgangspunkt für das Verstehen der therapeutischen Wirkung dieser Pflanze gegeben, insbesondere wenn man aus geisteswissenschaftlichen Entwicklungshinweisen bezüglich des Verhältnisses von Pflanze zum Menschen weiß, welche Beziehungen be-

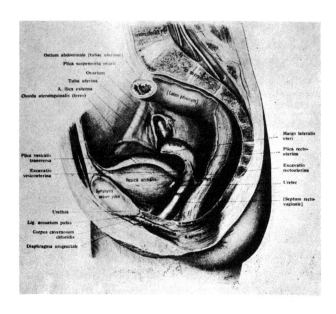

*Abb. 1*
Querschnitt durch das weibliche Becken
(aus Rauber-Kopsch)

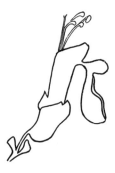

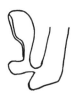

*Abb. 2*
Umriß der Teucrium
scorodonia-Blüte

*Abb. 3*
Der gleiche Umriß
umgekehrt unter
Fortlassung von
Kelch, Staubblättern
und Stempel

214

stehen zwischen dem Krankheitsgeschehen bzw. der Pflanzenwerdung und dem Organgeschehen; sie stellen jeweilig verschiedene Seiten bestimmter Zusammenhänge unter jeweilig verschiedenen Bedingungen dar.

Selbstverständlich darf das Wesen der Signatur nicht so aufgefaßt werden, daß in äußeren Ähnlichkeiten das «Signum» erscheint oder gesucht wird. Diese Einstellung ist das Produkt einer Vermaterialisierung früherer spiritueller Erfahrungen. Die Signaturenlehre fußt rein auf ätherischen Wahrnehmungserfahrungen, die dem derzeitigen Bewußtsein nicht mehr und noch nicht recht zugänglich sind. Ganz selten – wie im vorliegenden Falle – tritt im Bereiche des Signaturenwesens auch ein in das physisch Gestaltete hineingehendes Signum auf. Das Signaturenwesen setzt sich im Teucrium scododonia noch weit in das Prozessuale fort und begegnet da mehrfach und vielfach den anderen Labiaten. Bei der Erarbeitung des Typus würde es noch sichtbarer werden.

Es ergeben sich nun ausgesprochene Indikationen für Teucrium scorodonia:
1. das bekannte Gebiet der Lungentuberkulose, Lungenkatarrhe und
2. das weniger bekannte Gebiet der nervösen klimakterischen Störungen bei Frau und Mann, zwei Gebiete, die durchaus nicht soweit von einander getrennt sind.
3. all jene anscheinend «leichteren» Erkrankungen im Bereiche des Respirationstraktes, die mehr oder weniger Spiegelerscheinungen von Vorgängen der Generationssphäre in ihrem Wandlungsgeschehen sind.


Aus der *Empirie* heraus wissen wir, daß der Salbeigamander bei der Lungentuberkulose günstig wirkt. Hier mag kurz darauf hingewiesen werden, was Dr. Steiner über das Wesen dieser Krankheitsvorgänge in «Geisteswissenschaft und Medizin» S. 57 schreibt: «Nun besteht das Eigentümliche, daß beim Menschen die Tätigkeiten, welche sich nach unteren Niveaus abspielen sol-

215

len, zurückgestaut werden, wenn sie nicht dort sich abspielen können. Wenn also im Unterleibe die Unmöglichkeit vorhanden ist, daß sich gewisse Prozesse, für die dieser Unterleib organisiert ist, abspielen, so werden die Prozesse zurückgeschoben.» Und weiter: «Wenn nicht das richtige Wechselverhältnis zwischen dem oberen Menschen und dem unteren stattfindet, dann schieben sich diese Prozesse zurück.»

Im gleichen Kapitel wird auf die Licht-Metamorphose im menschlichen Körper hingewiesen (s. dort!). Findet eine solche aus irgendwelchen Gründen nicht oder nur ungenügend statt, oder ist das Umwandlungsprodukt des Lichtes, das im Innern des Menschen auftritt, nicht richtig eingeordnet, dann ergeben sich bekanntlich die Voraussetzungen eines üppigen Gedeihens der Tb-Bazillen. Es wird hingewiesen, daß mit dieser Metamorphose des Lichtes im Menschen etwas vorgeht, was eigentlich nicht vorgehen sollte und die Ursachen der Tuberkulose abgibt. Seite 61: «Und der Mensch steht in einem solchen Falle vor einem Dilemma, entweder sein Oberes erkranken zu machen, oder seinem Unteren zu entziehen dasjenige, was er für das Obere braucht, d. h. das Untere erkranken zu machen, indem er ihm das metamorphosierte Licht entzieht.» «Dieses Entziehen des metamorphosierten Lichtes muß man paralysieren mit dem, was aus den Heilmitteln kommen kann.» Es braucht hier nicht auf alle Einzelheiten, die Dr. Steiner im genannten Buche über die Tuberkulose ausführt, hingewiesen zu werden. Die Voraussetzungen und Zusammenhänge sind wohl zumeist klar, wenn man sich entschließt, die für diese Krankheitszustände angegebenen Arzneien zu verwenden, bzw. zu verordnen. Sie sind ja im Wesentlichen hingeordnet auf das Licht-Prinzip: die Phosphor-Medikation beruht darauf; die Metalle der einzelnen Tuberkulose-Mittel wirken als Lichtkatalysatoren, ihre Auswahl ist durch die spezifische Organ-Beziehung bestimmt. Durch diese Ausführungen sollte nur auf die Richtung hingewiesen werden, in der die heilenden Zusammenhänge auch für Teucrium scorodonia gesucht werden müssen. Betrachten wir gerade die zuletzt genannten Heilmittel, so wissen wir, daß ihre Zusammenhänge zum menschlichen Ich nicht unwesentlich sind, daß gerade in Verbindung mit diesem ihr besonderes Wirken zustande kommt. Das wird man wohl auch vom Salbeigamander sagen können, insofern er als Labiate deren Wärmeprozesse in sich trägt, die durch die ätherischen Öle eben auch mit den Ich-Prozessen zusammenhängen. Ausgesprochen ist aber auch seine Beziehung zum menschlichen Astralleibe durch die Bitterstoffe in den Blättern, auf die noch hingewiesen werden wird. Sofern der Astralleib in dem oben angedeuteten Wechselverhältnis eine Rolle spielt, und er spielt eine wichtige Rolle, ist er auch zugleich wieder der Wegbereiter der Ich-Organisation. Von diesen Aspekten kommen wir mit unserem Verständnis heran an das Bewirken des Salbeigamanders. Teucrium scorodonia erfüllt im unteren Organismus Funktionen, die sonst dem Astralleibe bzw. der Ich-Organisation obliegen, so daß er jene Voraussetzungen rückgängig macht, die zu den oben zitierten «Rückstauungen» führen. Die einfache Erfahrung des Patienten bestätigt dieses Wirken: er berichtet z. B., daß der Urinabgang zunimmt. Für die behauptete Wirkungsweise spricht auch seine beruhigende Wirkung «als Spezifikum für Ausgleichungen im Uterus» und jene Wirkungen, die ausgeübt werden im Klimakterium (wie an oben zitierter Stelle angeführt ist) bei «Herzpalpitationen. Hitzewellen nach dem Kopfe, Schweißausbrüchen, anfallsweise Kopfweh, Schwächeanwandlungen nach leichten Anstrengungen, Schlaflosigkeit.» –

Teucrium scorodonia wächst nur auf reichlich saurem Boden und liebt vorwiegend Kieselboden. Um ihn herum treten auf: Adlerfarn, Sauerampfer, Brombeeren, Walderdbeere, Ruchgras, Habichtskräuter, Sauerklee, zahlreiche Moose, wiederum Heidekraut, Urtica und noch manches andere Kraut. Schon seine Standorte weisen darauf hin, daß er mit der Feuchtigkeit nur lockere Verbindung hat bzw. sich gegen sie zu wehren hat, denn als Labiate gebührte ihm eigentlich der Platz an der Sonne. Seine Wesens-Heimat ist die Wärme. An ausgesprochen nassen Plätzen oder Gräben kommt er aber nicht vor. Wohl wirkt er, wie schon erwähnt, *auf* das flüssig-plastische Element kräftig formend ein: er geht mit ihm um, als lägen Stannum-Wirkungen vor, die in die katarrhalischen Zustände eingreifen. Kaum handelt es sich um Mercur-Wirkungen. Die Blütenfarbe könnte in die Richtung weisen; die formend-wärmehaften Kräfte aber, die ihm innewohnen und ihn auch lange bis in den Winter hinein jugendlich erscheinen lassen, sind es, die das «Überquellende» durch kraftvolles Plastizieren meistern und von neuem das Wirken vom unteren Pole aus anfeuern. Auch die sphärische Form der Samen läßt das Wirken des Wärmeäthers erkennen. Daß Teucrium scorodonia andrerseits wieder Neigung hat, der Erdenschwere zu verfallen, das sehen wir an seinen Stengeln, die mit ihrer Schwere sich herabziehen lassen; aber der Blütenimpuls der Labiate reißt sie wieder heraus und gibt den Stengeln dann die rutenhafte, charakteristische Biegung nach oben.

Als bekannte Inhaltsstoffe werden angeführt für Teucrium scorodonia wie für die meisten Labiaten: Bitterstoff, Gerbstoff, ätherische Öle und zusätzlich «Scordein».

Bitterstoffe machen nach Dr. Steiner «den Ätherleib geneigt, den Astralleib in sich aufzunehmen». Sie wirken andererseits aber auch auf das Ich (Vergleiche Geisteswissenschaft und Medizin, Kap. X und Medizinischer Kurs 1921, S. 83/86). Auf die ätherischen Öle wurde schon hingewiesen.

Trotz ähnlicher Inhaltsstoffe haben die aufgeführten Gamander-Verwandten andere Indikationen.

Noch ein kurzer Hinweis auf das Wirken im klinischen Geschehen. Referent hatte Gelegenheit, T. scorodonia als Tee einem Kollegen, der an einem Lungen-Sanatorium arbeitet und selber an Colon-Tb erkrankt war, zu empfehlen. Er hat den Tee bei sich und bei seinen Patienten, die ebenfalls an Colon-Tb litten, ausprobiert und sehr gelobt. Die Patienten verlangten immer wieder diese an heutigen Heilstätten ganz ungewöhnliche Medikation. Die Wirkung wird vorerst dahin geschildert, daß der Tee auf die heftigen, schmerzhaften Spasmen ausgesprochen lindernd und lösend wirke. Im Bereiche seines Wirkens liegt fraglos das Lösen

218

von Verkrampfungen, die durch obige Indikationen bis zu einem gewissen Grade mit umfaßt werden.

Zwei Fälle mögen die Abhandlung abschließen.

1. Eine 47jährige, vollschlanke Frau, bei der die Blutungen seit über einem halben Jahre nicht mehr aufgetreten waren, klagt über zeitweise Unruhe und plötzliche Hitze, «wie wenn die Periode kommen soll». Bei Erwachen Kopfweh bis in die Augenhöhlen hinein. Dieser Kopfschmerz hält oft bis abends an. Sie bekommt Teucrium scorodonia D3 dil. 3mal täglich 5 Tropfen. Nach 10 Tagen gab Patientin an, daß die Beschwerden *plötzlich* weggeblieben seien.

2. Ein 53jähriges Fräulein, das über Wiederauftreten fliegender Hitzen klagte, «oft wie ein Ausstrahlen nach unten», bekommt Teucrium scorodonia D3 innerlich wie oben. Nach 3 Wochen gibt sie an, daß sie ein schmerzhaftes Ziehen im Unterleib bekommen hätte wie vor der Periode und 1mal nächtlicherweile eine leichte Blutung (gynäkolog. kein pathol. Befund). Daraufhin wird Teucrium abgesetzt. Die Unterleibsbeschwerden verschwinden wieder und traten nicht wieder auf.

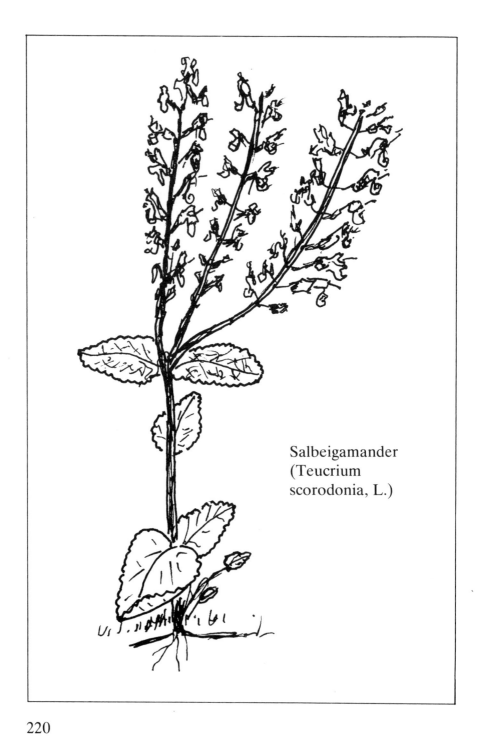

Salbeigamander
(Teucrium
scorodonia, L.)

# Atropa belladonna/Die Tollkirsche

In Bergwäldern, am Rande der Waldstraßen und -wege, in welche die Sonne im Laufe des Tages mehr oder weniger schräg ihre Strahlen einmal sendet, an Waldeslichtungen der Tannen-, Buchen- oder Gemischtwälder erhebt sich aus dem Halbschatten des wenig buschbedeckten Waldbodens die Tollkirschenstaude. Oft findet sich im buschfreien Hochwalde mitten in einer Lichtung ein ganzer Miniaturwald dieser sonderbaren Pflanze. In zahlreichen kleinen, einjährigen oder größeren mehrjährigen bis 1 oder gar 1,5 m hohen, nicht sehr laubreichen Büschen stehen sie oft plötzlich vor uns wie ein Fremdling in der übrigen Pflanzengemeinschaft. Ähnlich findet man sie auch an den Rändern oder auf den offenen Flächen der Kahlschläge; doch hat sie an solchen Orten keinen Bestand. Nach wenigen Jahren ist sie dort verschwunden, als könnte sie das helle Sonnenlicht nicht ertragen.

Der *Stengel,* der den Boden in leicht geneigter, dem Lichte zustrebender Richtung verläßt, ist stumpfkantig bis rund, 1–2 cm dick und zeigt in seiner olivgrünen, zuweilen auch tief violetten Färbung im unteren Verlauf einen gewissen Glanz, der nach oben hin durch eine feine Behaarung unscheinbarer wird. Bei älteren Stauden sprießen zumeist 2 oder gar 3 solche «Hauptstengel» zugleich aus dem Boden. Bei diesen stockt dann in ungefähr einem halben Meter Höhe das Wachstum des Stengels plötzlich, und wie aus einem an den Kanten sphärisch abgerundeten Blütenboden erheben sich aus diesem Sproßscheitel des Hauptstengels drei oder mehr gleichstarke Seitenäste. Auch sie verhalten bald wie von ungefähr in ihrem Längenwachstum, gabeln sich und werden (wickelig-sympodial) durch Neusprossung von Stengeln aus der direkten Lichtrichtung abgelenkt. Diese Verzweigungsart bewirkt, daß das Laubwerk der Tollkirsche regenschirmähnlich den Standort der Pflanze in weitem Umfange überspannt. Bei jüngeren Pflanzen erlebt man das typische Sproßsystem nicht so ausgeprägt; doch Jahr um Jahr nach dem allwinterlichen Absterben der oberirdischen Stengel nähert sich die neue Stengelsprossung der *typischen* Form.

Die Blätter legen sich fast mosaikartig nebeneinander und bieten von oben den Anblick einer nahezu einheitlichen Fläche. War ihre Entfaltung im Bereich der unteren 50 Zentimeter noch wechselständig-spiralig, so sitzen sie später im Verlaufe der Seitenäste und -stengel, leicht behaart und rechtwinkelig zueinander, scheinbar gepaart, auf kurzen Stielen am Stengel und sind von verschiedener Größe derart, daß einem größeren Blatt (von ca. 14 cm Länge und 7–8 cm Breite) immer ein kleines Blatt (von ca. 8 cm Länge und 3,5 cm oder geringerer Breite) gegenübersitzt. Das wickelig-sympodiale Wachstum ist der Ausdruck für die Tatsache, daß die Stengel aus lauter eingliedrigen Sprossen sich zusammensetzen, die immer – wie geschildert – aus einem großen und einem kleinen Blatt bestehen und mit einer Blüte abschließen. Die Färbung der Blätter ist an der Oberfläche blaugrün, unterwärts um ein geringes heller. Gering gewellte, ganzrandige Blattränder fügen sich zu einer etwas schiefen breitelliptischen, nach beiden Enden mehr oder weniger spitz zulaufenden Blattfläche, in der die Blattrippen – heller getönt – oberflächlich um so viel eingezogen erscheinen, als sie an der Unterfläche erhaben auftreten. Das Blatt fühlt sich kühl und feucht an und duftet leicht muffig. Oft ist es von Blattkäfern und Erdflöhen zerfressen und durchlöchert. Auch ohne diese Einflüsse von außen ist die Neigung zu welken groß.

Aus der Achsel des beschriebenen kleineren Blattes erhebt sich in der Zeit vom Juni bis August und September auf dünnem, mit zwei Vorblättern versehenen Stiel die feinweißlich behaarte reseda-grüne *Blütenknospe,* die anfänglich wie ruhend auf dem größeren Laubblatte daliegt und anscheinend nur passiv die

Sproßbewegung aufwärts mitmacht. Nach ganz kurzer Zeit aber beginnt auch die Blütenknospe im Laufe ihres Wachsens eine bestimmte Entfaltungs- oder Entwicklungs-*Bewegung* durchzumachen. Aus der «Ruhelage» bewegt sie sich bei gleichzeitigem Anschwellen langsam durch Drehung ihres Stieles *unter* das große zugehörige Laubblatt. In der nun entstandenen Hängelage entfaltet sie sich zu voller Größe von etwa 2–3 cm Länge mit der Blütenöffnung zum Erdboden gerichtet. Auch während dieser Entwicklung wächst der Sproß weiter und läßt als endenden Sproß die Blüte hinter sich. Diese Blüten bieten mit ihrer Wärme, besonders bei Regen und Gewittern vielen Fliegen und kleinen Käfern ein gern besuchtes Nachtquartier.

Die glockig-röhrige *Blumenkrone* ist außen braunviolett, innen übergehend bis zum schmutzigen Gelb, das von purpurroter Aderung durchzogen ist. Das Blumenkronen-Gewebe wirkt auf den Betrachter in seinem leichten Glanz oft wie Insektenflügel, etwa wie die von Libellen oder Pferdefliegen. Der Saum der verwachsenen Blumenblätterkrone besteht aus fünf zugespitzten, gering nach außen gerollten Zipfeln. Aus dem bauchig erweiterten Grunde der Blumenkrone erheben sich fünf Staubblätter, die unten leicht verdickt und behaart, oben aber kahl sind. Sie neigen sich unter gleichzeitiger graziöser «S»-Krümmung des Staubfadens mit ihren Staubbeuteln der Kronenmitte zu. Die dicken, gelblichen Staubbeutel sitzen mit der Rückseite auf den Staubfäden. Aus der Blumenglocke schaut – zumeist über die Staubbeutel herausgewachsen – die zweiteilige, grüne Narbe des Stempels hervor, die auf fadenförmigem, oben grünlichem, unten violettem Griffel sitzt und einen kegelförmigen, oberständigen, zweiblättrigen *Fruchtknoten* krönt. Dieser Fruchtknoten ruht auf einer wellig-ringförmigen, rundgewulsteten Polsterung, die Nektar absondert. Der Nektar findet sich in fünf kleinen Grübchen, die der Fruchtknoten bildet in Verbindung mit Längsleisten der Kronenblätter, an denen die Staubfäden haften, die wiederum unten stark behaart sind. Diese Haare sperren den Zugang zu den Honiggrübchen für zahlreiche Insektenbesucher; die Hummeln (sel-

223

tener Bienen), welche die eigentlichen Bestäuber darstellen, dringen durch diesen Haarwald hindurch. Nach der durch sie erfolgten Bestäubung fallen gar bald Blumenkrone, Staubblätter und Griffel ab. Die Kelchblätter beginnen zu wachsen. Es entwickelt sich die *Frucht* als spitzzipfelige, glänzend-grüne Beere. Der Glanz dieser Beere nimmt allmählich bis zur Reife und der damit einhergehenden vollkommenen «Schwarzfärbung» zu, während sich die zipfelige Ausziehung abstumpft. Diese zipfelige Erhebung der Beere verschwindet in ausgereiftem Zustande, und auf den fünf eiförmig-spitzzipfeligen *Kelchblättern* ruht wie auf einem Teller mit breiter Fläche – einer Kirsche nicht unähnlich – die reife Frucht, die wie ein böses Auge aus dem Blätterwerk der Pflanze den Beschauer *anglotzt.* Die Atropafrucht ist nicht rund, sondern macht höchstens $2/3$ einer Kugel aus und sitzt mit *breiter* Basis auf dem Kelchteller, von dem nur Amseln oder Drosseln sie ohne Schaden verzehren. Die oft angeführte sogenannte Kugelform der Beere besteht in Wirklichkeit zumeist aus fünf sphärischen Seiten, die durch fünf stumpfrunde Kanten miteinander verbunden sind und durch dieses allgemeine Rundungsbestreben sich weitgehend der Kugelform – dem Aussehen nach – nähern.

Nach der Befruchtung der Blüte vollführt sie oft wieder eine Bewegung; sie macht ihre Entfaltungsbewegung rückgängig, indem sie eine langsame Rückwärtsbewegung in ihre anfängliche Stellung vor das Laubblatt vollführt, wenn nicht die inzwischen erfolgte Stärkung des Laubblattes und andere mechanische Momente eine solche Bewegung unmöglich machen, woraus hervorgeht, daß nicht in allen Fällen die Frucht vor oder auf dem Blatte gefunden wird. Die Innenseite der Fruchtblätter wandelt sich zum roten Saft, der sich an der Luft violettschwärzlich verfärbt, während die Außenseite zur Fruchtwand wird mit ihrem schwarzglänzenden, faszinierenden «Glotzen». Gegen Ende des Sommers finden sich dann in allen Stadien Blütenknospen und Blüten neben reifen und unreifen Früchten. Dann sind auch manche geschilderte *typische* Einzelheiten nicht mehr so auffällig wie zu Anfang der Blütezeit.

Die schwarze, in Wirklichkeit also tief, tief violette *Beere* bietet sich dem tastenden Finger als zäh- bis weich-elastische, ungefähr 1–1,5 cm große Frucht dar, deren Fleisch von dem violetten Safte durchblutet und von vielen, auf verdickten Samenleisten sitzenden Samen besetzt ist. Der Geschmack der reifen Beere ist süßlich-fade und hinterher kratzend.

Die *Samen* sind überwiegend nierenförmig, weniger eiförmig, sehr hart und haben eine rauhe Schale, auf der kleine Erhebungen mit kleinen Grübchen abwechseln, so daß sie krustig, verhärtet wirken.

Obgleich die Tollkirsche eine ausgesprochene Schattenpflanze ist, keimen die Samen nur bei Licht. Die aus den Samen gezogenen Pflanzen entfalten sich im ersten Jahre sehr langsam, in einem Frühling-Sommer ungefähr zur Höhe von 10–15 cm. Diese Sämlinge treiben mattgrüne Blättchen und sind von dunkelgrün-violetter Tönung durchzogen. In der Natur erfolgt ihre Aussaat im weiteren Umkreise zumeist durch Drosseln, Amseln, Spatzen und Wildtauben, die die giftigen Beeren gierig und ohne Schaden fressen und die Samen später wieder von sich geben.

Gräbt man mit kräftigem Spatenstich – oft geht es nicht ohne Spitzhacke – eine *ausgewachsene* Tollkirschenpflanze aus, so trifft man wieder auf charakteristische Eigenarten der Atropa. Sie liebt besonders den Kalkboden, doch findet man sie auch überall auf Urgestein. Bei einer solchen Entwurzelung zeigt sich nun, daß man dann mit vieler Mühe aus der Erde einen mehrköpfigen, walzenförmigen, wenig verästelten, zäh-fleischigen Wurzelstock an das Tageslicht fördert, der bis über einen halben Meter in die Erde eindringt. Auf Kalkboden wird dieser Wurzelstock viel gewaltiger als auf Urgestein. Es entwickeln sich nur sehr wenig «irdische» Faserwurzeln. Die Färbung der Wurzel ist außen braungelb. Der Stock dauert bis zu acht Jahre aus.

Das *Welken* der Tollkirschen-Pflanze im Herbste bringt einige Erscheinungen zutage, die auffällig sind. Die Blätter beginnen immer *im* Parenchym zu welken, so gut wie nie vom Rande aus. Diese Absterbetendenz im lebendigen Gewebe führt dort sehr bald zu trockenen, leblosen Blattstellen. Der Welkprozeß geht einher mit bestimmten Farbbildungen vom Violett zum schmutzigen Graubraun. Ist die ganze Pflanze verwelkt, so starrt ihr durch das Welken vollkommen verhärteter Stengelorganismus gespenstisch in die nassen Herbstwindtage und wird erst durch das Faulen, das das Wetter und seine Helfershelfer an ihm bewirken, langsam überwältigt.

So wie im Frühjahr beim Keimen die violette Farbe sich bemerkbar macht, sich während der ganzen Blüte- und Reifezeit offenbart, so ist diese Farbe auch bis zuletzt im Vergehen dieser Pflanze immer gegenwärtig. Um den Mai herum erscheinen die Tollkirschsprosse, im November gehen sie zugrunde. Juni und Juli ist die Hauptblütezeit, August und September liefern die reifen Beeren.

Die Atropa belladonna ist eine Erscheinung in der Pflanzenwelt, von der man den Eindruck haben kann, sie brauche die ganze Ätherizität und Wasserfülle eines Waldes als Hintergrund ihrer Wesensoffenbarung; ohne diese vermag sie ihre ungeheure geistige Kraft, die sich physisch in ihrem Gifte auslebt, nicht zu jener Formung hereinzureißen, die dann in dem glotzenden Auge kulminiert.

Bestätigt uns diese Tatsache nicht der einfache Versuch? Ein Tollkirschenzweig abgerissen welkt sofort! Ihn umgehend ins Wasser gebracht, vermag dieses Welken selten rückgängig zu machen. Dagegen spricht auch das kurzfristige Auftreten auf Kahlschlägen nicht; denn ein Teil der Waldesätherizität bleibt noch. In ihrem Schutze gedeihen gerade so unendlich viele Pflanzen und Heilkräuter!

In Mittel- und Süddeutschland kommt Atropa belladonna teilweise häufig, teilweise zerstreut vor; während sie in Norddeutschland selten ist, findet sie sich in Österreich und in der Schweiz ziemlich verbreitet. Die allgemeine Verbreitung erstreckt sich auf die Britischen Inseln, Dänemark, Nordfrankreich, Belgien, Spanien, Deutschland, Österreich, Schweiz, Italien, Dalmatien, Ungarn, Siebenbürgen, Serbien, Thessalien, Nordafrika, Kleinasien bis zum Kaukasus und Persien. In Nordamerika wurde sie eingeführt.

Wenn auch immer wieder erwähnt wird, daß die Wiederkäuer die Tollkirsche «ängstlich meiden», so kann doch durch Erfahrung und Beobachtung gesagt werden, daß die meisten Tiere gegen die giftigen Tollkirschenblätter recht widerstandsfähig sind (sowohl die Wiederkäuer als auch z. B. Kaninchen, oben erwähnte Vögel, Schweine usw.). Ohne Schaden werden sie genossen, eine Tatsache, die einleuchten wird, wenn die späteren Ausführungen Dr. Steiners über das Wesen der Tollkirsche aufgenommen sein werden. Der kleine Käfer, Haltica Atropae, lebt ausschließlich von den giftigen Blättern unserer Pflanze.

Durch manche Eigenart der Tollkirsche wird es verständlich, daß sie das ängstliche und das forscherische Interesse der Menschen in weitgehenderem Maße auf sich zog als viele andere Pflanzen. Sie ist für uns der Typus einer Giftpflanze schlechthin, und an ihr erlebt der Mensch instinktiv oder bewußt den Unterschied zwischen den gewöhnlichen und den giftigen Pflanzen. Entsprechend der Art der modernen Naturforschung lenkt diese ihr Hauptaugenmerk auf den giftigen «Wirkstoff», dem sie die Schuld an der Giftigkeit der Pflanze überträgt, vergessend, daß der giftige Wirkstoff auftritt, weil die Pflanze eine Giftpflanze ist, über deren besondere Wesenheit in den späteren Zitaten Dr. Steiners Grundlegendes ausgeführt wird.

Die Bemühungen um die chemische Analyse der Atropa belladonna sind ungeheuer vielfältig. Die historischen Daten und oft interessanten Einzelvorgänge der Untersuchungen um diese Tatsachen können hier nicht weiter berücksichtigt werden und sind in den Fachwerken nachzulesen. C. Wehmer bringt unter Zugrundelegung der Literatur von den ersten Analysen bis zum Jahre 1933 folgende Angaben:

«Alle Teile sehr giftig. Folia Belladonnae schon seit 18. Jh. Arzneimittel.»

«In allen Teilen Hyoscyamin als Atropin (Atropinum, frei u. in Salzform), Atropinum sulfuricum im Drogenhandel. Nach früher. Hyoscyamin u. Atropin, nicht gleichmäßig in allen Teilen (beide tox.!), ersteres überwiegend; letzteres kann aber (bei der Verarbeitung) aus ihm entstehen, so daß ältere Untersucher nur Atropin fanden.»

*Blätter:* (der wildwachsenden «Belladonna nigra») mit vorwiegend Hyoscyamin $C_{17}H_{23}NO_3$ (Tropasäure-i-Tropinester), wenig opt. isomer. Atropin, zusammen ca. 0,4%; i. M. 0,26% Alkaloid, hauptsächlich Hyoscyamin; andere fanden fast nur Atropin, 0,38–0,75%. Später wurden noch angegeben flüchtige Alkaloide n-Methylpyrrolin $C_5H_8N$? und n-Methylpyrrolidin $C_5H_{10}N$, Pyridin $C_5H_5N$, ein 1,4-Diamin unbek. Art. – Außerdem Leucatropasäure und Chrysatropasäure (= Scopoletin, ist ß-Methylaesculetin, = Gelseminsäure sog. Schillerstoff od. fluoreszierende Substanz der früher. Literatur), wohl Spaltprodukt des Scopolin (= Methylaesculin); Bernsteinsäure und Cholin, Zucker, Phytosterin, Asparagin; nach früheren auch Belladonnin, ist vielleicht Umwandlungsprodukt. Labenzym.-Belladonnabalsam (?).

Gesamtalkaloidgehalt der trockenen Blätter i. M. 0,547% (0,140–1,32), auch 0,507% (0,09–1,23%) gefunden; in 1-, 2- und 3jährig. Blättern* 0,48, 0,48 u. 0,49% Alkaloid, aber auch nur 0,27%; in Schattenblättern nur Bruchteil; nach anderen sind diese aber alkaloid-reicher. – Sonnen- u. Schattenblätter ohne erhebliche Unterschiede, 0,40 u. 0,35% (s. auch weiter unten bei Wurzel!). – Ungar. Blätter (Handelsdroge) mit 0,2% Alkaloid, 17% Asche, 5,6% Sand.

Mg-Salze organ. Säuren, Salpeter, Ammoniaksalze. – *Asche* 13–15%, nach älterer Analyse mit (%) 31,6 $K_2O$, 17,5 $Na_2O$, 15,4 $CaO$, 9 $Cl$, 7,86 $P_2O_5$, 5,9 $SO_3$, 5,9 $SiO_2$, 6,47 $MgO$, 0,27 $Fe_2O_3$; vorwiegend Ca- u. K-Carbonat, auch 0,012 $CuO$. - Stengel: Labenzym.

*Wurzel:* Entgegen früherer Annahme kein Atropin, sondern Hyoscyamin, aber nach neuerer Angabe 0,29–0,35% Atropin; in

* Gemeint ist wohl: Blätter v. d. mehrjährigen Pflanzen, denn A. bell. zieht im Herbst vollkommen ein.

228

jüngeren Wurzeln nur 1–Hyoscyamin, in älteren daneben etwas Atropin; Scopolamin $C_{17}H_{21}NO_4$, Atropamin (= Apoatropin) zeitweise (beide nur in Wurzel!); ß-Methylaesculetin = Schillerstoff, s. Blätter!, wohl aus Methylaesculin entstehend; Atropasäure (wohl secund.) Phytosterin, Stärke, Labenzym, Oxydase, Saccharose. *Asche* 4–7% mit Spur Cu. – Alkaloidgehalt ca. 0,5%, davon 0,1% Hyoscyamin neben Scopolamin; durchschnittlich 0,44% (0,31–0,64%), nicht selten erheblich weniger; nach anderen i. M. 0,56–0,57% (niederster Wert 0,25–0,48, höchster Wert 0,67–0,69). Alkaloidgehalt 1–4jähriger Pflanzen 0,72, 0,65, 0,66 u. 0,6%, in 1jährigen, 2- u. 3jährigen Wurzeln 0,4%, 0,45% u. 0,44% Alkaloid. – Ungar. Wurzeln (Handelsdroge) mit 0,59–0,66% Alkaloid, 6,4–7,4% Asche.»

« *Blüte:* In der Blumenkrone der wilden Belladonna: 0,39% Alkaloid, nur Hyoscyamin, kein Scopolamin. – Kelch: mit jungen Fruchtknoten 0,79% Alkaloid, wesentlich Hyoscyamin.

*Früchte* von wilden Pflanzen enth. reif nur Atropin, unreif ganz vorwiegend Hyoscyamin, wenig Atropin; nach späterer Angabe in beiden nur Hyoscyamin; von kultivierten Pflanzen: reif Atropin u. Hyoscyamin. An Alkaloiden in Frucht 0,107–0,132%, trocken 0,476–0,884%, – Pigment der Frucht ist «Atrosin» benannt.

*Same:* 0,86% Atropin, Atropin u. Hyoscyamin; Alkaloide *nur* in Samenschalen (speziell in obliterierten Schichten derselben); Alkaloidgehalt (reife S.) 0,831% wesentlich nur Hyoscyamin. – Samenfett (Belladonnaöl) ungiftig (sollte als Brenn- u. Speiseöl verwandt werden).»

«Keimlinge sind zunächst alkaloidfrei!»

«Bei Pfropfung auf Tomaten entstehen in ihr keine Alkaloide.»

In einem Ergänzungsbande gibt Wehmer unter Atropa belladonna noch folgendes an:

« *Blätter* (Droge, Folia Belladonnae, ungar. Handelsmuster) enth. 0,2% Alkaloid, 17% Asche, 5,6% Sand. – Alkaloid-Verluste bei längerem Trocknen sollen durch Enzyme entstehen, vor dem Trocknen sterilisierte Blätter zeigten keinen Verlust. Alkaloidgehalt von im Tessin kultiv. Pflanzen in verschiedenen Entwicklungsstadien, in Blätter u. unreifen Beeren höchster Alkaloidgehalt 0,97 bzw. 0,89%, verholzte Stengel enthalten noch reichlich Alkaloide.

*Wurzel* (Radix Belladonnae, Droge, ungar. Handelsmuster) enthielt 0,59 bis 0,66% Alkaloid, 6,4–7,4% Asche, 0,6–0,73% Sand.»

Nach Dr. G. Madaus sollen bei der Atropa-Kultur das Wachstum und die Inhaltsstoffe durch Zusammenpflanzen mit Galega und Artemisia vulgaris gefördert werden, während Sinapis alba stark hemmen soll. Es ist natürlich zu beachten, daß eine solche Pflanzengemeinschaft in der Natur niemals auftritt. Die Tatsache an sich wirft aber doch ein bezeichnendes Licht auf die Giftwesenheit der Atropa belladonna, worauf später zurückgekommen wird.

Wie bei Arnica montana angedeutet wurde, gehört auch Atropa belladonna zu jenen Pflanzen, deren arzneilicher Wirkungsbereich in vergangenen Zeiten – soweit in dieser Hinsicht Überlieferungen vorliegen – nur zum geringen Grade erfaßt wurde oder erfaßt werden konnte. Marzell schreibt, daß im klassischen Altertum allein Theophrast die Tollkirsche (unter anderem Namen) erwähnt. Heute wird die Atropa belladonna nur an wenigen Stellen in den Bergwäldern Thessaliens gefunden. Im Mittelalter war sie auch schon bei uns bekannt. Die heilige Hildegard erwähnt sie als «dolo» (= toll?) und bringt sie auf Grund des Giftgehaltes mit dem Teufel in Verbindung. Im Gart der Gesundheit (Mainz 1485) ist sie unter dem Namen «uva inversa» und «dolwortz» zu finden. Es heißt dort unter anderem «das krut und wurtzel sind kalt und fucht an dem andern grade. Diß krut und wurtzel nutzet man in der artzney. und ist gut genutzt vor große hitz ußwendig und ynwendig des lybes. Aber sie macht und meret die melancoly und darumb sollen sich die selbigen disses kruts und wurtzel myden. Dioscorides spricht welcher groß hitz habe der drinck von dißer wurtzeln mit gersten oder endivien waßer. sie kulet fast wole. Item welche frauwe diß kruts oder wurtzel nutzet die fellet gern in ein krankheit mania genant das ist hirn wüstig und darumb sollen alle Menschen diß myden die von natuer kalt und fucht ist. und diß krut yn solich complexion meret und nit mynnert.» Dieses Zitat zeigt, wie tief das Wesen der Tollkirsche erfaßt war. Auch H. Bock (1551) kannte die Atropa belladonna gut. Bei ihm heißt sie «Wald Nachtschatt», merkwürdigerweise nennt er sie «zam Nachtschatt». Er schreibt: «Die erst vnnd zam Nachtschatt wachß nit in den gärten / man wölle sie dann darein pflantze / sonder würt auff den hohen waldtgebirgen funden / nemlich Ydar in der Grafschaft Veldentz / auff der Nahe / deßgleichen habe ich sie auch vmb hornbach im wald (der Scheyd genannt) funden Ist ein feiner staud / etwan iij elen hoch / mit neben runden äasten / als ein bäumlin / die stengel werden züm theil kestenbraun / die bletter vergleiche sich dem andern gemeinen Nachtschatte kraut / doch breyter vñ von farben schertzer. Im Meyen vñ Brachmonat gewiñt diser Nachtschatte lange hole blümen als schellen / braunfarb vnd bleych / als die halb zeitigen feigen. Wann die schellen außfallen / wachsen runde grüne kirßen oder beer hernach / ein jede beer sonderlich an seim stiel / die werden gen den Augstmonat zeittig vnd schwartz / als Heydelbeer: jnwendig gantz braun / voller kleiner körnlin wie Erdtbeeren / am geschmack süß vnd vngeschmackt. Die wurtzel ist weiß vnd fingers dick / knöpficht / lang / verkreücht sich hin vnnd her im grund / bleibt im Winter der kelt halbe vnuersehrt / im Aprillen stoßt sie järlichs jre newe dolden oder Spargen.» Bezüglich der Anwendung und Wirkung findet man ebenda, wo er angibt, daß die Tollkirsche auch «Sewkraut» genannt wird, folgende Ausführungen: «dañ es ein köstliche artzney zü den schweinen ist / wann sie im Brachmonat von hitz oder sonst kranck werden / als dann pflegen die einwoner das kraut im gebürg zü süchen / vnd den sewen in der kost einzügeben / als ein recht preseruatiuum für alle gifftige schnelle kranckheyt».

Bock berichtet auch über einen Vergiftungsfall in einem

«Kreutterbuch». «Gieng der selb man im wald vnd als er vngefähr diß gewächs mit seinen lustigen beeren ersahe / aße er derselben ein güte schüssel voll / ward aber darnach am andern tag so doll vnd vngeschickt / das man jnen wolt gehn Widersdorff haben gefürt… / ich beschied auff der leüt anbringen / man solt jm des stercksten weins zütrincken geben / also geschach das er entschlieff / vnnd ward widerumb gesundt / vnnd lebet noch zü diser zeit.» Über die Anwendung «eusserlich» schreibt er: «Die grüne bletter in dem grossen hitzige hauptweh vbergelegt / stillen den schmertzen mit nidertruckung der grossen hitz. Das gebrant wasser also genützt / hat gleiche Würckung. Diß kraut zerschnitten vnd vbergelegt / dempft vnnd drucket nider alle hitzige geschwär der augen vñ ohren. In gemelter massen auffgelegt / leschet den hitzigen magen / die entzündte leber / alle hitzige brennende schaden / das wild oder heilig fewr / stillet auch den weibern jren fluß / den safft mit wollen vbergelegt / vnd pessaria darauß gemacht / vnd in den leib genommen.

Der safft mit eyer klar temperiert / vñ auff die brennende fliessende augen gelegt / stillet den fluß mit hinlegung des schmertzens.

Zur heylung der hitzigen offenen fließenden schade mag man disen safft mit Bleyweiß vnd Sylberglett vermischen / vnd ein edele salb darauß machen.»

Diese historischen Hinweise genügen, um zu erkennen, *daß* die Tollkirsche bei den zünftigen Heilern der Vergangenheit eine Rolle gespielt hat. In der Volksheilkunde scheint sie aber weniger von Bedeutung gewesen zu sein, soweit Mitteleuropa und besonders Deutschland in Frage kommen. Hilde Sieg erwähnt, daß unsere Pflanze am Naheufer den Namen «Deiwelskersche» trägt. Geht man aber die Berichte durch, die über östlicher gelegene Gegenden Europas vorliegen, so wird das Bild ein anderes. In der Bukowina, wo sie den Namen «Wolfskirsche» trägt, wird sie zu Abtreibungen benutzt, wobei allerdings oft auch eine Verwandte, *Skopolie* (Scopolia carniolica), eine Rolle spielt. In Westböhmen wendet man außer zu äußeren Praktiken auch Abkochungen von

Tollkirschen an bei Hundswut oder «Wasserscheu». Getrocknete Tollkirschen werden dem Liebhaber in Speis und Trank gemischt, um ihm zu gefallen. Daß diese giftige Pflanze dort im Aberglauben und in den Zauberbräuchen eine Rolle spielt, ist ohne weiteres verständlich, da das dortige instinktive Bewußtsein noch etwas vom Wesen derartiger Pflanzen erfaßt. So betrachten die Rumänen der Bukowina die Tollkirsche als den Sitz eines Hausgeistes, wenn solche Pflanzen in ihrem Garten wachsen. Man darf sie darum nicht ausgraben, sonst stirbt die Hausfrau oder das Hausmädchen. Aus dieser Beziehung der Tollkirsche zu den Frauen des Hauses leuchtet unserer Meinung etwas auf, was sich in der italienischen Namengebung der «Belladonna» widerspiegelt. Man ist gewöhnt, diesen Namen mit der Erweiterung der Pupillen zusammenzubringen, die angeblich den Frauen ein schönes Aussehen geben sollen. Wer eine so beglückte Frau im Zustande der Pupillenerweiterung einmal gesehen hat, der kann doch ehrlicherweise nicht behaupten, daß das schön aussieht. Ist das astralische Wesen nicht vielmehr, das sich gerade bei der Belladonna besonders bemerkbar macht, mit dieser «schönen Dame» gemeint, so wie es sich andrerseits oben auch als «Wolf», als «Deiwel» entpuppt, denn schließlich wirkt ja die Beere durchaus augenhaft im Grün der Pflanze, als Auge der insgesamt astralisierten Pflanze. In diesem Zusammenhang sei auch erwähnt, daß die Tollkirsche stellenweise den Namen «Walkerbeere» trägt, Walkürbeere, woraus sich nach Kronfelder-Chevalier ein Zusammenhang mit den Walküren ergeben würde. In der Schweiz finden wir nach Hegi folgende Volksbenennungen: Wolfschriasi (St. Gallen), Chrotten-Blueme, = Beeri, Tûfelsberi.

In «Geisteswissenschaft und Medizin», im XIX. Vortrage betrachtet Dr. Steiner in folgender Weise die Atropa belladonna:
«Pflanzen können sich wehren gegen die unmittelbaren Erdenkräfte. Dann sparen sie viel auf von ihren Bildungskräften für die Zeit, in der es zur Blüten- und Samenbildung kommt. Unsere gewöhnliche Pflanzenbildung, die den eßbaren Pflanzen zu-

grunde liegt, die beruht ja gerade darauf, daß eine ganz bestimmte Summe von Erdenkräften zur Bildung der Pflanze verwendet wird. Wehrt sich die Pflanze gegen diese Erdkräfte, dann ist sie ausgesetzt den außerirdischen Kräften, wenn es zum letzten Abschlusse der Samenbildung, der Fruchtbildung kommt, und dann wird sie zu einer solchen Pflanze, die eigentlich möchte in die Welt so hinausschauen wie die höheren, über dem Pflanzenreiche liegenden Wesen in die Welt hinausschauen. Dann zeigt sie die Begierde zum Wahrnehmen. Nur hat sie keine Organisation dafür wahrzunehmen; sie ist Pflanze geblieben und will entwickeln so etwas, wie es im menschlichen Auge liegt. Aber sie kann kein Auge entwickeln, weil sie eben einen Pflanzenkörper, nicht einen Menschen- oder Tierkörper hat. Deshalb wird sie eine Tollkirsche, wird eine Atropa belladonna. Ich versuchte Ihnen etwas anschaulich und bildlich diesen Prozeß zu schildern, der da beim Tollkirschewerden vor sich geht. Sie wird eine Tollkirsche, und sie wird, indem sie zur Tollkirsche wird, indem aber schon in ihren Wurzeln diese Kräfte darinnen liegen, die sie dann zuletzt zu der schwarzen Beerenbildung bringen, verwandt mit all dem, was gerade im menschlichen Organismus so wirkt, daß es nach dem treibt, was eigentlich nur in der Sphäre der Sinne vor sich gehen kann, daß es also den Menschen heraushebt aus der Sphäre seiner Organisation in die Sphäre seiner Sinne. – Der Prozeß, der vor sich geht beim Aufnehmen kleiner potenzierter Quantitäten von Tollkirsche, der ist außerordentlich interessant, denn er ist furchtbar ähnlich dem Prozeß des Aufwachens, das mit Träumen durchmischt ist. Da geht gewissermaßen normalisiert dieser Prozeß vor sich. Beim Aufwachen, wenn man gerade noch nicht sinnlich wahrnimmt, sondern wenn die sinnliche Wahrnehmung noch innerlich potenziert ist zum Durchsetztsein des Bewußtseins mit Träumen, da ist eigentlich immer so eine Art Tollkirschenwirkung im Menschen. Und die Vergiftungen durch die Tollkirsche beruhen darauf, daß derselbe Prozeß, der sonst im Menschen verrichtet wird beim Aufwachen, wenn das Aufwachen von Träumen durchsetzt ist, im Menschen hervorgerufen wird durch das Tollkirschengift, aber dauernd gemacht wird, nicht vom Bewußtsein wiederum übernommen wird, sondern diese Übergangserscheinungen bleibend werden. Das ist das Interessante, daß man sieht: die Prozesse, die auch durch die Vergiftungserscheinungen hervorgerufen werden, sind so, daß wenn sie mit dem richtigen Zeitmaß im Menschen hervorgerufen werden, sie dann zu der ganzen menschlichen Organisation dazugehören.

Wie ich vorhin charakterisiert habe, ist das Tollkirschewerden ein tolles Hinstreben zum Menschwerden; so könnte man sagen: das Aufwachen des Menschen hat etwas in sich vom Tollkirschewerden, es ist nur ein abgemildertes Tollkirschewerden, ein Maßhalten des Tollkirschewerdens, ein solches, das sich eben auf den Moment des Aufwachens beschränkt. Wollen Sie daher den Körper entlasten von den inneren Albuminisierungsprozessen, wollen Sie ihn so beeinflussen, daß Sie die zu stark wirkenden Albuminisierungsprozesse zurücknehmen, gewissermaßen das Körperliche ins Seelische ableiten, so daß dasjenige was sonst in den körperlichen Substanzen als Halluzinationen wirkt: dann geben Sie potenziert Belladonna; da legen Sie etwas in die Seele hinein, wovon Sie den Körper entlasten wollen. Das ist dasjenige, was nun ja auch wiederum, allerdings verwirrend und mit Illusionen eben durchdrungen – wie ich am Anfang des Vortrages sagte – bei der gewöhnlichen makroskopischen Wirkung der Belladonna einem entgegentritt. Natürlich, wenn Sie den Menschen stoßen, daß er nicht aus dem Aufwachzustand in den Wachzustand übergeht, sondern beim Aufwachzustand bleibt, töten Sie ihn gerade.»

In einem Vortrage in Dornach vom 11. 2. 1923 heißt es:

«Wenn man in der Natur Gifte hat, sagen wir z. B. das Gift, das in der Belladonna, in der Tollkirsche, sitzt, dann entsteht ja die Frage: was sind denn die eigentlichen Gifte gegenüber den gewöhnlichen Stoffen, die wir in unserer Umgebung finden, und die ja nicht Gifte sind, weil wir sie essen können.

Wenn wir unsere Nahrungsmittel essen, dann bekommen wir in den Organismus etwas hinein, was in der Natur draußen auf ähnliche Weise gebildet wird wie unser unsichtbarer Mensch. Wir bekommen etwas in uns hinein, was von einer geistigen Tätigkeit ausgeht, in eine astrale Tätigkeit, dann in eine ätherische und dann in eine physische Tätigkeit hineingeht. Wenn eine solche Tätigkeit, die in der Natur von oben nach unten geht, die also gewissermaßen von dem Umkreis herein auf die Erde wirkt, eine Tätigkeit, die unserer inneren Ichtätigkeit, die eine rein geistige ist, verwandt ist, wenn also das, was sich auf dem Wege vom Astralischen, weiterhin auf dem Wege vom Ätherischen umwandelt, dann ins Physische geht, dann nimmt die Pflanze in der Regel eine solche Tätigkeit auf. Die Pflanze wächst dieser Tätigkeit von unten nach oben entgegen und nimmt diese ätherische Tätigkeit auf, die aber schon von oben richtig die astralische und Ich-Tätigkeit, also die seelische und geistige Tätigkeit, in sich hat. Aber es kann auch so geschehen, wie es bei dem Gifte ist. Die Gift-Stoffe haben die Eigentümlichkeit, daß sie sich an das Ätherische wenden wie – sagen wir – die gewöhnlichen grünen Stoffe in der Pflanze, sondern daß sie sich direkt an das Astralische wenden, das ich hier rot gezeichnet habe, das in diesen Stoff hineingeht.

Bei der Tollkirsche ist es so, daß die Frucht außerordentlich gierig wird, und durch ihre Gier nicht sich damit befriedigt, das Ätherische aufzunehmen, sondern daß die Frucht direkt das Astralische aufnimmt, bevor dieses Astralische die Lebenskräfte durch das Ätherische beim Herunterströmen in sich aufgenommen hat. Ich möchte sagen, es tropft immerfort, statt in das Ätherische hineinzugehen, auch Astralisches aus der Weltenumgebung auf die Erde nieder. Und solche Tropfen astralischen Wesens, die nicht in der richtigen Weise durch die Ätheratmosphäre der Erde hindurchgegangen sind, finden sich z. B. in dem Gift der Tollkirsche. Auch in dem – sagen wir – des Stechapfels, in dem Hyoscyamin, dem Gifte des Bilsenkrautes usw. haben wir gewissermaßen ein Niedertropfen des Kosmisch-Astralischen in die Pflanze hinein.

Dadurch ist aber dasjenige, was in diesem Pflanzenstoff lebt, und was in der Belladonna, in der Tollkirsche, lebt, verwandt je-

ner Tätigkeit, die direkt vom Ich oder astralischen Leibe hineingeht in die menschlichen Nerven und in den menschlichen Sauer-
stoffkreislauf. Wir bekommen also, wenn wir das Gift der
Tollkirsche aufnehmen, eine wesentliche Verstärkung der Ab-
bau-Prozesse in uns, derjenigen Prozesse, die sonst vom Ich direkt in den physischen Leib hineingehen. Das menschliche Ich ist
nicht so stark, daß es solche Verstärkung vertragen kann. Wenn
die entgegenwirkende, von unten nach oben in den Blutbahnen
gehende Wirkung einmal zu groß ist, dann kann man ihr entge-
genschicken solche Abbauprozesse, und es kann – in einer kleinen Dosierung – das Atropin, das Gift der Tollkirsche, ein Gegenmittel sein gegen die zu starken Wachstumsprozesse. Aber in
dem Augenblick, wo zuviel kommt von diesem Gifte, da kann
nicht mehr die Rede davon sein, daß ein Gleichgewicht da ist;
dann werden zunächst die Wachstumsprozesse zurückgedrängt,
und der Mensch wird ganz benebelt von einer geistigen Tätigkeit,
die er noch nicht in seinem Ich ertragen kann, die er vielleicht in
zukünftigen Zuständen, in dem Venus- und Vulkan-Zustand
wird ertragen können. Dadurch treten die eigentümlichen Vergiftungserscheinungen auf.

Zuerst wird untergraben der Ausgangspunkt der im Blute liegenden Tätigkeit. Es treten dann jene gastrischen Erscheinungen
auf, die – wenn Tollkirschengift genossen wird – den Anfang bilden. Dann werden die Kräfte stark abgehalten von unten nach
oben zu wirken, und es tritt dann völlige Bewußtlosigkeit, die
Zerstörung des Menschen von den Abbau-Prozessen aus, ein.»

In einem Vortrage vom 22. 3. 1923 sagt Dr. Steiner unter anderem über die Atropa belladonna folgendes:

«Machen wir uns einmal klar, worauf denn das Pflanzliche beruht; ich habe das ja schon öfter angedeutet. Wir stellen uns die
Erdoberfläche vor. Die Pflanze hat ihre physische Organisation.
Sie ist von ihrem Ätherleibe durchdrungen; aber die Pflanze
würde sich nicht entfalten können, wenn sie nicht – wie ich das
schon öfter dargestellt habe – von oben herunter zur Blüte hin
berührt würde von dem astralischen Elemente, das überall ausge-

breitet ist. Die Pflanze hat nicht einen astralischen Leib in sich, aber das Astralische berührt überall die Pflanze. Die Pflanze nimmt in der Regel das Astralische nicht in sich auf, sie läßt sich berührt werden davon. Sie verarbeitet das Astralische nicht. Sie lebt nur in einer Wechselwirkung; nach oben, nach dem Blühenden und Fruchtenden zu lebt sie in einer Wechselwirkung mit dem Astralischen. Das Astralische verbindet sich nicht mit dem Ätherleibe oder dem physischen Leibe der Pflanze in der Regel. *Bei der Giftpflanze ist das anders:* Bei der Giftpflanze liegt das Eigentümliche vor, daß das Astralische in das Pflanzliche eindringt und sich mit dem Pflanzlichen verbindet. So daß, wenn wir die *Belladonna* haben, oder sagen wir das *Bilsenkraut,* dann saugt gewissermaßen eine solche Pflanze stärker oder schwächer das Astralische auf und trägt ein Astralisches in sich, natürlich auf eine untergeordnete Weise. Denn trüge sie es in geordneter Weise in sich, müßte sie ja Tier werden. Sie wird nicht Tier, sie trägt das Astralische in einer Art gepreßten Zustandes in sich.

Dadurch stellt sich ein besonderes Wechselverhältnis ein zwischen dem, was da – ich möchte sagen – in einer gesättigten Pflanze und in dem tierischen und menschlichen Organismus vorhanden ist. Es stellt sich ein besonderes Wechselverhältnis ein. Essen wir Pflanzen, die nicht giftig sind, – wie man sagt –, so nehmen wir nicht nur das von der Pflanze auf, was der Chemiker im Laboratorium von der Pflanze verarbeitet, wir nehmen nicht nur das Stoffliche auf, wir nehmen auch das Ätherische, Lebenskräftige auf, müssen es allerdings, wie ich ja auch hier einmal ausgeführt habe, gerade während unseres Ernährungsprozesses zur vollständigen Tötung bringen. Er muß also in sich das Ätherische aus dem Pflanzlichen herausarbeiten.

Nun haben wir im *unteren* Menschen, im Stoffwechselmenschen diesen merkwürdigen Prozeß: wir genießen die Pflanze, das Pflanzlich-Stoffliche; es ist auch noch beim Gekochten der Fall, aber besonders stark der Fall, wenn wir rohe Birnen oder rohe Äpfel oder rohe Beeren essen. Wir pressen das Ätherische heraus und nehmen in unseren Ätherleib das Kraftgebilde auf, welches der Pflanze zugrunde liegt. Die Pflanze hat ja eine bestimmte Form, eine bestimmte Gestalt. Die Gestalt, die wir da aufnehmen (das zeigt sich dem hellseherischen Bewußtsein), die ist sogar nicht immer gleich der Gestalt, die wir äußerlich sehen. Es ist etwas Verschiedenes. Es quillt die Gestalt der Pflanze in uns auf, und sie paßt sich in einer merkwürdigen Weise dem menschlichen Organismus an.

Nun tritt etwas sehr Merkwürdiges auf. Denken Sie sich also, – man muß dabei natürlich etwas paradox reden; aber die Dinge sind doch so richtig – nehmen wir an, Sie essen Kohl, so ist da im unteren Menschen ein ganz bestimmtes Gebilde zunächst aufleuchtend. Es besteht eine Tätigkeit im Stoffwechsel-Menschen, im unteren Menschen, die die Folge ist davon, daß der Mensch diesen Kohl gegessen hat. In demselben Maße, in dem diese Tätigkeit im unteren Menschen auftritt durch das Kohlessen, entsteht im *oberen* Menschen, im Kopfmenschen, das Negativ davon, der leere Raum, der dem entspricht, ein Abbild, ein richtiges Negativ. Wenn ich also – sagen wir – die Form, die da unten entsteht, so zeichne, dann entsteht im oberen Menschen ein Abbild, ein Hohlgebilde. Es ist tatsächlich so: der Kohl erzeugt in uns eine bestimmte Form, und das Negativ davon, das entsteht in unserem Kopf. Und in dieses... Negativ des Kohls nehmen wir nun die äußere Welt auf. Die kann uns ihre Eindrücke hereingeben, weil wir den leeren Raum in uns tragen – so gewissermaßen; es ist natürlich alles nur approximativ ausgedrückt. Und so wirken alle Pflanzen, die Nährpflanzen sind, in uns. Nehmen Sie an, wir haben das, was man gewöhnlich Nährmittel nennt, so besteht der Zusammenhang ihrer Form nur insoweit intensiv, daß wir ihn fortwährend im Laufe von 24 Stunden auflösen müssen. Einmal Wachen und Schlafen löst ihn auf. Er muß immer wieder neu gebildet werden. Das ist bei denjenigen Pflanzen der Fall, die in ihrem natürlichen Wachstum physischen und Ätherleib haben und sich von dem Astralischen nur umspülen lassen.

Nehmen wir aber an, wir nehmen zu uns den Saft des *Bilsenkrautes*. Da haben wir eine Pflanze, die in sich... das Astralische aufgesaugt hat, einen viel stärkeren Formzusammenhang hat, so daß da unten eine viel festere Form entsteht, die wir nicht so leicht verarbeiten können, die sich sogar als selbständig geltend macht. Dadurch entsteht ein ausgesprocheneres, intensiver wirkendes Negativ.

Und nehmen wir jetzt an, ein Mensch hat ein seine Struktur nicht ordentlich aufrecht erhaltendes Gehirn. Er neigt zu Dämmerzuständen, weil sein astralischer Leib nicht fest genug im physischen Leib des Gehirns drinnen ist. Er nimmt den Saft des Bilsenkrautes zu sich. Dadurch entsteht eine intensive Pflanzenform, die ein starkes Negativ bildet; und so können in dem Menschen, dessen Gehirn gewissermaßen zu weich ist, dadurch daß man den Ätherleib seines Unterleibes verstärkt, da eine starke Form durch das Bilsenkraut hineinbringt, können in dem deutliche Gedanken entstehen; der Dämmerzustand kann abdämmern. Wenn er dann in seiner übrigen Organisation stark genug ist, um – wenn er das öfter als Arznei verordnet bekommt gegen seine Dämmerzustände – um dann seine entsprechenden Lebenskräfte aufzurufen, so daß dadurch, daß seine Lebenskräfte wieder reger gemacht werden, das Gehirn wieder in Ordnung kommt, dann kann er dadurch eben über seine Neigung zu Dämmerzuständen wieder durch ein solches Gift hinausgebracht werden.

In einer ganz ähnlichen Weise wirkt z. B. *Belladonna* auf den Menschen. Sie wirkt durchaus so, daß folgendes auftritt: ich möchte es schematisch zeichnen. Durch den Belladonna-Genuß, der ja kein ‹Genuß› ist natürlich, wird der Ätherleib von einem starken Gerüst durchzogen. Wenn sie also in einer entsprechenden Dosis genommen wird, so daß der Mensch sie vertragen kann, – aber man kann ja überhaupt nur durch eine Arznei geheilt werden, wenn man sie vertragen kann –, so wird also gewissermaßen dem Ätherleib des Unterleibes ein starkes Gerüst eingebaut. Dieses starke Gerüst erzeugt sein Negativ richtig im Kopfe. Und auf dieser Wechselwirkung des Positivs und Negativs beruht der Heilungsprozeß, auf den man bei Belladonna rechnet.»

240

In einem Vortrag (vom 2. 6. 1923) vor Arbeitern spricht Dr. Steiner auch einmal über Giftpflanzen und wählt die Atropa belladonna als Beispiel, um die gemachten Ausführungen zu illustrieren. Er sagte dort:

«... eine der giftigsten Pflanzen ist ja die Tollkirsche. Wenn Sie eine Tollkirsche haben, so ist die Tollkirsche so schwarz, wie Sie sie haben, dadurch, daß eben in sie das Astralische aufgenommen wird. Also die Tollkirsche nimmt das Astralische auf.

Dadurch aber, daß die Tollkirsche das Astralische aufnimmt, zerstört sie sich in Wirklichkeit ganz; sie hat die Kraft in sich, immerfort die physische Materie zu zerstören. Wenn wir daher eine Tollkirsche essen, so fängt der Tollkirschensaft, sobald er in uns ist, gleich an, unsere innere Materie zu zerstören. Da müssen wir unter der Tollkirsche zugrunde gehen. Die Tollkirsche hat innerlich die Kraft, die physische Materie zu zerstören.

Denken Sie, wir bringen nun in der richtigen Weise, indem wir ihn einimpfen, ganz verdünnten, richtig verdünnten Tollkirschensaft ins Blut des Menschen. Dann können wir, wenn die Linse anfängt, Salze abzusetzen, dunkel zu werden, gerade durch den Tollkirschensaft, wenn er richtig verdünnt ist, keine Giftwirkung mehr hat, so verdünnt worden ist, diese Starkrankheit bekämpfen, dasjenige zerstreuen, was als Absatz entstanden ist.

Wenn wir also den Zerstörungssaft der Tollkirsche, der überall alles andere auseinandertreibt, durch eine richtige Impfung hierher gebracht haben auf die Linse, dann treibt die Impfung auch die Salze auseinander, die sich dort abgelagert haben, und die Linse kann unter Umständen geheilt werden.

Man kann natürlich, wenn der Star schon zu weit fortgeschritten ist, nicht allzuviel bauen auf diese Geschichte; aber wenn man bei einem Menschen, bei dem der Star noch nicht so stark fortgeschritten ist, die Sache zur rechten Zeit bemerkt, dann kann man noch, ohne daß man die Linse später herausoperiert, den Star bekämpfen.

Daher ist es gewöhnlich nichts, wie es die homöopathischen

Ärzte machen; die geben die verdünnte Tollkirsche ein (d. h. in die Verdauungswege, Ref.); da wirkt es zwar auch, aber nicht sehr stark, die Sache kommt immer wieder zurück. Also auf diese Weise kann man gewöhnlich nichts bewirken. Aber man kann sehr viel bewirken, wenn man es ins Blut einimpft (d. h. durch Injektion, Ref.). Das Blut geht dann überall hin, geht auch ins Auge.

Aber, meine Herren, daran sehen Sie auch gleich wiederum etwas anderes. Nämlich Sie sehen dies: Wenn wir viel von der Tollkirsche essen – es genügt natürlich wenig, aber das ist viel in diesem Falle – wenn wir verhältnismäßig viel von der Tollkirsche essen, so zerstört es uns vom Magen, schon vom Schlunde aus unsere physische Materie. Wir können nicht mehr leben. Wenn wir immer mehr und mehr diesen Tollkirschensaft verdünnen, dann werden dadurch die physischen Teile nicht mehr angegriffen, aber der Tollkirschensaft wird verdaut und greift noch sehr stark den Kopf an. Man kann dann den Tollkirschensaft dazu verwenden, wenn Menschen ganz nervös geworden sind, schwummelig geworden sind, sie dadurch wieder zurechtzurücken, daß man ihnen starkverdünnten Tollkirschensaft zu essen gibt, der das, was sich da abgelagert hat, heraustreibt.

Aber wenn man ihn so dünn nimmt, daß er auch den Kopf nicht mehr angreift, so wirkt er noch immer auf das Auge. Das Auge ist dasjenige Organ, das empfindlich ist für die dünnsten Mengen von Tollkirsche. «Belladonna» heißt sie, «die schöne Frau», die Tollkirsche, weil sie so schön schwarzäugig ist. Also das Auge ist für die kleinsten Mengen von Tollkirschensaft noch empfänglich. So ist es merkwürdig, daß unser menschliches Wesen für die verschiedenen Stoffe der Umgebung in der verschiedensten Weise empfänglich ist. Für den Tollkirschensaft ist das Auge – wie schon gesagt, zu viel zerstört das ganze Auge – aber in der Verdünnung ist das Auge für den Tollkirschensaft empfänglich. Für andere Säfte sind wieder andere Organe empfänglich. So daß für jede Substanz irgend etwas in unserem Leib besonders empfänglich ist und verschiedenes bewirkt.»

242

«...Wir können gewissermaßen die Linse im Auge wiederum hell machen, wenn sie sich verdunkelt hat, dadurch den Astralkörper in dieses Stücklein Menschen wiederum hineinschicken, wenn wir dem Menschen aus der Umgebung etwas einimpfen, was das Auge besonders angreift. Das ist also der Tollkirschensaft in entsprechender Verdünnung. Daraus sehen Sie: im Tollkirschensaft haben wir etwas, was gerade im Auge das Astralische wieder heranzieht; und das Astralische zieht dann wiederum das Ätherhafte heran.

Deshalb möchte ich auch sagen: Auch wenn die Tollkirsche draußen wächst, zieht sie das Astralische an, – das Ätherische ist ja schon drinnen, das braucht nicht angezogen zu werden –, sie zieht das Astralische an. Wenn man daher diesen feinen Vorgang, der bei der Tollkirschenheilung bei starkranken Augen geschieht, richtig studieren kann, dann versteht man nämlich auch, was draußen in der Tollkirsche vor sich geht. Das ausgeschlossene Astralische, das wird durch die Tollkirsche herangezogen. Also zieht der Tollkirschensaft auch aus der Welt das Astralische heran. Der Tollkirschensaft ist eine Anziehungskraft für das Astralische. Und wenn wir vergiftet werden mit Tollkirsche, so wird eben zu viel Astralisches in uns hereingezogen, und dieses Astralische fängt zu kochen an, und dieses Kochen zerstört unser Physisches.

Wenn aber zu viel Physisches zerstört ist, – im starkranken Auge ist es dadurch zerstört, daß zu viel abgelagert ist – dann müssen wir es wieder wegschaffen. Dann könnte man ja hoffen, daß man mit Belladonna, mit Tollkirsche, auch heilen könnte, wenn sonst sich irgendwo Salze oder ähnliche Stoffe im Körper ablagern. Wenn der Mensch z. B. Gallensteine oder Harnsteine bekommt, so lagert sich auch etwas Festes ab, was eigentlich nicht sein sollte. Dann müßte man hoffen, daß, wenn man das in der Linse im starkranken Auge mit Belladonna heilen kann, man auch die Gallensteine und die Blasensteine mit Belladonna heilen könnte. Das kann man auch, wenn man die Sache nur richtig verwendet.»

An anderer Stelle heißt es über die Belladonna:
(Initiatenbew. G. A. Nr. 243, S. 190/91)

«Die Tollkirsche, Belladonna, sie zieht ihre Wesenheit noch aus anderen Welten herein. Ich kann das auch so charakterisieren: man lernt eine gewöhnliche Pflanze kennen, indem man sieht, sie hat ihren physischen Leib, sie hat ihren Ätherleib; und dann sieht man, daß die Blüte und die Frucht umschwebt wird von dem allgemeinen Astralischen im Kosmos. Sie sehen also auf die Pflanze hin. Überall sprießt aus der Erde das Physische der Pflanze heraus. Überall hat die Pflanze ihren Ätherleib, und darüber, wie in Wolken gelagert, das Astralische. So ist es bei solchen Pflanzen wie bei dem Veilchen.

Bei einer Pflanze wie der Tollkirsche wird es anders. Bei der Belladonna ist es so: die Pflanze wächst, hat hier ihre Blüte, hier drinnen entwickelt sich die Frucht. Da aber geht das Astralische in die Frucht hinein. Das Veilchen entwickelt die Frucht bloß im Ätherischen. Die Tollkirsche saugt mit der Frucht das Astralische ein. Dadurch wird sie giftig.

Alle Pflanzen, die in irgendeinem ihrer Teile Astralisches aus dem Kosmos einsaugen, werden giftig. Dasselbe also, was, wenn es ins Tierreich kommt, dem Tier den Astralleib gibt, das Tier innerlich als ein Empfindungswesen ausgestaltet, es macht, wenn es in die Pflanze eintritt, die Pflanze zur Giftpflanze.

Das ist sehr interessant, weil wir sagen können: unser astralischer Leib trägt Kräfte in sich, die, wenn sie in die Pflanze kommen, als Gift sich darstellen. Und so muß man auch das Gift auffassen. Nur dadurch kommt man zu einer innerlichen Erkenntnis des Giftes, daß man weiß: normalerweise hat man als Mensch in seinem astralischen Leib eigentlich die Kräfte aller Gifte in sich, die es gibt, denn das gehört zum Wesen des Menschen.»

«...Wir haben ein Veilchen. Wir haben eine Tollkirsche. Wir sehen, wenn wir für jede Welt das richtige Bewußtsein entwickelt haben, in dem Veilchen ein Wesen, das in seiner richtigen Welt verbleibt, nichts herauszieht aus einer ihm fremden Welt. Bei der Tollkirsche sehen wir, daß sie etwas heranzieht aus einer ihr

244

fremden Welt. Die Belladonna eignet sich etwas an, was eigentlich eine Pflanze nicht haben darf, was erst ein Tier haben soll.
Und so ist es durch alle Giftpflanzen. Sie eignen sich dasjenige
an, was sie als Pflanzen nicht haben sollen, sondern was erst dem
Tiere gebührt.»

Zur Wesenserkenntnis unserer Heilpflanze bräuchte nicht
mehr allzuviel hinzugefügt werden. Wenn alle Hinweise Dr. Steiners ausgeschöpft würden, dann steht Atropa belladonna aus ihrer Hintergründigkeit heraus klar vor unseren Augen. Der Hinweis, daß Nährpflanzen solche Pflanzen sind, die sich mit
Erdenkräften anfüllen und durchdringen und darum den Menschen eben erdenfähig und erdenzugehörig machen, während das
Wesen der Giftpflanzen von der Art ist, daß es diese Tendenz zu-
rückdrängt, beleuchtet den Weg zum Erkennen. Wo aber Erdenkräfte zurückgedrängt werden, strömen kosmisch-geistige Kräfte
ein und werden in der Pflanze zu «Gift»-Erzeugern. Sie stellen
in der Pflanze dann das dar, was in den höheren Erdenwesen die
Voraussetzung zur Wahrnehmung, zur Sinneswahrnehmung abgibt. In dem wechselnden Ablauf der Vorgänge des Schlafens und
Wachens oder des vegetativen, albuminisierenden, aufbauenden
Organgeschehens und des wahrnehmenden, abbauenden Organgeschehens schiebt sich als Übergangsprozeß der Aufwachprozeß
ein, in dem das Hinstreben zur Sinneswahrnehmung (= Wach-
sein) noch gehemmt wird von den stark nachklingenden, hem-
menden Albuminisierungsvorgängen des Schlafes, in denen eben
auch die Halluzinationen dieser körperlichen Substanzen und
Substanzvorgänge nachklingen. Dieser Vorgang findet sein
pflanzliches Gegenbild in der Atropapflanze, und gerade darum
kann Belladonna in potenzierter Form die Überleitung zum Wachen, zum klaren Gebrauch der Sinnesorgane fördern, weil es den
Zwischenzustand auf Grund seiner Wesensbeziehung zu ihm zu-
rückdrängt. Wir haben hier bei einer Pflanze eine fast greifbare
Signatur für funktionelle Vorgänge vor Augen, wie sie uns nicht
alle Heilpflanzen so offensichtlich bieten. In dem zweiten Zitat
wird darauf hingewiesen, daß das direkt abbauende Eingreifen,

d. h. die Umgehung einer Einwirkung auf das Ätherische seitens
des geistigen Astralischen in der Nerventätigkeit genau so vorliegt, wie das Astralische direkt auf das Physische der Pflanze einwirkt. In diesen Vorgängen, also im Prozessualen, liegen hier die
Verwandtschaften in beiden Erdengeschöpfen. Die Bella-
donna-Vergiftung ist nichts anderes als eine Verstärkung der geschilderten abbauenden Ich-Tätigkeit und Astraltätigkeit, die
aber segensreich eingreifen kann, wo diese Tätigkeit im Menschen dadurch behindert ist, daß vom anderen Körperpol aus die
Stoffwechselvorgänge die geistigen Vorgänge nicht ablaufen lassen, d. h. wo das Aufwachen nicht voll eintritt.

In dem zitierten Arbeitervortrage wird von wieder einem anderen Aspekte aus deutlich gemacht, wie ein solches Verhältnis
des Astralischen zum Physischen sowohl in der Pflanze wie in Tier
und Mensch physische Materie zerstört, und es wird verständlich,
daß die *Alkaloide* solcher Pflanzen den *Verwesungsgiften* in Tier
und Mensch so ähnlich sind, daß sie kaum voneinander zu unterscheiden sind. –

Das homöopathische Arzneimittelbild der Belladonna wird –
richtig gelesen – nochmals die gleichen Verhältnisse der Wirksamkeit illustrieren.

Der Amerikaner *Nash* nennt Belladonna ein Kopfmittel, da
bei den meisten Beschwerden «die Kopfsymptome überwiegen».
«Alles Blut scheint nach dem Kopf zu drängen. Der Kopf ist heiß,
während die Extremitäten kalt sind. Die Augen sind rot und blutunterlaufen. Das Gesicht ist ebenfalls rot, beinahe purpurrot. Die
Halsschlagadern klopfen so stark, daß es deutlich sichtbar ist.»
«Zustand der Benommenheit tritt ein.» Es werden sehr heftige
Delirien mit oder ohne Schmerzäußerung beobachtet. Dabei bildet sich der Patient ein, «Geister, schreckliche Gesichter, Tiere
und Insekten zu sehen». «Kein Mittel hat so ausgesprochen heftige Delirien wie Belladonna.» Charakteristisch im Gegensatz zu
Hyoscyamus und Strammonium ist die «Blutüberfüllung des Gehirns».

Belladonna gilt als ein Hauptmittel bei lokalisierten Entzündungen, das oft schlagartig hilft, wenn die Erscheinungen plötzlich aufgetreten waren und die charakteristischen Kopfsymptome mitbrachten. «Dieses Mittel ist nur in dem ersten, kongestiven oder aktiven Entzündungsstadium am Platz.»

Bei Kinderkrankheiten ist es neben Chamomilla eines der besten Mittel nach Nash.

«Sie kommen plötzlich, fast ohne Vorboten.» «Das Kind ist in einer Minute wohl, in der nächsten krank;...» «das Kind ist sehr heiß mit rotem Gesicht und wie benommen; es fährt jedoch alle Augenblicke in die Höhe und zuckt im Schlafe zusammen, als wenn es in Krämpfe fallen wollte.»

«Es ist nicht leicht zu sagen, warum die Schmerzen von Belladonna plötzlich erscheinen und nach einiger Zeit ebenso plötzlich, wie sie kamen, verschwinden.» «Belladonna-Kopfschmerzen, ob kongestive oder neuralgische, werden schlimmer durch Sichnachvornneigen, Hinunterbeugen oder Niederlegen, durch alles, was den Patienten aus seiner aufrechten Lage bringt.»

Starke Beziehung des Mittels zum Halse! Als typische Bauchsymptome gibt Nash noch an: «Empfindlichkeit des Bauches, durch die leichteste Erschütterung verschlimmert, z. B. beim Gehen oder Auftreten, oder selbst durch die Erschütterung des Bettes oder Stuhles», ferner «Drängen nach unten, als wenn der Bauchinhalt durch die Vulva herausgepreßt würde, morgens schlimmer!» Gefühl, als bräche der Rücken ab. «Auffahren und Zucken im Schlaf» oder beim Einschlafen ist oft charakteristisch, «schläfrig, aber kann nicht schlafen» und «stöhnt im Schlaf».

Heinigke weist noch darauf hin, daß manche Belladonnabeschwerden nachmittags oder abends schlimmer werden. Auch er kennzeichnet die Belladonnawirkung auf das Nervensystem so, daß «anfangs die Wirkungen den Charakter hoher Erregung zeigen, der später teilweise oder vollkommen in den Zustand von Schwäche und Lähmung übergeht».

Metzger gibt die Belladonnawirkung etwas einseitig vom

Atropinbild bestimmt an, das wie angedeutet nur ein einge-
schränktes Wirkensfeld spiegelt. Zwar weist Metzger auch darauf
hin, doch zeigt seine Darstellung ein weniger verständnisvolles
Erfassen der Belladonna überhaupt, wenn auch das Arzneibild in
üblicher homöopathischer Weise angeführt wird. Nach ihm ist
Atropinum sulfuricum statt Belladonna angezeigt, wenn man die
vagotrope Beziehung berücksichtigen will, z. B. bei Gallenkoli-
ken, Magenkrämpfen, Krampf an Glottis, Blase und Uterus, bei
Asthma, Magenulcus und Nierensteinkoliken. Atropinum stellt
nach Metzger eine Wirkungsverschiebung mehr nach dem Nervösen hin dar auf Kosten des Entzündlichen im Gegensatz zur
Belladonna. Auch in diesem Falle erscheint das nervöse Element
in seiner Funktion als Entzündungserzeuger nicht richtig erfaßt
zu sein; doch kann in diesen Zusammenhängen nicht darauf eingegangen werden und muß auf die geisteswissenschaftliche medizinische Literatur hingewiesen werden.

Seit Hahnemanns Zeiten ist Belladonna wohl die meist be-
achtete und geprüfte Arzneipflanze in der Homöopathie. Es liegt
eine unermeßliche Literatur vor, die dem speziellen Studium
empfohlen werden mag. Aus Raumgründen ist es unmöglich, das
umfassende homöopathische Arzneibild hier erschöpfend darzustellen. Einige Angaben des Amerikaners *Farrington* erscheinen
aber doch noch erwähnenswert. Er weist auf die Ähnlichkeit der
Symptome bei Belladonna, Hyoscyamus und Datura strammonium hin. Nach ihm wirken sie (auch Solan. nigrum) vorwiegend
auf das Gehirn im Gegensatz zu Nicotiana tabacum und Solan.
dulcarmara.: «Es gibt einige Symptome von Belladonna und
Hyoscyamus, die entgegengesetzt sind, nicht so sehr in der Phra-
seologie, durch die sie ausgedrückt sind, denn sie lesen sich fast
ganz gleich; sondern sie wirken in entgegengesetzter Richtung
und dienen daher zuweilen als Antidote gegeneinander. Dies gilt
hauptsächlich von den Haut-Symptomen.» – Auf diese Zusammenhänge wird nochmals in der Gegenüberstellung der drei heimischen Hauptsolanaceen eingegangen.

Betrachten wir unsere Heil- und Giftpflanze nochmals zusammenfassend, so fällt vor allem ihre schon dargestellte Wuchsart auf. Nahezu jede andere Pflanze ist in ihrem Wuchswesen gekennzeichnet durch ihr heimliches Zwiegespräch mit den Umkreiskräften einerseits und den Erdenkräften andrerseits, deren Einflüsse im Zusammen- oder Gegeneinanderwirken in jeweils typischer Weise von der Urpflanze geduldet, gesucht und dadurch typus-mitbestimmend werden. Bei der Tollkirsche hat sich der Einfluß von oben in das Unten unter Umgehung des vermittelnden Ätherischen zu einer ausgesprochen verschobenen Vegetationsart entwickelt. Das drückt sich dann auch in der Zusammensetzung ihrer Stengelsprossen und deren Verschiebungen gegeneinander aus (vgl. Hegi u. Troll).

Schaut man auf die Achse der Atropa belladonna, die in einem bestimmten Punkte plötzlich in ihrem Wachstum gehemmt wird dadurch, daß sich dort durch die drei Seitenzweige eine auf die Spitze gestellte Pyramide entwickelt, in deren Raum hinein sich alle Vegetationsvorgänge mehr oder weniger abzuspielen scheinen, dann wird es einem klar, daß dem typischen Zwiegespräch der Pflanzen mit oben und unten hier eine besondere Variante abgewonnen wird, die monologischen Charakter zur Schau trägt. Wenn der Blühvorgang aber einsetzt, dann durchbrechen die unter die Blätter wandernden Blütenknospen nach unten hin die Pyramidenkanten und geraten in deren feuchten Schatten in ein direktes Wechselgespräch mit den waltenden Erden-Mondkräften, denen die Pflanze sich vollkommen verschrieben hat. In diesem Zusammenhang mag auch daran erinnert werden, daß Rutengänger immer wieder davon sprechen, daß sie die Tollkirschen überwiegend im Bereich der sogenannten «Reizstreifen» oder «Wasseradern» angetroffen haben, im Bereiche jener ätherischen Felderungen der Erde, die wesentlich durch Einflüsse des chemischen Äthers charakterisiert sind.

Von Bedeutung ist auch die Beobachtung, daß die Tollkirsche bei −4 °C erfriert, während z. B. der Kohl 15–20 ° Kälte erträgt.

Vom klinisch-medizinischen Standpunkte aus betrachtet, kann

man sagen, wir haben in der Atropa belladonna die große «Aufwach»-Pflanze vor uns, wie sie als solche erstmalig von Dr. Steiner erfaßt und erkannt wurde. Zwar lag die Symptomatologie in diese Richtung weisend schon lange vor, doch wurden die Zusammenhänge nicht erkannt. Die Belladonna-Symptome weisen vielfach hin auf das Grenzerleben der Sinnesregionen, der Sinnesorganregionen, auf das zu starke Eintauchen in dieselben oder auf die Unfähigkeit hindurchgehen zu können durch die Sinne, d. h. voll aufwachen zu können. Darum werden im Belladonna-Bild Licht, Geräusche, Erschütterungen, Kälte oder Zugluft immer als verschlimmernd empfunden. Die vegetativen Krisen im Frühjahr und im Herbst liegen auf der gleichen Linie. Die auch für Schulärzte wichtige Tatsache, daß Kinder, die nicht richtig in ihren Organismus hineinkönnen, sowohl morgens beim Aufwachen (häufige Symptome: morgendliches Weinen, Schreien oder unwirsche Stimmung), als auch überhaupt im Zuge ihres Inkarnierungsweges, von der Belladonna-Medikation wichtige Hilfe bekommen können, ist durch vielfache Erfahrung bestätigt.

Von diesen Gesichtspunkten aus können die meisten Anregungen verstanden werden, die Dr. Steiner bezüglich dieser Heilpflanze gegeben hat. Dr. Degenar berichtet in seinen privaten Mitteilungen aus den schon öfter angeführten Ärztebesprechungen mit Dr. Steiner, die die Herausgabe eines sogenannten «Vademecums» zum Gegenstand hatten, wie er gelegentlich einer Diskussion über das Thema «Epilepsie» und einige in Behandlung stehende Krankheitsfälle über Belladonna unter anderem folgendes ausführte:

«... beim Sinnes-Nerven-System kommen die Dinge in Betracht, die auf einer feineren oder gröberen Art der Wahrnehmung beruhen. Bei der Epilepsie der Kinder hat man es zu tun mit einer Abnormität im Sinnes-Nervensystem selbst. Man müßte erst die Epilepsie als solche beschreiben, erst das Krankheitsbild geben und müßte dann auf charakteristische Ursachen hinweisen... Man beschreibt also die äußeren Symptome. Nun handelt es sich darum, daß man nicht darauf los gehen soll zu sagen: man verwendet das und das. Denn mit den Symptomen, die man beschrieben hat, hat ja das Heilmittel nichts zu tun. Wir haben – nehmen wir an – eine Verwachsung der Hirnhäute entdeckt. Nun, wie heilen wir? Dadurch, daß wir *Belladonna* geben, und wir erwarten, daß durch die Belladonna das Willenssystem durchgreifend angeregt wird und der Patient in einen regelmäßigen organischen Prozeß hineinkommt, der in sich schließt eine regelmäßige Lagerung der Hirnhäute, um mitzureißen die Hirnhäute im Organisieren. Man rechnet also mit etwas ganz anderem als dem Symptomenkomplex, aber der Symptomenkomplex führte einen dazu. –

Wir können nicht sagen, daß *Belladonna* wirkt auf den Sympathicus. Das ist nur bei *Atropin* in großen Dosen. In Wirklichkeit wirkt es auf die Gefäße, in welchen die Ganglien des Sympathicus eingelagert sind. Es entsteht eine Gefäßabsonderung gerade im menschlichen Mitteltrakt, und dadurch entsteht eine lebhafte Tätigkeit des Sympathicus; aber das ist *sekundär*! Da wirkt es so, daß man es höchstens in ganz bestimmten Fällen anwenden kann. Will man aber wirken auf den *Kopftrakt*, wo organische Deformitäten vorliegen, dann muß man es verwenden in dieser Dosis hier: D15–D60!

Man könnte sagen, es wirkt auf die Gehirnnerven; aber das können wir eben nicht sagen! Wir müssen da sagen: auf den *Willens*-Organismus oder auf das organische System des Wollens wirkt es... Man muß halt anführen beim Bilde des Gesunden, bei der Beschreibung der Therapie, was bei der Behandlung der Patienten eingetreten ist. Man kann z. B. sagen, daß der Patient nach dem Einnehmen dieser Dosis *schwitzt*, daß sogar leichtes *Fieber* eintritt. Dann haben Sie in ganz populärer Weise ausgedrückt, was eine Wirkung auf das Willenssystem ist.

*Belladonna* wirkt exzitierend auf diese und jene Erscheinungen, bewirkt z. B. Schwitzen, leichtes Fieber; der Patient wird empfindsamer im ganzen Wahrnehmungssystem. Belladonna wirkt erregend auf dieses System, das man so beschreibt, daß man auf die Realien hinweist. Wir nehmen Belladonna, weil das unmittelbar auf die Dinge losgeht, während *Brom* darauf ausgeht, den ganzen Menschen herabzustimmen. Dadurch werden Reaktionen hervorgerufen, wodurch die Blutzirkulation selbst, nicht ihr Rhythmus, sehr unregelmäßig gemacht wird, in latente Entzündlichkeit kommt. Das ist eine Roßkur, die eine sehr starke Reaktion hervorruft, und die kann unter Umständen glücken.»

«... *Belladonna* wird immer dann besonders gut wirken, wenn man sicher weiß, daß im *Gehirn* Abnormitäten sind oder wenigstens in den Organen, die mit dem Sinnes-Nervensystem zusammenhängen.»

Aus eben der gleichen Krankengeschichtensammlung von Degenar liegen einige mehr oder weniger ausführliche Berichte vor über die Medikation von Belladonna, so ein Fall eines 60jährigen Herrn, dessen Diagnose lautet: Diabetes, Arteriosklerose mit apoplektiformem Insult – RR. 210! Es wird empfohlen Belladonna D3, täglich 5 Tropfen sowie Injektionen mit Cortex betulae bis zum Auftreten von Fieberreaktion. Dr. Steiner sagte dazu:

«Belladonna hat immer eine sehr gute Wirkung, wenn man den Versuch machen will, die Versteifungen aller Gewebe, aber namentlich wenn sie auftreten in Form von irgendwelchen Einschlüssen, rückgängig zu machen. Es ist hier Diabetes, das ist eigentlich eine «Stockung». Die apoplektischen Anfälle sind auch «Stockungen», nicht Gefäßerweiterungen, sondern Gefäßwandaustrocknungen. Mit 40 Jahren ist er ergraut, das weist auch auf Vertrocknungen hin. Auch lokale Vertrocknungen kann man damit bekämpfen, z. B. Star, Gallensteine. Wenn man Belladonna dem Organismus beibringt, so tritt eigentlich sofort eine sehr starke Reaktion des Ätherleibes ein, die gegen die Tendenz der Verkrampfung des Ätherleibes wirkt, und die sind die Ursachen von solchen Dingen, wie er sie hat. Wenn z. B. die Symptome solche sind wie Worttaubheit, Wortblindheit, so kann man auch Belladonna sehr gut anwenden, überall wo Verstopfungen auftreten und dadurch Versteifungen. Manchmal möchte man der ganzen gegenwärtigen Menschheit Belladonna geben, weil sie alle so früh altern...»

252

So finden sich verschiedene und differenzierte Verordnungen von Belladonna bei Linsentrübungen, Gallensteinkoliken, bei Epilepsie, grauem Star und Dispositionen zur Arteriosklerose.

So weit mag vorläufig die Wesenserfassung der Atropa belladonna geführt sein, um erst einmal eine andere Solanacee darzustellen, das Bilsenkraut, Hyoscyamus niger, das zur Tollkirsche in seiner Dynamik polar steht, wenn man die Beziehungen zum Menschen ins Auge faßt. Der Stechapfel, Datura strammonium, wird sich zwischen diese beiden stellen, und eine Zusammenfassung und Gegenüberstellung aller drei wird ihre Wesensbeschreibungen abrunden.

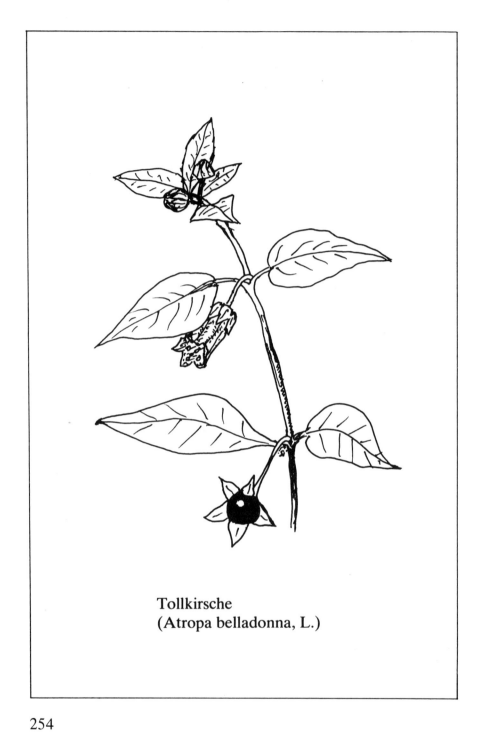

Tollkirsche
(Atropa belladonna, L.)

# Hyoscyamus niger/Das Bilsenkraut

Auf sonnigen Plätzen, an Dorf- und Gartenrändern, an Friedhöfen sowie auf Komposthaufen gedeiht ohne jede Stetigkeit das ein- bis zweijährige Bilsenkraut in enger Gemeinschaft mit vielen anderen Pflanzen, die Schutt und Abfallplätze lieben.

Schwerfällig wiegend schwingt der Bilsenkraut-*Stengel* im Winde. Wie ein weit geschweiftes «S» erhebt er sich in einer Länge von 25–90 cm und mehr über seinen Standort. Selten zeigen sich Astabzweigungen vom Hauptstengel; doch findet man bei kräftigen Pflanzen zuweilen 2–3 an einen Punkt zusammengedrückte Seitenäste. Wo solche sich entwickeln, fällt zumeist die untere «S»-Windung fort, und nur im oberen Teil biegt sich der Stengel abwärts, als rollte sich die Pflanze in sich zusammen. Der Stengel ist hellgrün, rund, ungefähr 0,5–0,75 cm dick und im unteren, der Erde nahen Teile zu leichter Verholzung neigend. Kurz vor den Blattansätzen zeigt er geringe Auftreibung bis zur Stumpfkantigkeit – eine Veränderung, die augenscheinlich im Zusammenhang steht mit dem neuen Triebe. In seiner ganzen Länge ist der Stengel besetzt von einem weißlichen Haarkleid, das zur Blütenregion hin kräftiger und länger wird (bis zu 4,5 mm lang) und fast zottig wirken kann. Infolge der in den Haarspitzen vorhandenen Drüsen fühlt sich der Stengel besonders in den oberen Teilen klebrig an und strömt einen intensiven, als unangenehm bis widerlich empfundenen Duft aus, der sich mit den Ausdünstungen gewisser Raubtiere vergleichen ließe. Die Bildung von Seitenzweigen ist selten, und wo sie auftreten, entspringen sie in den Blattachseln.

Die *Blätter,* zumeist ungestielt, ganz an den Stengel gerückt, umfassen mit der breiten Blattflächenbasis den Stengel. Sogar die Blattrippe zeigt oft Neigung, den Stengel teilweise zu umfassen. Zuweilen strebt von den wechselständig auftretenden Blättern, am Stengel entlang abwärts zum vorherigen Blatte, ein schmaler, fledermausflügelähnlicher Blattflächenstreifen hin. In die Blütenregion gelangend rücken die Blätter infolge wickelähnlicher Anordnung der Triebe so nahe zusammen, daß sie fast wie gegenständig wirken. Die Blattanordnung zur Hauptachse bildet daher – von oben gesehen – durch die Schrägstellung der Blätter einen stumpfen Winkel, der sich zur Erde öffnet. Die ganze Pflanze erweckt den Eindruck, als schwebe sie mit ihren noch zu beschreibenden Organen (Früchten) auf dieser sonderbaren Blattflügelstellung. Die längliche Blattform beginnt breitelliptisch am Grunde, endet geschweift zugespitzt und bildet mit ihren an sich glatten aber doch leichtbehaarten Rändern mehr oder weniger geschweift-zugespitzte Seitenlappungen, die aus runden Einbuchtungen hervorschießen. Die Oberfläche zeigt ein kräftiges Graugrün, das an der Unterseite in Gelbgrün übergeht. Im basalen Teile des Blattes liegt die Blattrippe an der Oberfläche leicht auf, während sie an der Unterseite um das Doppelte dieser Auflage hervorsteht. Zur Blattspitze hin ist die Blattrippe (ebenso wie die Seitenrippen) an der Oberfläche um soviel eingezogen, als sie unterwärts erhaben über die Fläche ragt.

Im Gegensatz zu Atropa belladonna und Datura stramonium zeigt Hyoscyamus schon sehr früh während seiner Vegetationszeit in den unteren Partien verwelkte, herabhängende Blätter.

Die *Blüten* stehen «einzeln» in den Blattachseln und sind im Knospenstadium noch überwiegend in dem halbentfalteten Blatt eingebettet. Diese anscheinend einzeln stehenden Achselblüten bilden zusammen einen dichten, beblätterten Blütenwickel, der der Pflanze eine absonderliche Gestalt vermittelt. Die Blütenknospen scheinen sich in der Sagittalebene wie aus einer unsichtbar wirkenden Spirale von vorn oben in das Stengelblattleben der Pflanze wurzelwärts hineinzudrängen und ihr dadurch etwas zu geben, was weniger pflanzenhaft ist: nämlich ein «vorn» und ein

256

«hinten». Von vorn nach hinten schieben sich die Blüten in die Pflanze und hinterlassen schließlich «hinten» wie auf dem Rükken der Pflanze die Fruchtbecher. Die Blüten bilden mit ihren verwachsenen, in fünf rundspitze, leicht zurückgebogene Zipfel auslaufenden Blütenblättern eine offene Glocke, die zur Erde gerichtet sich öffnet und eine blasse Gelbfärbung offenbart, die von violettem Adernetz durchzogen ist. Der Blütengrund ist dunkelviolett gefärbt. Die beiden unteren Blütenblätter bilden miteinander einen tiefeinschneidenden Spalt, der die Blüte im unteren Teile wie halbiert. Fünf verschieden lange Staubgefäße sitzen am Grunde (je eins an jedem Blütenblatt) der Blüte. Die beiden längsten Staubgefäße haften an den gespaltenen Blütenblättern. Zu Beginn der Blütenentfaltung stehen die violetten, unten behaarten Staubfäden in der Tiefe eng zusammen, und der Griffel überragt sie mit seiner weißen Narbe. Später rücken sie auf und sind mit dieser in gleicher Höhe oder gar länger. Der violette Staubbeutel springt der Länge nach an der Innenseite auf. In der Blütentiefe sondert der *Fruchtknoten* Nektar ab. Die *Frucht* ruht in dem netznervigen, drüsigen und behaarten, in fünf stacheliggeschweift-spitzige Kelchblätter auslaufenden Kelch. Sie ist im Grunde bauchig aufgetrieben, verengt sich nach oben und bildet eine zweifächerige, vielsamige Kapsel, deren Deckel oben quer abspringend nur bei heftigen, durch den Wind verursachten Stengelbewegung den Inhalt freigibt.

Die *Samen* sind nierenförmig und ungeheuer zahlreich. Ihre Färbung ist graubraun. Die *Wurzel* des Bilsenkrautes ist spindelförmig lang gezogen und zeigt ebenfalls eine gebogene Form wie die Andeutung eines «S». Nach oben zu verdickt sich die Wurzel fast rübenhaft.

Die jungen *Sämlinge* entwickeln sich verhältnismäßig schnell und liefern sehr stark, fast silbergrau behaarte Blättchen, die als einzige – bevor der Stengel sich recht zu seiner typischen Stellung geformt hat – eine gewisse Stielentwicklung aufweisen.

Das *Welken* des Bilsenkrautes zeigt Erscheinnungen, die sich von denen der Tollkirsche oder des Stechapfels wesentlich unterscheiden und dadurch zugleich Ausdruck der Bilsenkrautnatur sind. Wenn bei der Besprechung der Blätter erwähnt wurde, daß bereits früh während der Vegetationszeit in den unteren Partien verwelkte, herabhängende Blätter zu beobachten sind, so beruht dieses Welken anscheinend nicht auf einfachen Entquellungsvorgängen oder reinen Einwirkungen auf den physischen Organismus der Pflanze seitens einer physisch beeinflussenden Umwelt wie bei Trockenheit oder ähnlichen Anlässen. Hyoscyamus niger zeigt auch Welkvorgänge aus dem Parenchym heraus, doch ebensogut solche, die von der Peripherie ausgehen. Die Verfärbung dieser Welkspuren spielt zwischen gelb und orange, wird nie sehr leuchtend und ergreift nach Beginn schnell das ganze befallene Blatt. Trotz dieser Welkvorgänge am Blatt bleibt dieses noch eine ganze Zeitlang weichlappig wie die übrigen Blätter. Erst wenn die gesamten Blätter verwelkt sind, zieht langsam eine Welkdarre über die ganze Pflanze, wodurch dann die Kelche ungemein gehärtet werden; doch wird die Pflanze nie so starr wie Atropa belladonna und Datura stramonium.

Bezüglich des Vorkommens gibt Hegi an von der Ebene bis in die Voralpenstufe hinauf; fehlt aber in Mähren in den Gebirgsgegenden fast ganz, auf dem Westplateau selten. Allgemeine Verbreitung: Europa (nördlich bis Tutterö, Lom, Norrland, Süd-Österbotten, Nord-Karelen); Nord- und Westasien; Indien, Nordafrika; Ostasien, Nordamerika, Australien z. T. eingebürgert.

*Hyoscyamus albus:*
Neben dem dargestellten einjährigen schwarzen Bilsenkraut tritt an steinigen Stellen, an Mauern und Wegrändern zuweilen, aber recht selten ein helles Bilsenkraut auf, das seinen Verbreitungskreis besonders in Österreich, im Küstengebiet Dalmatiens, in Istrien hat (nach Hegi). Hyoscyamus albus ist zweijährig. In seiner Größe ähnelt er unserer heimischen Art. Unterscheiden läßt er sich dadurch, daß seine Laubblätter alle gestielt und rundlicher sind als beim schwarzen Bilsenkraut. Die Blüten sind klei-

ner, hellgelb, nicht geadert mit violettem Schlunde, der stärker in Grün hinüberspielt. Blütezeit ist Mai und Juni. Staubbeutel sind gelb und die Samen gelblich mit groben Wärzchen. Die allgemeine Verbreitung wird angegeben für Südeuropa, von Südfrankreich bis nach Dalmatien, Griechenland, Albanien, ferner in Nordafrika und auf den Kanarischen Inseln. –

*Hyoscyamus muticus L.,* kommt in Ägypten, Persien und Arabien vor und soll sich vor allem durch wesentlich höheren Giftgehalt auszeichnen. Es wurden 0,8–1,4% Alkaloidgehalt festgestellt. Die Wurzel wird in Ägypten gesammelt und in den Drogenhandel gebracht. Hegi schreibt, daß Anbauversuche in Spanien und Bern mißlungen sind.

Im ganzen zählt die Gattung 14 Arten, die in Europa, Nordafrika und im gemäßigten Asien wachsen. Sie im einzelnen aufzuführen erübrigt sich.

Die im Altertum bereits bekannte Bilsenkrautentwicklung bei den Babyloniern, Ägyptern, Indern, Persern und Arabern wird weniger mit unserem heimischen Hyoscyamus niger als mit Hyoscyamus albus, aureus und reticulatus zusammengebracht.

Über die Inhaltsstoffe, soweit sie sich in den analytischen Untersuchungen ergeben haben, führt C. Wehmer für Hyoscyamus niger auf Grund der Literatur von 1830–1933 folgendes aus:

«*Blätter:* Hauptalkaloid Hyoscyamin, tox.!, $C_{17}H_{23}NO_3$, Atropin 0,17%, 1-Hyoscyamin, gewöhnlich 0,059–0,070% (Trocksbstz.), doch nicht immer gleichmäßig gefunden, auch 0,0169% i. M. und bis 0,5% (?). Anscheinend etwas reichlicher in Blättern 1jähriger Pflanzen (0,064–0,70%, gegen 0,059–0,069% der Blätter 2jähriger Pflanzen), in Droge des Handels auch weniger, 0,03–0,06% ungefähr an Alkaloid. – Scopolamin scheint für Blätter bislang nicht angegeben (nur im Samen!); bittres Glykosid ‹Hyoscypicrin›, Cholin, Spur äther. Öl und fettes Öl (mit Buttersäureester); Kaliumnitrat bis 2%, im Extrakt Kristalle von Chlorkalium, Harz u. a. – Asche 18–23% bei 6–7% Wasser (Droge). Microchemischer Nachweis der Alkaloide s. Unters. v. Klein u. Sonnleitner. – *Wilde Blätter* gehaltvoller als solche kultivierter Pflanzen; Mehltau-befallene Blätter nur Hälfte des Alkaloidgehaltes; in Blättern und Fruchtwand 0,073–0,102% Alkaloid, in trockenen Blättern 0,057–0,065%, im Stengel 0,052–0,057% Alkaloide, bei völliger Extraktion aber ca. 0,234%. – Blattstiele sind alkaloidreicher als Spreite. – Ungar. Blätter (Handelsdroge) mit 0,11% Alkaloid, 22,1 Asche.

*Wurzel* ist reicher an Alkaloid als Blätter und Same, 0,081%; dasselbe gleichfalls im Mark des Stengels.

*Same:* 1-Hyoscyamin (reichlicher als Blätter), 1-Scopolamin $C_{17}H_{21}NO_4$ ( = Hyoscin und Atroscin nach andern); Atropin (ist erst Umwandlungsprodukt des Hyoscyamins); Ausbeute anscheinend sehr schwankend, von früheren zu 0,52%, auch nur zu 0,57–0,160% und 0,028% gefunden; 0,34%; Glykoside, ‹Hyoscypicrin›, Hyoscerin und Hyoscresin sind nicht näher bekannt und wohl zweifelhafter Art. – Alkaloide *nur in Testa* (obliter. Schicht). –

Fettes Öl (Bilsenkrautsamenöl, als Heilm.) 15–24%, mit Triolein, Tripalmitin und Glyzerid einer noch fraglichen Säure der Linol- oder Linolensäurereihe. Phytosterin. – Samen-Zusammensetzung nach alter Untersuchung: in %: 15,6 fettes Öl mit Harz, 41,8 Rohfaser, 5,8 Rohprotein, 6,2 Gummi, 2,3 Extrst. (Spur Zucker), 28,3 Wasser; auch 24,2 fettes Öl u. gelbes Harz. – Asche 2,35% mit 44,7 $P_2O_5$, 21 MgO, 18,5 $K_2O$.»

In seinem Ergänzungsbande gibt C. Wehmer noch folgende Angaben aus der Literatur:

«Blätter enthalten vorzugsweise Hyoscyamin, nur wenig Scopolamin; der Alkaloidgehalt zeigt keine gesetzmäßige Abhängigkeit von der Düngung. – Droge (Folia Hyoscyami, ungar. Handelsmuster) enthielt 0,11% Alkaloid, 22,1% Asche und 7,4% Sand. – Blattverletzungen bewirken eine Veränderung in der Verteilung der Alkaloide. Der Alkaloidgehalt der Blätter soll durch Kalidüngung vermindert werden, durch P und N erhöht werden…» Diese Angaben sind nach etwas neueren Veröffentlichungen zusammengestellt als die vorherigen. Einzelheiten auch

260

bezüglich der Quellen müssen im Original nachgelesen werden. –

Bezüglich der historischen Stellung des Bilsenkrautes im Brauch und Bewußtsein des Menschen soll es nach Marzell zu den ältesten benutzten Giftpflanzen im Bereiche der indogermanischen Völker gehört haben. Gemäß seinem allgemeinen Vorkommen in Europa, Asien bis China und Japan hin, südlich bis zum Himalaya sowie in Nord-Afrika wird angenommen, daß es diese starke Verbreitung einem alten Anbau verdankt. Babylonier, Ägypter, Inder, Perser und Araber kannten Hyoscyamus gut, allerdings in der Form des H. albus, aureus und reticulatus. In den hippokratischen Schriften (V. Jh. v. Chr.) findet sich H. albus als Giftpflanze angegeben. Dioscurides beschreibt vier «Arten», die bei Genuß des Krautes Wahnsinn und Lethargie verursachen, während die frischen Blätter aufgelegt Schmerz beseitigen. Plinius, Konrad von Megenberg erwähnen das Bilsenkraut. Es soll im 15. Jahrhundert bei Operationen als Betäubungsmittel verwandt worden sein.

H. Bock erwähnt das Bilsenkraut eingehend. Er schreibt: «In vnsern Teütschen Landen wissen wir nur von einem Bülsenkraut züsagen.» Dann führt er die vielen Namen an, die das Kraut bei den verschiedenen Autoren des Altertums geführt hat. Über die Wirkung heißt es dort:

«Bülsen kreütter / blümen vnnd samen / seind kalter natur / sollen selten in leib genommen werden / Darumb das diß gewächß in leib genommen nit alleyn den Menschen / sonder auch allem Vihe schädlich ist. Solches kan man an den Fischen im wasser warnemen / wann die Fisch durch die Landstreicher mit Bülsen vnnd Kokilien körner im aaß betrogen werden / Also das sie daruon doll werden / springen auff / vnnd keren zületst das weiß vbersich / das sie mit den händen in solcher dollheyt gefangen werden. Die Hüner auff den balcken fallen heraber / wann sie den rauch von Bülsen gewar werden. Solche künstlin treiben die Zygeiner vnd jre gesellschaft.»

«Bülsen kraut blümen vnd samen / dienen züm schlaff / stillen schmertzen / machen aber (zü vil gebraucht) schellig und doll.

Der safft von dem kraut außgedruckt / düchlein darinn naß gemacht / vnd vber die hitzige schmerzliche trieffende augen gelegt / leschet die hitz / stillet den fluß vnd den schmertzen. Der safft oder das öl vom samen in die oren gethon / legt nider die stich vnd den schmertzen. Die bletter also grün vber alle geschwulst gelegt / ist ein Repercußiuum / dann es benimpt den schmertzen / vnd druckt nider die geschwulst allen orten.

Bülsenbletter mit mäl zerstossen / stillet vnnd vertreibet das gliderwehe / vnnd das hitzig Podagram darüber geschlagen. Obgemelte heylung thüt auch das Bülsenöl vom samen gemacht. Ein füßwasser oder dampff von Bülsen gemacht / bringt den schlaff. Das öl mit Eßig gemischt / vnnd vber die stirn vnd schläff gestrichen / thät dergleichen. Solche artznei stillet auch den schmertz der harten zerschwollenen brüsten vnd gemächten / darauff gelegt.

Das gebrant wasser von Bülsen kraut hat obernante Würckung vnnd krafft. In summa / grüne Bülsenbletter / der samen vnnd gebrant wasser / sollen alleyn Eüsserlich schmertzen zü stillen /vnn den schlaff züfordern / gebraucht werden.

Die wurtzel von Bülsen mit Eßig gesotten / ist güt zü den schmertzlichen zänen / darmit warm geweschen.

So jemand im argwohn were / das er Bülsenkraut oder samen genossen hette / der trinck von stund Geyßmilch / Honigwasser / Zirber nüßlin / oder Kürbssamen mit süssem wein. Wa deren keyns vorhanden / mag man darfür Nesselsamen / Cressensamen / Senfsamen / Rhetich / Zwibel oder Knoblauch / welches man haben mag / mit wein getruncken / so ist er aller sorgen ab der schölligkeit.

Bezüglich des inneren Gebrauches führt Bock den Dioskurides an:

«Dioscorides schreibt der weiß Bülsensame sey nützlich / mit wein eingenommen / für die scharpffen hauptflüß / auß welchen der schmertzlich hüsten erweckt würt / solches thüt auch weisser Magsamen.»

Wie Bock immer eine gewisse Abneigung gegen unsere Gift-pflanze (übrigens gegen die meisten Giftpflanzen) nicht unter-drücken kann, so wird auch aus der Zeit berichtet, daß vielfach Unfug mit den Bilsenkrautsamen getrieben wurde. Marzell refe-riert aus einer in München aufbewahrten Handschrift: «Pilsen-sam in der padstuben auf den Ofen gegossen macht dy läut an ein-ander slahen mit den padschefflein.» Er berichtet aus dem Lettischen, daß dort angeblich in den Badestuben noch heute der Brauch sein soll: «Wollte man sich an jemand rächen, so legte man auf den Ofen der Badstube Bilsenkraut, worauf diejenigen, welche sich daselbst badeten, wie besessen sich auf den Schwitz-bänken bis zum Morgen mit dem Besen peitschten.»

Bekanntlich wurde bei Shakespeare im «Hamlet» der König ebenfalls durch Bilsenkraut ermordet. Der gemordete Vater schildert dem Dänenprinzen, als er ihm als Geist erschien, den Vorgang:

«– – – Da ich im Garten schlief,
Wie immer meine Sitte nachmittags,
Beschlich dein Oheim meine sich're Stunde
Mit Saft verfluchten Bilsenkrauts im Fläschchen
und träufelt in den Eingang meines Ohrs
Das schwärende Getränk, wovon die Wirkung
So mit des Menschen Blut in Feinschaft steht,
Daß es durch die natürlichen Kanäle
Des Körpers hurtig wie Quecksilber läuft.»*

Daß das Bilsenkraut verwandt wurde in früheren Zeiten zu den vielfältigsten Zwecken, um seine das Bewußtsein verändernde Wirkung auszunutzen, mag noch heute durch viele der ihm beige-legten Namen bezeugt sein: Kraut des Apollo (Appolinaris), Py-

* Diese Applikationsweise des Hyoscyamusgiftes dürfte kaum eine Tod er-zeugende Wirkung haben.

thonion (pythonisches Kraut: Pythios = Apollo, Pythia = Prie-
sterin des Apollo zu Delphi). Der von Dioskurides angegebene
keltische Name «belinuntia» wird – nach Marzell – mit einem
keltischen Gotte «Belenos» zusammengebracht. Im Zauber-
brauch und -glauben der Völker spielte das Kraut an vielen Orten
eine Rolle: z. B. als Regenzauber.

Aus den Hexenprozessen wird «bezeugt», daß das Bilsenkraut
in der sogenannten «Hexensalbe» eine wichtige Rolle gespielt
haben soll, um Halluzinationen hervorzurufen. Die Einwirkung
auf das Geschlechtsleben wird in den durch Folter veranlaßten
Bekenntnissen oft zugegeben. Die von Marzell angeführten Zitate aus solchen Prozessen weisen alle in diese Richtung. Auch
Albertus Magnus spricht davon, daß die «nigromantici» (Zauberer) sich des Bilsenkrautes bedienten.

Marzell schreibt: «Wenn man sich Bilsenkraut kocht und diese
Abkochung jemandem eingibt, glauben die Litauer, so wird derselbe nachher alles *tun,* was man sich beim Kochen gedacht hat.»
Als zauberabwehrendes Mittel wird Bilsenkraut hie und da auf
dem Lande am Johannistag mittags zwischen 11 und 12 Uhr ge-
pflückt und dann das durch Behexung erkrankte Vieh mit dem
«Dulldill» (= Bilsenkraut) beräuchert.

Neben der oben schon erwähnten alten Kultur als Ursache der
weiten Verbreitung des Hyoscyamus weist Marzell auch noch auf
die Zigeuner und anderes fahrendes Volk hin (wie Bock oben
auch!), die ihre «Künste» mit dem «Zigeunerkraut, oder -korn»
ausführten. Ihre Wege sollen angeblich durch das Vorkommen
der Giftpflanze gekennzeichnet sein.

Aber nicht nur die fahrenden Betrüger verwandten Bilsenkraut. Eine alte Verordnung vom Jahre 1507 verbietet den Bier-
brauern schon die Verwendung der Bilsensamen, um das Bier be-
rauschender zu machen.

Der Name des Bilsenkrauts, der bei den Griechen «hyoscyamus» lautet, was soviel wie Saubohne heißt (hys = Schwein, kya-
mus = Bohne), wird an verschiedenen Orten, so in Ostfriesland
zu «Swienekruud», auch «Dull-Dill» oder «Dullkraut». Andrer-

seits soll das Wort «bilsen» die Abwandlung eines Wortstammes sein, der schon bei den Indogermanen bestand.

In Österreich heißt es «Teufelsaug'n».

Kroeber erwähnt, daß das Hyoscyamus ehemals dem Herakles geweiht war. Auch bei ihm findet sich Bilsenkraut erwähnt in Gemeinschaft mit Tollkirsche, Stechapfel und Mandragora als Mittel für Zauber- und Liebestränke und für die Hexensalben. Diese wurden in die Achselhöhle in die Haut eingerieben oder in Scheide und Mastdarm gebracht. Nach Resorption des «narkotischen» Giftes traten dann die Halluzinationen auf.

Nach dem Merckschen Index führt Kroeber bezüglich der Verwendung der Hyoscyamusblätter noch an, daß sie in der Medizin angewandt werden oder wurden als: Antispasmodicum, Anodynum, Narkoticum und Mydriaticum; innerlich bei Affektionen der Luftwege mit Hustenreiz, Krampfhusten, Keuchhusten, Tuberkulose, chronischer Bronchitis, bei Neuralgien, Zahnschmerzen, bei schmerzhaften (rheumatischen und gichtischen) Affektionen der Gelenke, der Knochen, der Urogenitalorgane (Uteruskrämpfe, Blasensteine, Gonorrhöe), bei Magenkrampf, Kolik, Angina pectoris, Schlaflosigkeit, geistiger Aufregung, Hysterie, Epilepsie, Geisteskrankheiten mit großer Erregbarkeit. Äußerlich bei Krebs, Drüsengeschwülsten, Geschwüren, Ekzemen usw. Als Infus zu Augenwässern, zu Klistieren, Inhalationen, Salben und als Rauchmittel (näheres siehe im Original!).

Wie Atropa belladonna findet Hyoscyamus niger große Beachtung in der Homöopathie, die sein Arzneibild gut herausgearbeitet hat, so daß es viele Wesensseiten dieser Heilpflanze, die diese auch im ganzen aufweist, im Bereich des Menschen zur Erscheinung bringt.

Der Amerikaner *Nash* äußert sich über Hyoscyamus unter anderem folgendermaßen: «Das Gesicht der Belladonna-Patienten ist rot, das des Hyoscyamus-Patienten bleich und eingefallen.» Er ist schwach, die Schwäche nimmt zu. Deliriumsausbrüche können wegen der Schwäche nicht lange anhalten. Betäubung nimmt schnell zu bis zur Bewußtlosigkeit. Nash spricht auch von typhusähnlichen Symptomen. Der Unterkiefer sinkt herab. Stuhl und Urin gehen unwillkürlich ab. Nach ihm ist bei typhusähnlicher Lungenentzündung Hyoscyamus das beste Mittel. Er bezeichnet Hyoscyamus von engerem Wirkungskreis als Belladonna. Bei chronischen Manien, sagt Nash: «Wenn das akute Delirium in die ruhige Form, Manie genannt, übergeht, ist dieses Mittel weitaus am zuverlässigsten. Es ist viel häufiger von Nutzen als Belladonna.» Ebenso bezeichnet er nach akuten Krankheiten bei Manien Hyoscyamus als ein Hauptmittel: «Patient ist sehr argwöhnisch, will die Arznei nicht nehmen, weil er glaubt, man wolle ihn vergiften. Er ist eifersüchtig auf andere, oder die erste Ursache des Anfalls ist Eifersucht.» «Manie nimmt oft eine laszive Form an. Der Patient deckt sich auf und entblößt sich, singt und schwatzt verliebtes Zeug.» Patient ist «zu einer Zeit so sanft und ängstlich, daß er sich vor jedermann verbergen möchte, dann ist er wieder so heftig, daß er angreift, schlägt, kratzt und jeden, der in seinen Bereich kommt, zu verletzen sucht». Bei der Hyoscyamus-Manie ist der Kranke gewöhnlich schwach. «Die nervösen Manifestationen dieses Mittels sind nicht auf Gehirnsymptome beschränkt, sondern scheinen das *ganze* System zu umfassen. Jeder Muskel im Körper zuckt, von den Augen bis zu den Zehen.» Bei Konvulsionen, auch epileptischen, ist dieses Symptom eine Hauptanzeige. Ein bestimmter Reizhusten, der sich beim Niederlegen steigert und beim Aufsitzen bessert, ist etwas Typisches für Hyoscyamus. Stiegele spricht da von «nächtlichem Reizhusten»; «sobald sich die Patienten abends ins Bett begeben, fängt der quälende, unaufhörliche Reiz an. Hier ist das Wirkungsfeld für das Bilsenkraut, Hyoscyamus D3 abends um 8, 9, 10 Uhr je 5 Tropfen.» Auch Farrington spricht bei den epileptischen Konvulsionen von einem Rucken und Zucken, von «eckigen Bewegungen». Aus dem Arzneibilde des Bilsenkrautes, wie es Heinigke bringt, seien noch einige Züge angeführt, wobei nochmals – wie früher schon – darauf hingewiesen werden muß, daß die an-

266

geführten Symptomenseiten nicht vollzählig sind. Sofern vollkommene homöopathische Arzneibildskizzen gewünscht werden, muß in der homöopathischen Literatur nachgelesen werden. Heinigke weist darauf hin, daß viele der Beschwerden bei Hyoscyamus gern nach eingenommener Mahlzeit auftreten und besonders heftig in den Abendstunden. Es besteht unwiderstehlicher Hang zum Schlafen, wachendes Träumen, langer und tiefer Schlaf, betäubungsartiger Schlaf (auch mit Zähneknirschen). Als ungewöhnliche Gemütszustände können auftreten: Erregung bis zur Ekstase mit großer Unruhe, Beweglichkeit und vielem Reden; leidenschaftliche Heftigkeit, Eifersucht, Raserei, Wutanfälle, ebenso auch herabgedrückte Stimmung bis zu Melancholie und stumpfer Gleichgültigkeit. «Störungen der intellektuellen Funktionen von Hirn und Hirnnerven mit dem Charakter der Erregung und der Schwächung: alberne Reden, Gebärden und Handlungen, Begriffsverwirrung, Delirien, Denk- und Gedächtnisschwäche, Abstumpfung der Fassungskraft.» Anfälle von epileptischen Krämpfen, von Starrsucht, Konvulsionen, Kinnbackenkrampf. Im Bereiche des Gesichtsorganes: «Krämpfe der Augenmuskeln, Hervortreibung und Verdrehen der Augen, stierer Blick und ungewöhnlicher Glanz der Augen.» Blutandrang und Blutüberfüllung der Nasengefäße, Nasenbluten; Geruchsmangel. Spannung und schmerzhafte Steifigkeit der Nacken- und Schultermuskeln aber auch Lähmung der Unterglieder wie viele andere Symptome im Bereich der Glieder und Muskeln. Der Kreislauf zeigt verstärkte, stürmische, unregelmäßige Herzkontraktionen, beschleunigten, vollen und kräftigen Puls, starkes Pulsieren der Halsschlagadern, dann wieder kleiner, etwas beschleunigter Puls, verlangsamter, kleiner, kaum fühlbarer, aussetzender Puls, Verminderung der Pulsschläge von 85 auf 59 in einer Zeit von einer Stunde. Die Fieberbewegung geht vom Frostschauer, anhaltendem und heftigem Frost mit darauffolgendem Schweiß, vermehrtem Blutandrang nach der Haut mit erhöhtem Wärmegefühl bis zum Brennen, starker Hitze mit vielem Durst und allgemeinem starkem Schweiß. Im Bereiche der Geschlechtsorgane scheinen gleichgerichtete Erscheinungen vorzuliegen. So zeigen sich beim Manne Erregung des Triebes mit Erektionen ohne, auch mit gesteigerter Tätigkeit der auf die Geschlechtsliebe gerichteten Phantasie bis zur Satyriasis, auch temporäre Impotenz. Beim Weibe tritt gesteigerter Trieb mit heftiger Erregung der Phantasie (Nymphomanie) auf; hysterische Launen, um 14 Tage zu frühe Perioden und zu starke Blutungen.

Ein Bild darüber, wie sich Hyoscyamus in das Geschehen außerhalb und innerhalb des Menschen hineinstellt, geben Andeutungen, die Dr. R. Steiner hie und da gemacht hat. Auf das Zitat in der Darstellung der Atropa belladonna (Vortrag v. 22. 3. 1923) wird nochmals hingewiesen. In den schon öfter angeführten «Vademecum-Besprechungen mit Dr. Steiner, die Dr. Degenar zitiert, heißt es gelegentlich der Epilepsieerörterung (s. Atropa belladonna-Darstellung): «...In diesem Falle ist offenbar die Obstipation die Ursache. Die Überanstrengung ist deshalb wohl wesentlich, daß sie sich abgewöhnt hat, ihre Entleerungen regelmäßig zu vollführen, im richtigen Moment an die Entleerungen zu denken. Dadurch hat sie Stockungen verursacht, und innerlich Insulte der Darmwände, die dann einfach nicht funktionieren. Wenn man also in diesem Falle Belladonna aber namentlich *Hyoscyamus* anwendet, dann ist der Vorgang derart, daß Hyoscyamus sehr stark entgegenwirkt. Das wirft entgegengesetzte Wellen den Wellen, die von den Darmzotten kommen, und dadurch werden angeregt die Lymphgefäße, und die saugen dadurch mehr auf. Belladonna wird dann besonders gut wirken, wenn man sicher weiß, daß im Gehirn Abnormitäten sind, oder wenigstens in den Organen, die mit dem Sinnes-Nervensystem zusammenhängen. Aber sobald man im unteren Trakt etwas hat, muß man sehen, daß Hyoscyamus wirkt.» In dem Vortragszyklus «Geisteswissenschaft und Medizin», im XV. Vortrage heißt es über unsere Heilpflanze:

«...Die Amsel... ist ja nicht gerade ein ganz asketisches Tier

268

und frißt daher zuweilen Kreuzspinnen. Aber wenn sie eine Kreuzspinne gefressen hat, und es anfängt ihr recht unbehaglich zu werden – denn es wird der Amsel recht unbehaglich, wenn sie eine Kreuzspinne frißt – und wenn dann ein *Bilsenkraut* in der Nähe ist, geht sie gleich ans Bilsenkraut und sucht sich dort das entsprechende Heilmittel. Es ist ein Heilmittel, denn wenn kein Heilmittel in der Nähe ist, so bekommt die Amsel Konvulsionen und stirbt unter den furchtbarsten Krämpfen und Zuckungen. Sie wird durch ihren eigenen Heilinstinkt davor bewahrt, indem sie sich – wenn Bilsenkraut in der Nähe ist – an das Bilsenkraut begibt und dort das entsprechende Heilmittel aufpickt...

...Was geschieht denn da eigentlich, wenn die Amsel eine Kreuzspinne frißt? Die Kreuzspinne ist in ihrer ganzen Organisation sehr eingespannt in gewisse kosmische Zusammenhänge außerirdischer Natur. Von diesem Eingesponnensein in solche außertellurischen Prozesse rührt ja die ganze Gliedmaßenbildung und auch die Zeichnungsbildung der Kreuzspinne her, so daß – wenn ich so sagen darf – die Kreuzspinne viel planetarisches Leben in sich hat; außerirdisches planetarisches Leben hat die Kreuzspinne in sich. Der Vogel ist eben hier hinter dem Miterleben des planetarischen Erlebens zurückgeblieben; er hat es mehr nach dem Innern seines Organismus verlegt. Wenn er die Kreuzspinne frißt, so machen sich die planetarischen Kräfte in ihm bemerkbar. Da wollen die planetarischen Kräfte, die noch die Tendenz haben, Gestalt anzunehmen, den Vogel durchdringen, und damit hat er zu kämpfen. Er wird in dem Augenblicke, wo er die Kreuzspinne gefressen hat, mit seinem inneren Wollen zu einem Abbild des außerirdischen Lebens. Und da begibt er sich zu der entsprechenden Pflanze hin, die wiederum durch ihr Herauswachsen aus dem Boden und sogar dadurch, daß sie etwas nicht ganz verarbeiten kann unter dem planetarischen Einfluß, sondern es als Gift zurückbehält, dem Entgegengesetzten vom Planetarischen, nämlich dem Irdischen ähnlich geworden ist.» –

In einem Vortrage des Jungmedizinerkurs von Ostern 1924, wo Dr. Steiner einiges über die Artung der Menschen im Mittelalter und die Methoden, das Geistige damals in ihnen zu erkennen, ausführt, heißt es mit Bezug auf das Bilsenkraut:

«Wenn man einem Menschen, den man für gesund halten konnte, nun sagen wir, Melisse gab in einem bestimmten Präparat, wenn er Melisse bekam in einer bestimmten Art verabreicht, wurde sein Bewußtsein mit einem kleinen Anflug von Traumhaftigkeit durchzogen. Er wurde träumerischer, als er sonst war vor der Melissenverabreichung. Dafür aber lagerten sich in das Bewußtsein leise Imaginationen ein. Behandelte man ihn z. B. mit *Hyoscyamus* in einer bestimmten Weise, dann bekam er eine sehr starke Anlage zu Inspirationen. Man fand durch solche Untersuchungen z. B. das Folgende: man fand, daß, wenn man das Sonnengeflecht anregt durch Hyoscyamus, daß dann das Sonnengeflecht durchgeistigt wird, man fand, daß wirklich dann der Astralleib und die Ich-Organisation stark in das Sonnengeflecht eingreifen. Oder man merkte, daß die ganze Blutversorgung des Großhirnes eine um einen geringen Grad – aber der wirkt sehr bedeutsam – stärkere wurde, wenn man dem Menschen Melissensaft beibrachte, weil die Ich-Organisation durch das Großhirn stark eingreift.»

Etwas später heißt es im gleichen Vortrage:

«Wenn wir das Astralische überleiten durch Hyoscyamus, leiten wir einfach das, was im Wärmemantel der Erde lebt, womit die Atmosphäre abschließt, das leiten wir über in das Sonnengeflecht des Menschen, schon auch mit in das Zwerchfell des Menschen. Wenn wir Melisse aber nehmen, das nicht ein eigentliches Gift ist, dann bekommen wir diese leise Wirkung des Geistigen, die sich nur in der Benommenheit zeigt. Man möchte sagen, bei der Melisse ist die Giftentstehung im statu nascendi.» –

In der schon mehrfach erwähnten Krankengeschichtensammlung, die von Degenar zusammengestellt wurde, finden sich einige Hinweise Dr. Steiners, durch die er den Ärzten der ehemaligen Stuttgarter Klinik die Dynamik des Bilsenkrautes ganz im Sinne der zitierten Hyoscyamuscharakterisierung nahe brachte. Seine Ratschläge zielen gerade auf jenen Wesensteil des erkrankten Menschen, der im Willen urständet, der in den Inkarnation impulsierenden Kräften geschwächt zu sein scheint. So wurde einer 44jährigen Frau, die nach einem Sturz von einer Treppe auf das Gesäß, Schwellungen im Kreuz und Schwerfälligkeit vom Kreuz abwärts, Veränderungen des Menstruationsablaufes bekam, weil «der Astralleib nicht richtig in die Unterleibsorgane eingriff» Hyoscyamus in verschiedener Form neben anderen Medikamenten verordnet. – Einem 21jährigen Manne mit einer Art septicämischen Endocarditis (es wurden Staphylococcen und Streptococcen im Blute gefunden) wurden unter wiederum anderen Applikationsformen Hyoscyamus beigebracht, «bis der Ätherleib faßt». Neben anderen Medikationen wurde dann noch Tabacum verordnet. Es war das Ziel, wie es dort heißt, «auf eine Wiederherstellung der Vollfunktion des astralischen Leibes hinzuarbeiten». – Injektionen von Hyoscyamus niger 0,5:10,0/0,5 ccm wurden einer 35jährigen Frau verordnet, die während der Menstruation Erregungszustände bekam und auch sonst zu Depressionen neigte. – In einem Falle spinaler Kinderlähmung, der in Rückbildung begriffen war, wurde Arnica D3 zur Erhöhung der Sensitivität gegeben, Hypophyse D6 zur Belebung der Wachstumskräfte und Hyoscyamus D6 zur Anregung des motorischen Systems. – Bei einem jungen Manne von 30 Jahren, der seit 10 Jahren an «progressiver Muskelatrophie» litt, wurde in Verbindung mit Aranea Diadema D6 (Kreuzspinne) Hoscyamus niger injiziert. Von der Aranea Diadema wird dort gesagt: «Das wird dann eine starke Tendenz im Astralleib hervorrufen, den Astralleib regulär zu bewegen, wie es seine Tendenzen sind. Um dieses zu mildern, daß es innerliche Wachstumskräfte und nicht Krampfzustände werden, und auf die Ansatzstellen der Muskeln wirken kann, müßte man ihn dann oben am Brustbein mit Hyoscyamus niger D6 impfen.» Diese Verordnungen mit Levico abgewechselt wurden rhythmisch nach gewissen Zeiten angeordnet. – Bei einem 35jährigen Fräulein, das viel unter Angst gelitten hatte und seit Jahren bei der kleinsten Aufregung, bzw. wenn sie überhaupt mit Menschen zusammenkam, zitterte, wurde um «die Schwäche ihres Astralleibes, die nur gefördert worden ist während der Kindheit durch den strengen Vater» zu beheben, Arsenikkur verordnet, verbunden mit Salbenapplikationen auf die Nierengegend, die Kupfersalbe mit Hyoscyamus D6 enthielten. –

Aus eigenen Erfahrungen kann gesagt werden, daß es wohl kaum ein besseres Mittel als Hyoscyamus niger D4 gibt, um Frauen, die an Abführmittel gewöhnt sind, eine allmähliche Normalfunktion des abscheidenden Darmes zu vermitteln, die dann zumeist die Abführmittel entbehrlich macht. Bezeichnenderweise wirkt Hyoscyamus beim Manne in dieser Richtung nicht. –

Versucht man zusammenfassend das Wesen des Bilsenkrautes zu charakterisieren, so ist es in seiner Wirkung im Menschen überwiegend auf das Stoffwechselhafte und Willensgebiet gerichtet. In seinem eigenen Ausgestalten ist es gekennzeichnet durch große Plastizität des Blatt-Stengelgewebes, das durch das gifterzeugende Eingreifen des Astralischen wiederum gehemmt wird und frühzeitig den Blütenimpuls in die Blattregion bis in die Blattachsel hinein aufnehmen muß. Es ist wohl zu beachten, was Wehmer anführt, daß das Alkaloid beim Samen *nur* in der Samenschale auftritt, nicht im Keimling, d. h. das Alkaloid bildet sich in der Mutterpflanze und wird von dieser dem Keimling nur in der Schale als Hülle mitgegeben, wie der menschliche Astralleib in den Eihüllen um den Embryo herum wirksam ist. Der Bilsenkrautkeimling muß selbst die giftende Astralisierung erst aufs neue erfahren, um dadurch zur Giftpflanze zu werden. Bei Atropa belladonna wurde schon darauf hingewiesen, daß in der Gegenüberstellung zum Hyoscyamus erst für beide das Wesen klarer zum Ausdruck gelangt. Dasselbe gilt umgekehrt auch für das Bilsenkraut; doch fordert diese Gesamtdarstellung vorweg noch die Beschreibung des Stechapfels, Datura stramonium.

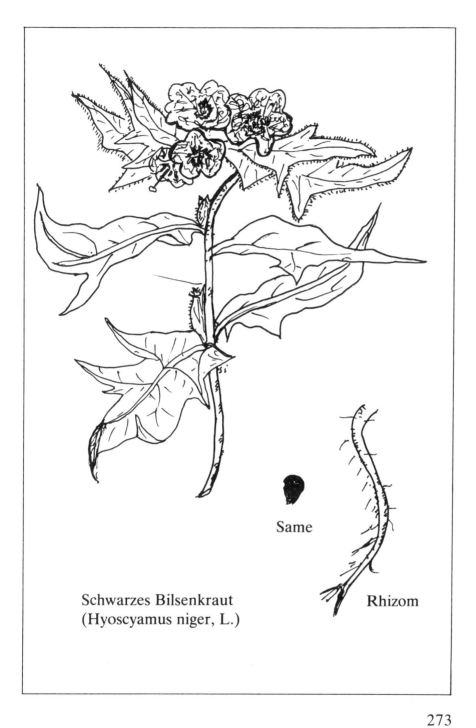

Same

Rhizom

Schwarzes Bilsenkraut
(Hyoscyamus niger, L.)

# Datura stramonium/Der Stechapfel

Auf Schutt- und Trümmerplätzen, in praller Sonne, im Garten-
land, an Ackerrändern, unfern menschlicher Behausungen, am
liebsten um Dunggruben oder Müllplätze der Dörfer und Städte
trifft man zuweilen den Stechapfel. Er ist nicht gerade selten, dafür aber unzuverlässig in seinem Wiedererscheinen. Er verschwindet plötzlich von einem Platze und taucht unerwartet an
einem anderen auf, geleitet durch das Vorkommen von Nitraten
im Boden, ohne die er (nach Francé) nicht zu leben vermag.

Datura stramonium ist einjährig und sticht im Verhältnis zu
anderen Pflanzen, welche die Wissenschaft ihr als verwandt zu-
teilt, in mehrfacher Hinsicht von diesen ab: einmal durch die Blütenbildung, dann durch die auffallende Fruchtbildung, der die
Pflanze ihren deutschen Namen verdankt, aber vor allem auch
durch das starke rhythmisch gemeisterte Ausleben des *Stengel*-
Elementes, das derart im Vordergrunde der Pflanzenerscheinung
steht, daß man die übrigen Sproßelemente fast als zweitrangig
ansehen möchte. Sie geben ihr eine Gesamthaltung, die bei der
durchschnittlichen Gedrungenheit des Wuchses etwas durchaus
Edles an sich hat, nichts Hastiges und doch im profilen Schattenwurf etwas leicht Dämonisches, wenn man derartige Begriffe
überhaupt einer Pflanze beilegen darf.

Aufrecht, mit nur geringer Seitenneigung erhebt sich der stielrunde Stechapfelstengel in hellem, leuchtendem Grün; seltener
in violetter Färbung, die dann die ganze Pflanze bis in die Blüte
hinein tingiert. Starr-elastisch, fast einem Metallrohr ähnelnd,
strebt der hohle Stengel vom Erdboden fort bis zu einer Höhe von
25–60 cm, wird oben stumpf dreikantig und gabelt sich dort in ei-

nem stumpfen Winkel von ungefähr 120 Grad. Die seitwärts strebenden Äste gabeln sich wiederum nach kurzer Wachstums-
strecke ganz symmetrisch, um nach etwa einer weiteren, jeweilig
rechts und links hinausstrebenden Gabelung sympodialwickelig
zur Sproßruhe zu gelangen. Die an der Außenseite unbehaarten
Stengel und Seitenäste glänzen im Sonnenlichte und geben der
Pflanze eine Gesamthöhe bis zu 1,3 Metern. Auf der Innenseite
sind die Äste fein behaart. Größere Exemplare wirken oft – infolge ihrer Stengel-Blattausbreitung – wie auf die Spitze gestellte
Kegel.

Die langgestielten, eiförmigen *Blätter* sind wiederum hervorstechend durch die straffe Formtendenz, die ihnen mit ihren vielen, mehr oder weniger tiefen Ausbuchtungen, die jeweils in feine
lange Spitzenlappen auslaufen, doch ein gewisses starres Gepräge
geben, ein Gepräge, das für den Empfindsamen durchaus ähnliche Gefühle weckt wie die oben erwähnten Schattenprofile der
Stengel, Empfindungen, die im Bereiche der Blätterwelt sonst
nicht gerade häufig sind, da diese zumeist etwas Befreiendes vermitteln: hier spürt man die Angst, die dem Daturawesen zuge-
hört. Die jungen Blätter sind fein behaart, die älteren tragen Härchen nur auf den Blattnerven. Die buchtigen Blattränder sind
kahl. Die Blattspreite – basal breitelliptisch, in den Stiel verlau-
fend und dort beiderseits verschieden weit vordringend – wird
schnell zugespitzt und ist wohl doppelt so lang als breit. Der
Blattstiel ist fast rund und oberseits mit einer Furche versehen.
Blatt-Rippen – Haupt- wie Nebenrippen – sind an der Oberseite
eingezogen und liegen unterwärts stark auf. Die dem Lichte aus-
gesetzte Oberfläche der Blätter ist dunkelgrün von feinem
Mattglanz, unterwärts – der Erde zu – schimmert das Grün etwas
heller. Im Bereich der nackten, unteren Stengel findet nur wenig
Blattbildung statt; doch zeichnen sich die dort gebildeten Blätter
vor allem durch ihre Größe aus (bis zu 20 cm Länge und 15 cm
Breite). Die Art der Stengelbildung verhilft der gut entwickelten
Pflanze bei ihrer sympodialen Entfaltung der Blattsprossen zu einer dachförmig oder regenschirmförmig ausgebreiteten Blätter-

fläche, deren Einzelelemente an keiner Stelle durch Beschattung untereinander vom Lichte ferngehalten wird. Ein Blick unter dieses Blätterdach zeigt einen kahlen, mattgrün durchlichteten Raum, – von der Erde bis «zum Dach» nur durchbrochen von den leuchtenden «Streben» der Stengel, durchzogen von einem schwülen und beklemmenden Duft.

Einzeln stehen in den Stengelgabeln oder zuletzt an den Astspitzen die auffallend großen, weißen, seltener leicht violetten *Blüten,* die sich erst als fünfkantige, 4–5 cm lange Blütenknospen in ihrer ebenso gekanteten, hellgrünen Kelchblätterumhüllung schräg nach aufwärts recken. Solange der Kelch noch geschlossen ist und die Blütenkrone umhüllt, ist er reichlich mit Wasser gefüllt (Wasserkelch). Der fünfkantige, röhrenförmige Kelch ist später leicht luftaufgeblasen und endet in einen fünfzähnigen Saum. Aus ihrer knospenhaften, leichten Spiralwicklung entfaltet die Blüte sich langsam in den späten Nachmittag- bis frühen Abendstunden zur reinen aktinomorphen Form und strömt zur Dämmer- und Nachtzeit einen schwülen, orchideenhaft-fauligen Duft aus, einen Duft, der eine Steigerung des oben geschilderten Duftes der ganzen Pflanze darstellt. In der Knospe ist die weiße Blumenkrone gefaltet und entfaltet sich im Aufblühen in linkslaufender Spirale zu trichterförmiger, langgezogener Glocke mit fünfzipfeligem Saume. Jedes Zipfelchen ist ganz fein zugespitzt und im Sinne der erwähnten Spirale abgebogen. Fünf gleichlange Staubfäden, die im unteren Verlauf mit den Blütenblättern verwachsen sind, umgeben den ebenso langen Griffel mit seiner zweigeteilten Narbe, ohne jedoch die Krone zu überragen. Die Staubbeutel – der Länge nach aufspringend – sind basal angewachsen. Die Blüte erreicht oft eine Länge bis zu 7,5 cm. Nur eine Nacht währt die Blütezeit, in der Nachtfalter die Besucher sind. Am Grunde des Fruchtknotens wird Nektar ausgeschieden. Durch Verwachsung der Staubfäden mit den Kronblättern haben sich fünf Röhren gebildet, die zu diesem Nektar hinführen. Mit dem sich ausbreitenden morgendlichen Tageslicht faltet die Blüte sich wieder zusammen, welkt schnell und fällt mitsamt dem Kelche ab. Sie hinterläßt einen ringförmigen Kelchgrund, aus dem sich hernach die stachelige Frucht entwickelt.

Die Blütezeit des Stechapfels ist die Zeit vom Juni bis Oktober.

Der *Fruchtknoten* formt sich zu einer eiförmigen Kapsel, mit kurzen, weichen Stacheln besetzt, die von Verzweigungen der Gefäßbündel versorgt werden (Strasburger). Nach dem Abfallen von Blüte und Kelchblättern verharrt der Kelchgrund eine Zeitlang wie ein flaches Teller-Pentagramm und läßt darauf die Frucht langsam schwellen, bis er die voll entwickelte Frucht später wie eine abwärts gewendete Halskrause umgibt. Die Stachelfrucht, die eine Größe von 5,5:4,9 und mehr Zentimeter erreicht, gibt im Laufe ihres Reifens allmählich ihre saftig grüne Farbe auf, wandelt sie unter gleichzeitiger Eintrocknung in ein helles Braun. Jetzt starren die früher weichen Stacheln trocken-hart in die Luft, wieder jenes Gefühl einer verschleierten Angst erweckend. Ist die Reifung vollendet, die Austrocknung auf ihrem Höhepunkte angelangt, dann spaltet sich die Frucht vom Scheitel aus in vier Schalen, die sich mit ihren oberen Zipfeln zuweilen auch nach außen biegen. Der Fruchtknoten, der oben zwei- und unten vierfächerig ist, schüttet nun bei Windstößen zahlreiche braunschwarze, platte, punktförmig oder netzgrubig genarbte, milzförmige *Samen* aus, die in der gewundenen Samenanlage ruhten, welche der Kiemenanordnung der Rippenqualle stark ähnelt.

Die *Wurzel* des Stechapfels ist eine spindelförmige Pfahlwurzel, die zumeist in leichter S-Windung aus der Erde heraus in den Stengel übergeht. Um diese Pfahlwurzel verzweigt sich ein zahlreiches feines Wurzelwerk. Die Wurzelfarbe bleibt zumeist weißgelb bis hellbraun.

Der *Welkvorgang* bei Datura stramonium ist vom Bilsenkraut stark unterschieden. Frühes Welken findet überhaupt nicht statt. Erst sehr spät zeigen sich Welkspuren sowohl von den Blattspitzen aus als auch aus dem Parenchym heraus.

Die Samen keimen langsam und oft recht unregelmäßig. Die sich entfaltenden jungen Pflanzen zeigen unbehaarte Blätter, die stark – sowohl in der Blattspreite wie in den Blattrippen – violett durchfärbtes dunkles Grün zur Schau tragen. Auch der Stengel ist anfangs violett tingiert. Bei einigen Pflanzen verliert sich diese Violettfärbung der Stengel während ihrer ganzen Vegetationszeit nicht. Sie tingiert dann das Blattwerk, das dabei ein blaues Grün entwickelt, sie tingiert die Blüte, und selbst die Spitzen der Stacheln an den Früchten zeigen diese Art Atropa belladonna und Solanum dulcamara so typische Färbung. Diese Varietät wird als Datura tatula L. aufgeführt.

Als Schmarotzer treten auf dem Stechapfel auf die minierende Larve der Blumenfliege, zuweilen Blattläuse, Spinnmilben, mehrere Arten von Erdflöhen und gelegentlich die Raupen von Acherontia atropos L. (= Totenkopf, nach Hegi).

Über das Vorkommen gibt Hegi an: im Alpengebiet selten (im Wallis bis 1260 m, in Graubünden im Puschlav bei Brusio noch bei 1730 m). Im Gebiet wohl nicht einheimisch, sondern nur verwildert und eingebürgert. Im Wallis auch als Gräberpflanze kultiviert (Christ 1917). Die allgemeine Verbreitung geht über Mittel- und Südeuropa, Griechenland bis nach Transkaukasien, Syrien, Ägypten, Asien, Afrika, Nordamerika; in Neuseeland durch Kultur eingeführt. Sie wird demgemäß heute als Kosmopolit der gemäßigten und warmen Zonen bezeichnet.

In Südasien kommt noch vor Datura Metel L., in Ägypten, Ostindien Datura fastuosa und in Amerika baumartig Datura arborea, in ähnlicher Wuchsform Datura sanguinea in Peru und Columbien. Alle diese Arten sind bei uns zum Teil als Ziergewächse in Gewächshäusern und in südlicher gelegenen Gegenden auch in Gärten in Kultur.


Wo auch immer wir dem Stechapfel begegnen, stets erzeugt er in uns den Eindruck eines Fremdlings unter den übrigen Begleitpflanzen, ein auffallend freies und ungebundenes Pflanzenwesen ohne Zusammenhang mit irgendwelchen Pflanzengemeinschaften. Wie von ungefähr taucht er auf und ebenso unberechenbar verschwindet er wieder: der Zigeuner unter den Pflanzen! Wie es noch heute mit seinem Auftreten in der Vegetation geschieht, so geschah es einst, als er zum ersten Male zu uns nach Mitteleuropa kam. Die Historie vermag nicht recht anzugeben, wann Datura stramonium im Bewußtsein oder im Pflanzenbilde Europas auftrat. Es wird angenommen, daß er aus der Gegend des Kaspischen Meeres von Asien kommend seinen Zug nach Westen gemacht hat und auch dann über die übrige Welt hinzog. Bezeichnend ist da eine von Usteri angeführte alte Zigeunerlegende, welche die Entstehung unserer Pflanze und das Wesen der Zigeuner eng miteinander verknüpft: «Ein Zauberer ist unzufrieden mit seiner Frau, obschon sie ihm zahllose Kinder geschenkt hat. Er verwandelt sie in eine Stechapfelstaude und verhängt einen Fluch über sie und ihre Nachkommen. Sie soll fortan heimatlos über die Erde hinwandern.» –

Kroeber und Marzell weisen in ihren historischen Angaben über Datura stramonium darauf hin, daß es ungewiß ist, ob unsere Heilpflanze in der Antike bereits bekannt war, ob sie überhaupt damals schon im europäischen Pflanzenreiche wirksam war. Bock erwähnt Datura, aber man nimmt an, daß es Datura metel ist, die anscheinend zuerst arzneilich angewandt wurde. Auch Matthiolus erwähnt die Pflanze und rät bei Vergiftungen als Gegenmittel «warme Butter trinken, Hände und Füße in warmes Wasser halten und sich bis zum Brechen bewegen zu lassen». Es mag sein, daß unser Stechapfel Ende des 16. Jahrhunderts bereits als seltene Gartenpflanze vorkam; wild oder verwildert wird er außerhalb unserer engeren Heimat erst Ende des 17. Jahrhunderts angetroffen und in Deutschland kaum vor Beginn des 18. Jahrhunderts. In die Heilkunde hat sie der Wiener Hof- und Leibarzt A. von Stoerck eingeführt (1762). Kroeber schreibt, daß J. J. Becher hundert Jahre vorher noch erwähnt (in seinem «Medicinischen Parnass»), daß «in der Apotheke nichts von dieser Pflanze zu gebrauchen sei» und warnt vor ihr. Aus seinem späten Auftreten im mitteleuropäischen Kulturkreis kann geschlossen werden, daß der Stechapfel im Gegensatz zu den häufigen dahin gehenden Behauptungen keine Rolle im Rahmen der Hexenprozesse gespielt hat. Auch als Volksmittel trat er bei uns nie in Er-

scheinung, während er in östlicher gelegenen Gegenden unge-
achtet seiner Giftigkeit häufiger angewandt wurde und wird.
Nach Marzell bekämpft man an der Wolga den Zahnschmerz mit
Stramoniumräucherungen (vgl. Bilsenkraut). Die frischen Blätter werden auf Brandwunden gelegt. In der Walachei benutzt
man den Preßsaft der Pflanze bei Verbrennungen. «Im Gouver-
nement Kursk gilt der Stechapfel als Mittel gegen Rotlauf. Die
Ruthenen gebrauchen ihn zu Bähungen bei Rheuma.» «Im Gou-
vernement Woronesch bringt man die Pflanze in das Bier (ähnlich
in China), um diesem stark narkotische Eigenschaften zu verleihen.» Zu Vergiftungen oder Betäubungen mit verschiedenen
Zielen wird Datura stramonium immer wieder – laut Literatur –
angewandt, und man findet bei verschiedenen westlichen Völ-
kern diese sonderbare Pflanze ziemlich spät noch in den Aberglauben aufgenommen. Die größte Rolle spielt sie aber fraglos
bei den Zigeunern, die sie angeblich auf ihren Wanderungen
während des Dreißigjährigen Krieges bei uns verbreitet haben
sollen. Wenn es historisch (s. oben) vielleicht nicht ganz stimmen
mag, so ist ein Zusammenhang wesensmäßig wohl nicht ganz ab-
zustreiten. Nach den Forschungen, die v. Wislocki bei den Zigeunern anstellte und die Marzell erwähnt, sollen «die ‹Zauber-
frauen› der Zeltzigeuner einen Leinwandbeutel mit Stechapfelsamen bei sich haben, dem sie geheime Zauberkräfte
zuschreiben. Mit diesem Mittel reibt die Zauberfrau bei ihrem ersten Besuche den Körper des betreffenden Kranken ein. Wer an
chronischem Kopfweh leidet, soll zur Mittagszeit auf einen
‹glücklichen Berg› gehen, auf dem Gipfel sich niedersetzen und
Stechapfelsamen hinter sich werfen, dann aber so viel Speisen zu
sich nehmen, als er nur imstande ist. (Vgl. die Erklärungen über
das Wesen der Migräne!) Die von den Woiwoden (Anführern)
den Sippenvorständen und einzelnen Stammesmitgliedern ver-
liehenen Abzeichen bestehen u. a. aus einer gewissen Anzahl von
Stechapfelsamen. Ganz besonders aber wird der Stechapfel von
den Zigeunern als Orakelpflanze benützt.»
   Kroeber erwähnt noch, daß der Stechapfel im Rahmen eroti-

scher Verirrungen vielfach gebraucht wurde, was allerdings weniger verständlich ist, wenn man aus den späteren Ausführungen* noch eingehender entnimmt, wie die Lockerung des Astralischen durch diese Giftpflanze ganz anders bewirkt wird als durch ihre Verwandten, was auch zum Ausdruck kommt, wenn sie als Pflanzenerscheinung den erwähnten ‹freien und ungebundenen› Eindruck hinterläßt.

Die frühere Verwendung der Stechapfelsamen in der Medizin gibt Kroeber nach dem Merckschen Index wie folgt an: als Nervinum und Hypnoticum bei Asthma, chronischer Laryngitis, Bronchialkatarrh, Lungenemphysem, Phtisis, Hustenreiz, Tussis, Parkinsonismus, Keuchhusten, Kardialgie, Neuralgien, Veitstanz, Epilepsie, Tetanus, bei Geisteskrankheiten, Puerperalmanie, Nymphomanie, rheumatischen Gelenkleiden, syphilitischen Knochenschmerzen.

Vorstehendes aphoristisches Bild des Stechapfelwesens in der Pflanzenerscheinung und in seinen Raum- und Zeitzusammenhängen mit dem Menschen findet eine gewisse Erweiterung durch das, was als chemische Stoffeszusammenhänge analytisch erfaßt werden kann, vor allem aber durch das, was mit spirituellem Verständnis für das Menschenwesen von seinem Wirken im Menschen aufspürbar wird. Gleich jeder Pflanze, die in der Außenwelt in Erscheinung tritt, hat Datura stramonium ihr inneres Gegenbild im Menschen, dessen Spuren wir zu einem kleinen Teile verfolgen können, wo sie für den Menschen Heilmittel wird, wo ihr kosmisches Außenweltswesen mit dessen Chemismus sich in den Menschen hinein fortsetzt und ihn «vergiftet», Vorgänge, die bekanntlich beide auf einer Linie liegen.

*Wehmer* gibt für Datura stramonium als aufgefundene Inhaltsstoffe an: «Alkaloid: hauptsächlich Hyoscyamin». «Ältere Literatur gibt dafür ‹Atropin› (altes Daturin) an. Als ‹Daturin› noch heute das Hyoscyamin aus Datura im Handel.»

«*Blätter:* Hyoscyamin als Hauptalkaloid in allen Teilen,

* s. besonders unter: Datura tatula

282

$C_{17}H_{23}NO_3$ (Tropasäure-i-Tropinester), 0,329–0,347% Gesamtalkaloid (auf Trockensubstanz), auch 0,3%; 0,2–0,6%; 0,6 und 0,4% sind angegeben bzw. gefunden; wohl meist 0,3–0,5%. Mutmaßlich auch kleine Mengen von Atropin und Scopolamin (wie im Samen) vorhanden. – Ein- bis zweijähriges trockenes Aufbewahren verändert den Alkaloidgehalt der Blätter nicht; Alkaloidgehalt lebender Blätter bleibt von Juli bis Oktober anscheinend unverändert; junge und alte Blätter zeigen keine nennenswerten Unterschiede. – Sitz der Alkaloide ist vorwiegend *obere Epidermis* (nicht Mesophyll) u. Gefäßbündel (1,39% ca. in den Nerven).» «Nachts u. bei mehrtägiger Verdunkelung bleibt der Alkaloidgehalt unverändert: dasselbe ist kein Reservestoff. – Alkaloidgehalt wächst mit Alter u. Größe der Blätter, unabhängig von Düngung, morgens größer als abends; Maximalgehalt zur Blütezeit 0,416% trocken. Pilzbefall vermindert Alkaloidgehalt. 0,32% Atropin, 0,045% dunkles äther. Öl. Carotin (Caroten), 0,177% trockener Blätter, Salpeter, Asche 17,4%, auch 15,5–18%.

Ungar. Blätter (Handelsdroge Folia Stramonii) mit 0,22–0,33% Alkaloid, 8,7–27,7% Asche.

*Wurzel* und *Stengel* (u. Same) enthalten gleichfalls Alkaloid; Art desselben ist nicht näher bestimmt. Microchemisch nur Hyoscyamin nachweisbar (in allen Teilen).

*Same* 0,38% Atropin, nach früheren nicht Atropin (altes Daturin), sondern hauptsächlich Hyoscyamin, bei nur wenig Atropin und Scopolamin (= Hyoscin); an Alkaloiden ungef. 0,33–0,48%, Alkaloide an Äpfelsäure gebunden; in unreifen Samen Labenzym; ein Hämagglutinin. Alkaloidgehalt weißer Samen (unreif) 0,34% und 22% fettes Öl; brauner Samen (unreif) 0,3% u. 23% Öl, schwarzer Samen (reif) 0,3%.» «Sitz der Alkaloide sollen die obliterierten Schichten der Samenschale sein, *nicht* Endosperm u. Embryo, nach anderen aber auch im Keimling. – Fettes Öl (Daturöl) gegen 25%, auch nur 16,7%, neuerdings 25,8%.

*Daturöl* mit Daturinsäure 2,5%, Palmitinsäure 10%, Linol- 15

u. Ölsäure 62%, Glycerin 9,6%, Unverseifb. (Phytosterin v, Fp. 128°) 1%, setzt beim Stehen etwas Stearin, Fp. 60°, ab; nach anderen 2,13% Unverseifb., 1,74% freie Ölsäure, 13,1% gesätt. Fettsäuren. Alte «Daturinsäure» sollte Gemenge von Palmitin- u. Stearinsäure sein, was bestritten ist; sie ist ident. mit n-Heptadecylsäure (Margarinsäure findet sich auch im Kaffeebohnenöl); nach letzter Untersg. ist sie doch Gemisch von Palmitin- und Stearinsäure.

*Asche* 2,9% (3,1–4,5%), bei 8,6% Wasser, davon viel Alkaliphosphat; nach älterer Analyse rund (%): 34,7 $P_2O_5$, 20 $K_2O$, 17,6 MgO, 14 $Na_2O$, 5 $SiO_2$, 4 CaO, % $Fe_2O_3$.

*Keimpflanzen* enth. im Licht 0,67% Alkaloide, im Dunkeln gekeimt 0,66%, waren alkaloidreicher als *Same;* nach ander. 0,274 u. 0,13%. – Fruchtkapseln waren alkaloidfrei. – Bei Pfropfung auf Kartoffeln und Tomate in diesen Alkaloid.

Gehalt an Alkaloiden: (%) Same 0,33–0,48, Hauptwurzel 0,10, Seitenwurzeln 0,25, Stengel 0,09, Zweige 0,36, Blätter 0,39; Blütenteile: Krone 0,43, Kelch 0,3, Pistill 0,54; reifes Pericarp 0,082, Plazenta der reifen Frucht 0,28. Andere fanden: Wurzel 0,15, Stengel 0,24, Blatt 0,27, Samen 0,30% Alkaloid; auch wieder Bltr, 0,511, Stengelteile 0,566–0,122, Wurzeln 0,304% Alkaloide.»

«Stengel, Bltr. und Blüten gaben im Destillat: Methylalkohol, Äthylalkohol, Butylalkohol (Trimethylcarbinol?), Aldehyde, Ketone, Ester, darunter u. e. Aldehyd v. höher. Kp., Aceton, hochsiedend. Keton; Ester als Acetate. Formiate; bei Destill. d. Krautes wird $CO_7$ u. anscheinend Formaldehyd entwickelt. – Im Extrakt der Blätter 7 Salze: $KNO_3$, KCl, $K_2SO_4$, $Al_2(SO_4)_3$, 24 $H_2O$, K-Oxalat, $MgHPO_4$, $Mg_3(PO_4)_2$.»

In der Homöopathie findet Datura stramonium unter dem Namen «Stramonium» Verwendung und scheint dort gut durchgeprüft zu sein, wenn es auch nicht so angewandt wird wie Belladonna und Hyoscyamus. Der Amerikaner *Nash* gibt einige recht lebhaft geschilderte Züge des homöopatischen Arzneibildes dieser Heilpflanze. Er nennt Stramonium «vorzüglich das Mittel für hochgradiges Delirium, welches sich von den beiden anderen (Ref. gemeint sind Belladonna und Hyoscyamus) hauptsächlich durch den Grad der Heftigkeit unterscheidet. Die Raserei ist manchmal furchtbar. Singen, Lachen, Grinsen, Pfeifen, Schreien, kläglich Beten oder gräßlich Fluchen und mehr als bei allen anderen Mitteln *Geschwätzigkeit*. Ferner wirft sich der Patient in alle möglichen Lagen, die seinem veränderlichen Delirium entsprechen, kreuzweise, lang ausgestreckt, rollt sich wie eine Kugel zusammen oder macht sich steif, oder fährt plötzlich mit dem Kopf aus den Kissen in die Höhe. Die Gegenstände erscheinen ihm verkehrt und schief.» «Später kann vollständiger Verlust des Gesichts, des Gehörs und der Sprache eintreten, mit erweiterten, starren Pupillen und profusem Schweiß, der aber keine Linderung verschafft.»

«Von allen Mitteln hat Stramonium am meisten Geschwätzigkeit.» «Wankt im Dunkeln oder mit geschlossenen Augen.» «Verlangen nach Helligkeit und Gesellschaft.» «Gesicht heiß und gerötet, umschriebene Wangenröte.» «Konvulsionen, schlimmer durch Licht.» Ein anderer amerikanischer Homöopath, Farrington, gibt eine ausgiebige Darstellung vom Stramonium. Für ihn steht Stramonium zwischen Hyoscyamus und Belladonna. «Die Spezialsinne sind affiziert. So das Doppeltsehen. Die Gegenstände erscheinen doppelt oder schief.» «Manie oder Delirium wilder Art, das Gesicht hellrot; die Augen sehen wild und blutunterlaufen aus, obgleich sie nicht so stark kongestioniert sind wie bei Belladonna. Halluzinationen erschrecken den Kranken; er sieht Dinge, die aus jeder Ecke hervorspringen; Tiere unmöglicher Art erheben sich und ängstigen ihn.» Auch Farrington gibt die Geschwätzigkeit an, mitunter gemischt mit Lustigkeit. «Zuweilen bildet sich der Kranke fest ein, mit Geistern sich zu unterhalten. Zuweilen wird die Manie dämlicher Art. Er spricht närrisch und unsinnig und lacht über seine eigenen Witzversuche.» «Ein glänzender Gegenstand erregt wütendes Delirium, Krampf im Hals und schreckliche Konvulsionen.» «Die Krampfbewegungen von Stramonium charakterisieren sich mehr durch Grazie als durch Eckigkeit; sie sind mehr kreisförmig* als stoßend. Besonders wird dies bemerkt bei Exanthemen, wenn der Ausschlag nicht herauskommt bei jungen Kindern. Stramonium wirkt besser auf Kinder und junge Leute als Belladonna.» Farrington führt unser Heilmittel an für das nervöse Asthma, das durch Sprechen verschlimmert wird. Bei Ataxia locomotrix ist es ebenfalls indiziert: «Der Kranke kann nicht im Dunkeln oder mit geschlossenen Augen gehen. Versucht er es, so taumelt und schwankt er.»

«Der Kranke bildet sich ein, daß er sehr groß ist, oder daß der eine Arm sehr groß ist. Zuweilen hat er das Gefühl, daß er doppelt sei, oder daß er drei Beine statt zwei habe.» «Wie bei allen Mitteln, die das Gehirn reizen, finden wir Zähneknirschen. Wir können auch Stottern finden, das nebenbei gesagt, verglichen wurde mit dem spastischen Harnlassen der Kinder, wenn die geringste Erregung dieselben veranlaßte, den Harn absatzweise zu lassen; in ähnlicher Weise werden Worte ausgestoßen. Speziell wird es dem Kranken schwer, die Vokale mit den Konsonanten zu verbinden.»

«Die Stühle sind sehr stinkend, riechen fast wie Aas. Sie sind weiß-gelblich. Sie können dunkel sein oder nicht, aber der Gestank ist das wichtigste Symptom. Fehlen des Schmerzes ist charakteristisch für Stramonium, ausgenommen bei Abszessen, besonders wenn das linke Hüftgelenk affiziert ist, in welchem Fall er so intensiv sein kann, daß der Kranke in Konvulsionen verfällt. Antidot bei Stramonium-Vergiftung ist Zitronensaft.»

Metzger führt in seiner Arzneimittellehre die Stramonium-Symptome ganz ähnlich an; unter ‹Geschlechtsorganen› schreibt er: «Starke Erregung des Geschlechtstriebes bei beiden Geschlechtern, unanständig in Reden, schlimmer vor der Regel. Regel stark, dunkel, klumpig, übler Geruch des Körpers während der Regel; dabei die typischen Veränderungen des Geistes und

* Vgl. die Ausführungen über Bewegungen des Ätherleibes bei Datura metel etc.

Gemütes (z. B. allzugroße Geschwätzigkeit).» Bezüglich weiterer Einzelheiten muß auf die homöopathische Literatur hingewiesen werden. Zu erwähnen ist noch, daß Heinigke für Stramonium als Gegenmittel anführt: Essig und Zitronensäure –, Nux vomica, Opium, Tabacum; während Stramonium antidotarisch sich verhält zu Mercur und Plumbum. –

Das reine Vergiftungsbild von Datura stramonium, das in dem homöopathischen Arzneibild weitgehendst zum Vorschein kommt, schildert Lewin in seinem Lehrbuch der Toxikologie. Nach ihm kommen Vergiftungen zustande: «durch Verwechslung der Samen mit Mohn- oder Nigellasamen. Verschlucken derselben beim Spiel, Verwechslung der Blätter, durch Verzehren der Wurzel statt Pastinak...» Er erwähnt auch die verwandten Arten Afrikas und Asiens. Von einem Vergiftungsfall schildert er die auftretenden Symptome, unter denen besonders bemerkenswert zu sein scheint: «Puls von 150–160 und eine Atmung von 55–60.» Lewin bestätigt an den angeführten schweren Vergiftungsfällen die Symptome des homöopathischen Arzneibildes, so daß es sich erübrigt Einzelheiten aus seinem Buche anzuführen. Wichtig wäre vielleicht noch die Feststellung: «die Sektion dadurch (d. h. durch Datura str.) Gestorbener lieferte bisher anatomisch keinen sicheren Anhalt für die Todesursache.» –

Hugo Schulz erwähnt, daß im Vergiftungsbilde der Datura auffällt, daß «die unwillkürlich erfolgenden Bewegungen einen gewissen Rhythmus erkennen lassen.» Im übrigen setzt er unverständlicherweise die Vergiftungssymptome einfach ziemlich gleich mit denen von Belladonna und Hyoscyamus. Nach ihm sollen auf Grund einer Angabe Wymans, die frischen Stechapfelblätter als Gelenkwickel in solchen Fällen von akutem Gelenkrheumatismus günstig wirken, wo durch Salizylsäure keine Beeinflussung mehr zu erreichen war. Stechapfelblätter in der Verwendung als Asthmazigaretten nennt Schulz als die heute einzige Anwendungsweise unserer Heilpflanze. In ähnlicher Weise schreibt F. Müller: «Im Morgenlande läßt man mit gutem Erfolge vor Anfällen des Wahnsinns und Veitstanzes 2–4 g von den Blättern rauchen; es wird dadurch in der Regel nicht allein dem Anfall vorgebeugt, sondern auch das Übel geheilt.» «Asthma-Pulver besteht aus Stechapfelblättern, die mit Salpeter getränkt sind, und denen meist Belladonna, Fingerhut und Salbeiblätter beigemischt sind.» Asthma-Zigaretten und -zigarren enthalten die gleichen Kräuter. F. Weiß spricht beim Stechapfel davon, daß er «eine besondere Eignung» für die Verwendung als Räucherpulver besitzt. Von der Tinctura Stramonii spricht er als von einem «Tremormittel». «Bei Paralysis agitans und anderen Tremorarten sieht man gute, freilich nur symptomatische Erfolge.»

Versuchen wir, die erlebten einzelnen Wesensoffenbarungen des Stechapfelwesens zusammenzufassen, so ergibt sich noch von einer etwas höheren Warte aus, als ob die Urpflanze zu gewissen Zeitpunkten der Bewußtseinsentwicklung des Menschen ihre dekadenten Geschöpfe (zu denen die Giftpflanzen wohl gehören) plötzlich auf die Wanderschaft schickt. Ungefähr zu gleicher Zeit, als vom Westen der Tabak seinen «Siegeszug» in Europa antritt, kommt vom Osten her der Stechapfel, beides Pflanzen, die anscheinend ganz ausgesprochen auf die Mitte des Menschen wirken, auf Atmungs- und Zirkulationswesen: die eine verfestigend, die andere verflüchtigend. Beide haben sie ganz enge Beziehungen zur Angst; die eine schaut die Angst von unten, die andere schaut die Angst von oben. Beiden ist der Atmungsweg als Eingangspforte in den Menschen primär eigen in allen Anwendungen, gleich zu welchem Ziele sie führen wollen.

Datura stramonium vermittelt als Wesensausdruck dem Beschauer etwas seltsam Freies, Ungebundenes, etwas durchlichtet Sonnenhaftes, das dann in sonderbarer Weise sich dem Mondenhaften verbindet und sich von ihm gestalten läßt. An unbeschatteten, sonnenumfluteten Standorten entwickelt er sich; alles was er dem Sonnenwesen zu verdanken scheint, bietet er den Mondenkräften dar, die in fast mathematischer Exaktheit das ständige stengelige Sonnenstreben der Sprosse zweiteilend auflösen durch die astralisierenden Kräfte des Blütenbildungsprozesses, der die

Blüte mitten in die Teilung hineinsetzt. Was erreicht wird, ist in der Wurzelbildung zur Erscheinung gekommen: kosmische Pfahl- und irdische Haarwurzeln charakterisieren die Stechapfelpflanze als stark erdverbundenes und zugleich kosmisch durchwirktes Wesen. Die weiße Blütenfarbe, die einige als sonnenhaft ansprechen, Dr. Steiner aber im landwirtschaftlichen Kurse mit der gelben Blütenfarbe zusammen als ausgesprochenes Jupiterwirken charakterisiert, der lange Blütentrichter mit seinen schwülen Nachtdüften als typisch mondenhaftes Organ, das bei Violettingierung diesen Einfluß noch stärker erkennen läßt, und die Marswirkung in den Stacheln der Fruchtkapsel zeigen, welche astralen Qualitäten im Vordergrunde des Wirkens stehen. Die späte Tageszeit des Aufblühens, die nur eine Nacht anhaltende, schwül duftende Blühdauer mit ihrem nächtlichen Falterbesuch kennzeichnen typische Mondeinflüsse und offenbaren, wie gewaltig hier Sternenkräfte gleich einer Symphonie hineinwirken, heilend und verführend. Freisein und Enge kennzeichnet auch das Halluzinatorische des Vergiftungsbildes; Lockerung des Ätherischen, zu tiefes Hereinwirken oder zu starkes Gelockertsein des Astralischen sind die Spuren des Daturawesens im Menschen. Freisein und Enge mag auch als Kennzeichen des vermittelnden Wesens des rhythmischen Organismus angesehen werden, in das gerade das Daturawesen störend und ausgleichend eingreifen kann. Sprossen und stauen, sprossen im Stengelwesen, stauen in dem dichotomischen Verhalten, bis in die Stachelbildungen der Fruchtkapsel hinein, stauen in dem Hereinstauchen des Blütenprozesses unter Wahrung einer starken Rhythmik sind die typischen Kennzeichen für Datura stramonium.

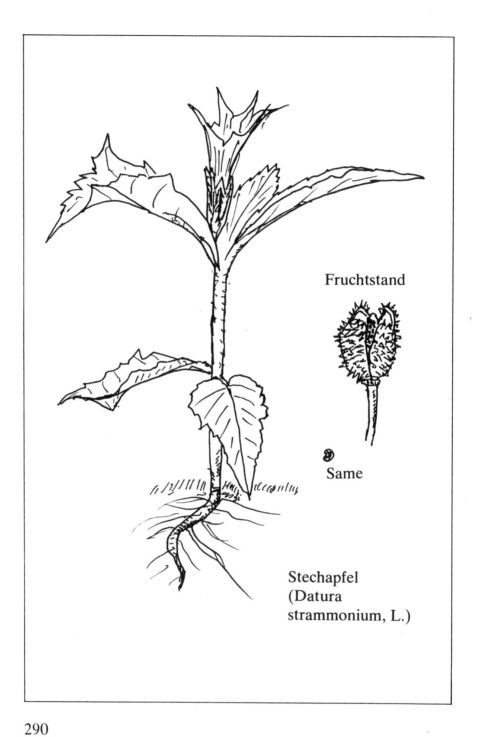

Fruchtstand

Same

Stechapfel
(Datura
strammonium, L.)

290

# Datura metel/Datura tatula/
# Datura fastuosa
# Datura arborea/Datura sanguinea

Wie schon bei Datura stramonium erwähnt, ist die *Datura metel* wohl die älteste europäische Arzneipflanze dieser Gattung, und man nimmt an, daß H. Bock von ihr in der ihm typischen ablehnenden Weise spricht. Sie ist wie Datura stramonium eine einjährige Pflanze, die im ganzen südlichen Asien, in Afrika und auf den Kanarischen Inseln heimisch ist. Sie kann bis doppelt so hoch werden wie unser heimischer Stechapfel. Der Stengel ist auch bei ihr aufrecht und ästig aber von wesentlich üppigerer Blattbildung umkleidet als Datura stramonium. Die Blätter sind ungleich herzförmig, beinahe ganzrandig oder nur leicht buchtig gezähnt, wobei die «Zähne» nicht in scharfe Spitzen ausgezogen sind. Die Blattform erinnert stark an unsere Solanum-Arten. Die Blattrippen sind wiederum oberflächlich eingezogen und unten stark aufliegend. Stengel, Blätter und alle übrigen grünen Organe sind stark von feinen filzigen Haaren besetzt. Die Färbung der Blätter ist von hellgrüner bis graugrüner Tönung. Hier wie bei Datura stramonium tritt die Blüte stauend in den Sproß hinein, zwischen zwei und mehr Blätter, doch wird sie bei der stark plastichen Art des ganzen Pflanzenwesens noch umfangen von den überwiegenden, von Flüssigkeit durchzogenen Geweben. Schräg aufwärts ragt auf kurzen Stielen die Knospe an den Zweigenden in die Luft, von feinen Kantensäumen abgegrenzt, die niemals so scharf herausgearbeitet sind wie bei unserer heimischen Art oder wie bei Datura arborea und sanguinea. Zusammengefaltet strebt dann die weiße Blüte durch die Kelchumhüllung aus ihrer spiralen Knospenlage zu kurzer Blüte heraus, um dann auch ihren Duft in den Abend zu senden. Nach dem Verblühen bildet sich eine kugelrunde in die Hängelage strebende Fruchtkapsel von der Größe unserer Roßkastanie, die dicht besetzt ist mit kurzen, dikken, stechenden Stacheln. Die Samen sind nierenförmig, beidseitig zusammengedrückt, glatt, ockergelb, von einem runden, gefurchten Rande ringsumher umgeben. Ihr Duft gleicht dem unserer heimischen Art.

Die giftigen Eigenschaften unseres Stechapfels sind auch bei diesem Vertreter in hohem Maße vorhanden und sind anscheinend besonders von den arabischen Ärzten frühzeitig benutzt worden. In Ostindien und auf Java werden sie noch heute gebraucht und mißbraucht. Aus den Samen wird eine besondere Mischung bereitet, die zusätzlich Opium, Hanf und einige Gewürze enthält. Dieses Produkt wird als Berauschungsmittel von den Eingeborenen aufgenommen. Es wird beschrieben (Geiger), daß es ein unbeschreibliches Wonnegefühl erzeuge. 1838, wo dieses Giftgemisch angeblich zuerst nach Europa eingeführt wurde, und zwar in Marseille, wurden auch die ersten Vergiftungssymptome beschrieben. Warburg berichtet: «Aus den Samen von Datura metel bereiten die Araber ein berauschendes Getränk.»

Linné führte in seiner ersten Ausgabe seiner Materia medica die Samen der Datura metel unter dem Namen Semina Daturae auf und vertauschte sie erst später mit denen der Datura stramonii. Geiger erwähnt, daß Dale bereits in einer vom Jahre 1705 datierten Ausgabe seiner Pharmakologie zwei Datura-Arten als offizinell anführt, «und zwar zuerst unter dem Namen Stramonium Officinarum, den gemeinen Stechapfel, der, wie es da heißt, selten gebraucht wird und einen schlafmachenden Samen hat, sodann Datura Officinarum, worunter den hinzugesetzten Bemerkungen nach Datura ferox verstanden ist und ausführlich von der Kraft der Samen, Wahnsinn zu erregen, gesprochen wird.» Datura ferox L. oder der langdornige Stechapfel, ist in Cochinchina heimisch und von ähnlichem Habitus wie unser heimischer Stechapfel mit herzförmigen, leicht gelappten, flaumhaarigen Laubblättern. Er unterscheidet sich durch die an der Spitze der Früchte stehenden, verlängerten und gegeneinander geneigten vier Stacheln. Datura ferox soll die giftigste Art sein. Sie ist in Spanien, Italien und Sizilien eingebürgert.

*Wehmer* bringt über Datura metel, daß er in Südasien, Südamerika, Afrika und im Mittelmeergebiet vorkomme. Die *Blätter,* die wie unser Stechapfel gebraucht werden, enthalten nach neuerer Angabe nur 0,16% Alkaloid; nach früheren hauptsächlich 1-Scopolamin («Typische Scopolaminpflanze»), 0,55% i. M.; gleiches Alkaloid auch in Samen, Kelch mit Fruchtknoten, Blumenkrone mit Staubblättern, Stengel und Wurzeln.

*Samen:* Scopolamin 0,50% i. M.; geringe Mengen Hyoscyamin und Atropin. Andere fanden im Samen dieser Species weder diese Alkaloide noch Glykoside, sondern nur Allantoin (?). Die Alkaloide (Scopolamin, Hyoscyamin) sind jedoch richtig vorhanden, so daß jenen wohl eine andere Pflanze vorlag. – Neben Hyoscyamin neues Alkaloid Norhyoscyamin.

*Lewin* schreibt: «Datura metel L. ist, abweichend von Datura stramonium, eine typische Skopolaminpflanze. Sie wächst hauptsächlich am Nordwest-Himalaya und den Bergen von Dekan und wird in Ostasien viel zu verbrecherischen Zwecken benutzt, z. B. durch leichtes Anblasen des Pulvers gegen die Nase eines Schlafenden oder durch Verabfolgen in Kaffee oder Tee. In den Wurzeln auch kleiner Pflanzen findet sich nur Skopolamin (0,2–0,22%). Auch die Samen enthalten dieses Alkaloid. Die Wirkungen gleichen denen von Datura stramonium.»

*Datura fastuosa L.,* der rote Stechapfel, ist eine der vorigen nahe verwandte, auch einjährige, in Ägypten und Ostindien einheimische Art mit geflecktem Stengel, eiförmigen, buchtig-eckigen, glatten Blättern. Große, schön violettrote, angeblich wohlduftende Blüten und stachellose, nur mit stumpfen Höckerchen besetzte Fruchtkapseln mit hellblauen Samen zeichnen diese Art aus. «Die Wurzelrinde dieser Pflanze wurde mit Erfolg gegen krampfhafte Engbrüstigkeit gebraucht» (Geiger). Die Blüte ist nur außen violett; innen ist sie weiß.

*Lewin* behauptet, daß diese Pflanze synonym mit Datura stramonium sei. Er erwähnt, daß sie in tropischen Gegenden Indiens sehr verbreitet sei ebenso wie die Kenntnis ihrer Wirkung. «Sie wird verbrecherischerweise nicht zur Tötung, sondern zum Einschläfern oder auch als Zusatz zu berauschenden Getränken, Toddy usw., bzw. zum Rauchen benutzt. Indessen kommen doch Tötungen durch zu große Dosen zustande, auch wenn die Verwendung für arzneiliche Zwecke geschieht. In einem Vergiftungsfalle entstanden: Akute Verwirrtheit mit retrograder Amnesie, Pupillenerweiterung, Rötung des Gesichtes. Krampf der Schließmuskeln von Blase und Mastdarm. Genesung erfolgte nach drei Tagen.»

*Wehmer* führt diese Pflanze als Datura fastuosa (D. alba Nees) und schreibt: «Ostindien, China, trop. Afrika; auch als Zierpflanze; Folia Daturae albae als Heilmittel vielfach off. Das Alkaloidgemisch hat auch bei dieser variable Zusammensetzung (Klima, Entwicklungsstadium scheinen von Einfluß).»

*Blüten* hauptstächlich Scopolamin («Hyoscin»), 0,51%, wenig Hyoscyamin, 0,03%, und Atropin 0,01%.

*Samen* (ausländ. Pflanzen) fast nur Hyoscyamin 0,41%, wenig Atropin (0,05% als Chlorid); spätere Unters. von Samen (Erfurter) ergab hauptsächlich Scopolamin, im einzelnen: Scopolamin 0,216%, Hyoscyamin 0,034%, etwas Atropin (in der Varietät «flor. coeruleis plenis»); in der Var. «flor. albis plenis»: 0,20% Scopolamin, 0,023% Hyoscyamin, sehr wenig Atropin. – An Hyoscyamin auch 0,149% gefunden. – In Samen von Formosa 0,02% Hyoscyamin neben 0,24% 1-Scopolamin, 0,0025% Atropin (als Au-Salz) u. eine Base mit Goldsalz von Fp. 220. – Neuerdings für Chinesische Pflanzen: Samen enth. am meisten Alkaloid, bis 0,561% der Trockensubstanz, es folgen Blüten, Stengel, unreife Früchte u. Blätter, in dieser Reihenfolge. – Pflanzen von Philippinen enth. in Blättern, Samen, Frucht, Wurzel und Blüte ähnliche Mengen an Alkaloid wie andere Arten, mit Alter zunehmend, beim Reifen der Frucht wandert es von der Fruchtwand in die Samen. –

Ähnliches gilt für Datura alba Nees (ist laut Index Kew. synon.).»

«Fettes Öl der Samen (11%): 6,18% feste Fettsäuren (Palmitinsäure, u. a.), 60,80 Ölsäure, 23,55 a-Linolsäure, 2,92 ß-Linolsäure, 1 Capronsäure; 2,9 Unverseifbares mit Phytosterin (1%).

Geiger weist in seinem «Handbuch der Pharmacie» darauf hin, daß diese Art sich in mehrere Unterarten, die er genau beschreibt, gliedert.

Als *Datura tatula L.* wird eine Stechapfelpflanze bezeichnet, die unserem gewöhnlichen Stechapfel formal sehr ähnlich ist, sich von ihm aber unterscheidet durch violette Stengel. Blattstiele und -nerven sowie der Kelch sind purpurrötlich, während die Blumenkrone hellblau ist. Die ganze Pflanze wird im allgemeinen etwas höher als Datura stramonium. Sie wird als Varietät unseres «heimischen» Stechapfels bezeichnet und ist auch über das gleiche Gebiet verbreitet wie dieser, nur ist sie viel seltener. Die eigentliche Heimat soll Nordamerika sein.

Über diese Datura und ihre Wirkungen schreibt in seinem Buche «Magische Gifte» V. A. Reko ausführlich unter dem Titel: *Toloachi.* Datura tatula, L. Toloachi ist ihr Name in Lateinamerika. Ihr Genuß soll nach kurzer Zeit irrsinnig machen. Die indianischen Zauberer, die Wurzelhändler und die Dorfhexen, «Brujas» genannt, haben sich dieser Giftpflanze liebevoll angenommen. Oft spielt sie bei Racheakten eine Rolle!

«Das Wort Toloachi kommt her vom aztekischen ‹toloa›; das heißt: ‹den Kopf neigen, einschlafen›. Die Nachsilbe – chi ist die aztekische Reverenzialpartikel ‹-tzin›, die man den Namen der Götter oder sehr verehrter Wesen anzuhängen pflegte. Das Wort Toloachi bedeutet also geradezu göttliches oder sehr geschätztes Narkotikum.»

An sich stellt dieses Wort aber einen Sammelbegriff dar für alle ähnlich wirkenden Giftpflanzen, die auch damit belehnt werden. Über die Wirkung auf den Menschen wird manches Interessante ausgeführt:

«Die Blätter des Toloachi in Wasser geworfen und dieses in die
Ohren getan, das hilft bei Taubheit. In Kissen getan oder in
Polster gefüllt, bringen sie Schlaf und sehr angenehme Träume
denen, die darauf ruhen. Die Samen aber, gegessen, machen
irrsinnig.»

Harmlose Vielgeschäftigkeit, närrische Einfälle und kindisch-
läppisches Wesen zeigen die Menschen unter der Toloachi-Wir-
kung. Bemerkenswert ist dabei, daß diese Lockerung des Astralischen im mittleren Organismus stark suggestiv auf andere
Menschen wirkt, die unter gleichem Gifteinfluß stehen. Reko
schreibt, daß die unsinnigen Handlungen dann «eigentümlich an-
steckend sind. Einer beginnt z. B. im Kreise zu gehen und dabei
fest aufzustampfen. Sofort schließen sich andere, die von dem
gleichen Gift genommen, ihm an und stapfen mit. Dabei glauben
sie, aneinander zu kleben und gar nicht anders handeln zu können.» Reko meint, daß ähnlichen Vorgängen im deutschen Mär-
chen vom Hans mit der goldenen Gans ein Rausch – durch Datura
verursacht – zugrunde läge. Daß er hier auf Irrwegen der Deu-
tung wandelt, ist klar; aber bei beiden äußerlich so ähnlich auftretenden Vorgängen gehen sich ähnelnde Geschehensabläufe im
Bereich der höheren Wesensgliederzusammenhänge vor. Nur
sind die Veranlassungen verschiedener Natur. «An Gewalttätig-
keiten denken diese Leute nie. Sie sind die richtigen ‹Narren›, wie
sie sich das Volk vorstellt...»

Die Erscheinungen, die man am Toloachi-Rausch beobachten
kann, werfen ein bezeichnendes Licht auf das Daturawesen. Zuerst zeigen sich «glänzende Augen». «Schon hat er die Augen der
Gottheit...», sagen die Mayo-Indianer, sobald sie dies beim
Raucher bemerken. Dann ergreift ihn eine Ungeduld, ein Ziehen
in den Gliedern und ein unbeherrschbarer Bewegungsdrang.
Mitunter wird in diesem Stadium über schlechtes Sehen geklagt.
Alles erscheint wie im Nebel. Es folgen dann lebhafte Bewegungen, ein Auf- und Abschreiten, das immer schneller und erregter
wird, wobei die Berauschten, wie um sicherer aufzutreten, mit
den Füßen laut stampfen. Manchmal wird der Marsch sogar gegen

eine Mauer oder eine Wand fortgesetzt und trotz des offensichtlichen Hindernisses wird sozusagen «an Ort und Stelle gegangen...» «Mit welch geradezu übermenschlicher Ausdauer dieses sinnlose Stampfen und Herumgehen im Kreise mitunter ausgeführt wird, davon kann sich jemand, der derlei nicht mitangesehen hat, kaum eine Vorstellung machen.» Hier lebt sich das rhythmische Element unter der Giftwirkung in eindeutiger Weise aus, wie man es zuweilen bei kleinen Kindern beobachten kann, wenn sie anscheinend sinnlos auf kurzen Strecken immer hin und her laufen.

«Auf dieses Stadium der Unruhe folgt ein tiefer, meist von Träumen sexuellen Inhalts begleiteter Schlaf, die Hauptursache*, warum dem Toloachigenusse überhaupt gefrönt wird.» Reko berichtet, daß die Vorstellung, in Tiere verwandelt zu sein, charakteristisch sei für den Toloachirausch. Er schildert einen Rauschfall bei einem jungen Manne, der angeblich von einer «Bruja» Gift bekommen hatte und daraufhin dann auf allen vieren laufen mußte. Bei der Vernehmung vor dem Polizeiarzt drohte der Trunkene, ein schmächtig magerer Mann, dem Vernehmenden:

»Ich werde dich gleich auffressen, du!... Ich bin der Tiger von Tabasco...»

«Nein, das bist du nicht», erwiderte ihm der Arzt. «Sag lieber deinen Namen.»

«Dann bin ich doch ein Leoncito (ein kleines Löwchen)?»

«Nein, das bist du auch nicht. Du bist wieder betrunken von deinen verdammten Indianerkräutern... Pack dich!«

«Na, wenn nicht, dann nicht... Verzeihen Sie die Belästigung.»

Als Folgen der Berauschung insbesondere bei häufigerem Genuß tritt eine Art von chronischem Rauschzustand auf: «Die Kranken taumeln schwach, schlapp wie Alkoholtrunkene herum, solange sie nüchtern sind, werden aber stramm und rüstig und finden ihre alte Kraft, sobald sie wieder das Gift nehmen. Später tritt eine leichte, aber anhaltende Verblödung ein, die sich zu-

* es muß natürlich heißen: Hauptmotiv oder Hauptgrund.

nächst in einer Art Schwerhörigkeit, in einem, erst nach längerer Pause erfolgenden Erfassen des Gesagten, in Unwilligkeit und Reizbarkeit, schließlich aber in vollkommener Apathie gegen die Mitwelt manifestiert. – Die Yaqui-Indianer nennen solche Leute Hiepsa mucuchim, d. h. lebendige Leichname.»

Bezüglich der aphrodisiakischen Wirkung bestehen durchaus verschiedene Ansichten: Die anregende Wirkung scheint sich nach den Berichten weniger auf den durch den Willen betätigten Sexualorganismus zu richten als auf das anregende Erleben geschlechtsbetonter Bilder in der Phantasie des Betroffenen. Wie überhaupt das ganze Giftbild sehr klar zum Ausdruck bringt, daß der Berauschte sich in sich abschließt, sich in sich einkreist, ein Vorgang, der in dieser Art eben nur im Bereiche des rhythmischen Organismus möglich ist, wo der Mensch in gewisser Weise gerade nur er selber ist. Anregungen des Willens- oder des Denkorganismus durch Gifte müssen durchaus andere Erscheinungen zeitigen, die dann vor allem immer wieder den Zusammenhang mit der Umwelt herbeiführen und dabei zu Katastrophen führen müssen. Hier kreist alles in sich und verlischt dann anscheinend sang- und klanglos in sich! Wenn dieses die Wirkung des chronischen Mißbrauches sein soll, so zeigt doch auch der akute Vergiftungsfall schon die gleiche Wirkung. Dafür liefert Reko zwei Berichte, die hier als Abschluß dienen mögen:

«Bei einer Razzia in den Kneipen am Ufer des Rio Grande stöberte die Polizei kürzlich einen Mann auf, der in seltsam apathischem Zustand den Kopf auf den Tisch hängen ließ und sich nicht rührte. Auf Befragen der Beamten erklärte der Wirt, der Mann hocke schon seit zwei Tagen so da, gehe nicht weg und gebe auf alle Fragen keine Antwort. Er wäre mit einem Indianerpaare gekommen, mit dem er eine relativ kleine Zeche gemacht hätte. Die Frau habe alles bezahlt und sei dann mit dem Indianer weggegangen. Wo die beiden seien, wisse er nicht. Die Beamten hoben den Kopf des Fremden hoch und erkannten in ihm einen Europäer, der vermutlich erst vor kurzem aus Mexico herübergekommen sein mochte... Man brachte den halb Bewußtlosen, der nur unverständliche Worte vor sich hin murmelte, eilig ins Krankenhaus. Nach gründlicher Untersuchung stellten die Ärzte eine Vergiftung durch eine Datura sp. fest, die in El Paso Texas in den letzten Wochen schon einige Male zur Beobachtung gekommen war. Derartige Vergiftungen rufen einen drei- bis vierwöchigen Betäubungszustand hervor, bei wiederholter Zufuhr des Giftes jedoch dauernde Verblödung.»

Der zweite Fall:

«In einem Nachtkaffee in der Calle Ribera de San Cosme wurde ein Mann aufgegriffen, der dort seit Stunden mit einem jungen Mädchen saß, und anscheinend plötzlich jede Erinnerungsfähigkeit verloren hatte. Das Mädchen gab an, er hätte mit ihr seit Mittag gekneipt, verschiedene Restaurants und Bars aufgesucht, aber bei aller Gastfreundschaftlichkeit sich nicht als der erwartete feurige Liebhaber erwiesen. Sie habe ihm dann ein Pulver, das sie im Markte gekauft und das Männer außerordentlich verliebt machen solle, in den Kaffee gegeben ... ganz wenig nur. Nach dem Genuß dieses Kaffees sei der Mann in seinen jetzigen Zustand verfallen ... Die Ärzte stellten eine Vergiftung durch Datura sp. fest.»

Über die Neigung des Menschen, sich im Kreise zu drehen, führt Dr. Steiner einmal in einem Vortrage vor Arbeitern einiges aus, das für die oben angeführten Phänomene der Datura-Vergiftungen auch erhellend wirken kann. Es wird dort erklärt, wie das Drehen beim Träumen bzw. beim Erwachen und beim Schwindel andere Ursachen hat als jenes Drehen bei der Ohnmacht, bei dem bekannten Herumirren im Nebel und in der Wüste, wo der Mensch sich nach längerer Zeit an derselben Stelle wiederfindet. Unter Hinweis darauf, daß der menschliche physische Leib sich zur Erde in die «Senkrechte» einlebt und sich darauf hinorientiert, führt Dr. Steiner aus, daß der Ätherleib keineswegs diese Tendenz mitmacht. Er bleibt kosmisch orientiert. Er hat gewissermaßen die Tendenz, die *Drehung* der Erde mitzumachen. Bei der Ohnmacht geht dann aus dem physischen und ätherischen Leibe das Geistig-Seelische (= Ich und Astralleib) heraus: Es tritt das Gefühl davon auf, «daß der Ätherleib sich drehen will». Beim Schwindel «da will sich bloß das drehen, was *seelisch* ist». Beim Wandern im Nebel, in der Wüste oder in ähnlichen Situationen, die eine rechte physische Orientierung, auf die unser physischer Organismus angewiesen ist, nicht zulassen, überläßt sich der Mensch nur seinem Ätherleibe; der will wiederum «nur seine eigene Bewegung machen, und die ist eine runde. Da folgt er der runden Bewegung; da zieht er den physischen Leib mit! Wenn Sie bloß träumen oder Schwindel haben, da macht der astralische Leib die Bewegung».

Auf der Tatsache, daß der Ätherleib im Menschen das nicht mitmacht, was auf der Erde ist, beruht auch die Neigung des Menschen sich zeitweise den Rund-Tänzen hinzugeben; d. h. der physische Leib wird im Rundtanz bewegt entsprechend der Bewegungstendenz des Ätherleibes: «...der gewöhnliche Tanz, der besteht einfach darinnen, daß der Mensch nicht seinem physischen Leib folgen will, sondern seinem Ätherleib. Die Begierde zu tanzen, die ist gerade dazu da, daß der Mensch seinen physischen Leib vergessen kann und sich fühlen kann als ein Wesen, das der *Welt** angehört.» «Der Ätherleib, der will sich himmelsgemäß bewegen. Die Planeten bewegen sich im Kreise, also die Erde bewegt sich im Kreis: der Ätherleib möchte sich im Kreis bewegen; der physische Leib möchte aus diesem Kreis heraus.» Wenn der Mensch, aus dem physischen Leibe leicht entrückt, dem Ätherleibe bewußt folgt in seinen runden, kreisförmigen Bewegungen, dann entwickelt sich in ihm ein gewisses Wohlgefühl.

Bei jenem Drehgefühl nun, das der Mensch haben kann, wenn er ruhig im Bette liegt, das sowohl als Krankheitssymptom als auch als Vergiftungssymptom der Trunkenheit auftritt, da dreht sich der *Astral-Leib*.

* gemeint ist der kosmischen, der Sternen-Welt (Ref.).

Diese zwei Arten des Drehens werden in dem erwähnten Vortrage einander gegenübergestellt. «Das Trinken geht in den Astralleib; das Drehen geht mehr in den Ätherleib (Ref. gemeint ist das Drehen beim Tanzen). Da versteht man auch, was für ein Unterschied da ist. Denn schaue ich hin auf einen, der betrunken ist – ja, der dreht sich nicht wie einer, der auf runden Wegen geht, sondern bei dem dreht sich ja alles, wie wenn sein Astralleib selber nun die Erdkugel geworden wäre; der dreht sich, wie die Erde sich dreht.»

«Man kann also am Leben unterscheiden, an dem, was der Mensch tut, ob es der Ätherleib ist, der das macht, oder der Astralleib.»

Aus diesen Andeutungen wird es nicht so sehr schwer, Zugang zu finden zu einigen der oben dargestellten Datura-Phänomenen. Es muß natürlich unterstellt werden, daß die der Literatur entnommenen Schilderungen den Tatsachen entsprechen, wobei auch darauf hingewiesen werden soll, daß die in Frage kommenden Giftwirkungen an den verschiedenen Erdregionen auf die verschieden entwickelten Menschentypen und -rassen auch differenzierende Erscheinungen zeitigen entsprechend dem mehr oder weniger starken Überwiegen des Nerven-Sinnes-Menschen im Menschen, des rhythmischen Menschen oder des Stoffwechsel-Willenshaften im Menschen.

Bei den angedeuteten Datura-Vergiftungen treten nun offenbar bei den Einheimischen als erste gröbere sichtbare Wirkungen auf: Lockerungen des Ätherischen vom physischen Leibe, die sich in den Drehbewegungen kundtun. Diese harmlosere Wirkung wird anscheinend später oder bei manchen bereits ohne Auftreten des ersten Zustandes abgelöst durch die Wirkung auf den Astralleib, der nun nicht im akuten Zustand wie bei der Alkoholtrunkenheit reagiert, sondern erst im chronischen «nüchternen» Zustand der Datura-Gewöhnten. Im akuten Zustand, bevor der Tiefschlaf einsetzt, treten anscheinend die ersehnten Bilder sexuellen Inhaltes auf. Das bedeutet, daß der Astralleib in seiner Lockerung soweit vorgeschritten ist, die Imaginationen im

Ätherleibe wahrnehmen zu können. Diese Imaginationen ergeben sich bei der inneren Blickrichtung auf die Sexualorgane als sexuelle Bilder. Warum diese Blickrichtung anscheinend einseitig orientiert ist, darf wohl zusammenhängen mit der Tatsache des stark mondenhaften Einflusses auf die Datura wie auf die meisten Giftpflanzen. Aus diesen Zusammenhängen wird auch ohne weiteres klar, daß diese Pflanzen keine aphrodisiakische Wirkungen haben, denn der Ätherleib ist es, der diese Organe durchkraftet, und der Astralleib ist es, der sie betätigen muß. Wenn er aber zum Schauen verwandt wird, ist er vom Tun abgezogen.

Diesen eigentlichen Stechäpfeln, die krautig die alte und nördliche neue Welt «mit aufrechten, trichterförmigen, mittelgroßen Blüten und aufspringenden aufrechten oder hängenden Kapselfrüchten, die meist von Stacheln bedeckt sind», bevölkern, stehen nun gegenüber die südamerikanischen baumförmigen Arten, die bis zu 30 cm lange, große hängende, langröhrige, auf Kolibri-Befruchtung angewiesene trompetenförmige Blumen und große längliche Beerenfrüchte bilden. Bei uns werden mehrere in Gewächshäusern oder bei günstigem Klima auch im Freien gezogen: z. B. Datura arborea.

*Datura arborea L.*, (Brugmansia candida Persoon), der baumartige Stechapfel, wächst in Peru und Chile. Als Vertreter der ausdauernden, verholzenden Datura-Arten bildet er seine Blätter ganzrandig. Sie sind fast handgroß, länglich-eiförmig zugespitzt und haben entfernte Ähnlichkeit mit den Blättern der Atropa belladonna. Auch hier werden die Blattrippen oberwärts eingezogen und unterwärts aufliegend. Im Gegensatz zu unserer heimischen Datura öffnen sich die Blüten anscheinend bei Tage. Schneeweiße bis 25 cm lange Trichter gewähren dann einen Blick in den tiefen Blütengrund, aus dem die anfänglich dem Stempel eng anliegenden Staubgefäße, von diesem überragt, hervorstehen. Aus dem fünfkantig geprägten Kelch, der in der Blütezeit luftig aufgeblasen erscheint, hängt die Blüte abwärts und verwelkt auch nicht am gleichen Tage. Wie unsere Art aber verströmt sie besonders gegen Abend einen starken Duft. Diese Blüte ist angeblich auf die Kolibri-Befruchtung angewiesen. Die sich bildenden hängenden Früchte (Beeren) sind glatt.

*Lewin* schreibt, daß diese Art in Brasilien *Floripondio* genannt wird. In ihrer Wirkung soll sie wie die bereits beschriebenen Arten sein. –

Nach *Wehmer hat Datura arborea L.* als «Alkaloide Hyoscyamin und Scopolamin. Art und Menge der Alkaloide schwankt anscheinend infolge äußerer Bedingungen. *Blüten,* Blätter, Stamm und Wurzel enthalten nach früherer Untersuchung (kultiv. Pflanzen) hauptsächlich Scopolamin, in letzteren beiden daneben etwas Hyoscyamin, später sind von denselben Untersuchern im *Samen* (Handelssamen) Scopolamin und Hyoscyamin (Verhältnis 1:4), im Stamm viel Hyoscyamin, wenig Scopolamin, in Wurzel etwas Atropin, wenig Hyoscyamin gefunden.

*Blätter* enthalten nach anderer Feststellung i. M. 0,444% Scopolamin, Blattstiele 0,223–0,230%. – *Keimlinge* alkaloidfrei. – Nach älteren Angaben Atropin, Hyoscyamin.» – Über die Zusammensetzung der Blätter, Rinde, Kapseln verweist Wehmer auf die in der Literatur zitierten Untersucher. –

. Zum Abschluß sei noch erwähnt die *Datura sanguinea,* Brugmansia bicolor Persoon, die in hochgelegenen Gegenden von Peru und Columbien an wüsten Stellen heimisch ist; sie wächst sowohl strauchartig als auch baumartig und wird nach Warburg bis zu neun Meter hoch. Die Blätter dieser Pflanze sind halb so groß wie die von Datura arborea, weniger geprägt, ganzrandig, doch ist der Rand wellig, zuweilen mit geringer Andeutung von Buchtung. Am Ende des Sprosses erscheint die Blüte zwischen den letzten beiden Blättern sitzend und lang herabhängend. Der Zweig hat in seinen Blattstellungen eine Ähnlichkeit mit den Blattstellungen unseres heimischen Bilsenkrautes, so daß der Eindruck entsteht, als sei der Zweig beflügelt. Die flaumig behaarte, gestielte Blütenknospe ist stark fünfkantig geformt und reißt an der Spitze in fünf schmale Spitzen auf, wenn sich die duftlose Blüte zur Entfaltung hindurchdrängt. Von allen Datura-Arten haben wir hier wohl die längste und schönstgeformte Blüte vor uns. Unendlich graziös in der Linienführung des schmalen Blütentrichters, der gut die Länge einer Manneshand hat, und eurhythmisch schön in der Gestik der Zipfelentfaltung, ist auch die Färbung von ganz besonderer Art. Aus den hellgrünen Kelchblättern ragen Kronenblätter von der Basis bis zur Mitte in sattem Gelb hervor und färben sich dann allmählich bis zu den Spitzen fast apfelsinenrot, wobei die Kronenblätter noch von ca. fünfzehn feinen hervortretenden, zuweilen blutroten Längsrippen durchzogen sind. Aus den Früchten dieser Pflanze bereiten die Peruaner einen Trank, Tonga genannt, der – wenn er verdünnt ist – Schlaf bereitet, konzentriert aber leicht Wutanfälle verursacht, die dann durch häufigeres Trinken von kaltem Wasser besänftigt werden. Geiger schreibt, «die Priester des Sonnentempels in der Stadt Sagomoza, dem indischen Orakelsitze, kauten, um sich zu inspirieren, Körner dieser Datura. Auch jene, die die unterirdischen Guacos, wo große Reichtümer aufgehäuft sein sollen, besuchten, beobachteten dasselbe Verfahren. (Humboldt et Bonplan Synopsis.)»

Warburg berichtet, daß die Peruaner aus den Früchten der Datura sanguinea ein stark narkotisches Getränk bereiten, das als Aphrodisiacum* genommen wird und zugleich die Verbindung mit den Geistern der Ahnen herstellt.

Mit der Datura sanguinea schließt sich in schöner Weise ein Farbenkreis dieser abendblühenden Gattung. Wie im frühen Sommer bei feinstem Wolkenbehang des Horizontes der Abendhimmel sich bei Sonnenuntergang im Osten leicht violettblau verfärbt und im Westen brennend gelb-rot aufleuchtet, so spiegeln die Daturae den Osten mit Farben, die in das Blauviolette spielen und den Westen mit gelb-orange-roten Sonnenuntergangstönen.

* siehe oben.

304

# Atropa belladonna/Tollkirsche
# Hyoscyamus niger/Bilsenkraut
# Datura stramonium/Stechapfel

*Eine Zusammenschau*

Die Darstellungen der Atropa belladonna, des Hyoscyamus niger und des Datura stramonium haben in leichten Skizzenstrichen das Wesen jeder einzelnen Pflanze umrissen und, soweit es möglich war, auch hie und da in den Wesenskern hineingeleuchtet. Daß bei dauerndem Umgang mit solchen Gift- und Heilpflanzen sich auch ständig neue Wesensseiten offenbaren, ist selbstverständlich. So werden dem Leser beim Lesen schon neue Nuancen aufgehen, die das Bild weiter beleben. Hier soll nun noch *die* Wesensseite besonders hervorgehoben werden, die den Menschen in seiner Dreigliederung stärker in Beziehung setzt zu unseren drei Heilpflanzen. Natürlich ist jede Heilpflanzendarstellung ein Versuch, den typischen Bezug dieser Pflanze zum Menschen aufzudecken. Dieser Bezug ist kein willkürlicher, vom selbstsüchtigen Nützlichkeitsstreben des Menschen konstruierter Bezug, sondern er ist ein tief in Mensch, Erde und Welt veranlagter Entwicklungsbezug, wie jeder weiß, dem das Wirken Dr. Steiners, seine Geheimwissenschaft im Umriß und viele seiner Werke Stützen des Erkenntnisstrebens geworden sind.

Die gesamte Pflanzenwelt hat der Mensch in seiner kosmisch-irdischen Entwicklung einst aus sich herausgesetzt, um jene weiteren Schritte tun zu können, die ihm Bewußtsein und Selbstbewußtsein, die ihm freies Wollen, Fühlen und Denken ermöglichten. Der menschliche Ätherleib, als Träger des Lebens, hat aus jener Entwicklungsphase seinen Bezug zur Ätherwelt der Pflanzen, zur Urpflanze. Die vom menschlichen Ätherleibe konstituierten Einzelorgane, die ihre nuancierenden Qualifizierungen und Ausgestaltungen der astralen und der Ich-Organisation verdanken, haben wieder ihren besonderen Bezug zu bestimmten einzelnen Pflanzen. Dieses Wechselverhältnis der Pflanzenwelt, der Heilpflanzenwelt zum Ätherleibe (oder zum Archäus, wie Paracelsus den Lebensorganismus im Menschen nannte) und seinen Organen erlebten die Heiler früherer Zeiten und vergangener Bewußtseinszustände instinktiv und direkt und fanden so die jeweils erforderliche Arznei. Wir Menschen des Bewußtseinsseelenzeitalters müssen diese Beziehungen mit unserem modernen, sachlichen, nach allen Seiten offenen Bewußtsein wieder aufspüren und aufsuchen, um die Heilsbeziehungen zwischen Organismus und Pflanzenwelt erst wieder umfassend wirksam zu erleben.

Versucht man einmal sich unsere drei Solanaceen nebeneinander vorzustellen, in der ihnen jeweils typischen Umgebung, so ergeben sich Bilder, die doch recht aufschlußreich sein können.

Wir erleben die *Tollkirsche* an der Grenze zwischen Licht und Dunkel, an Waldesrand und -wegen und auf einsamen Lichtungen in vielen Exemplaren, im Hintergrunde immer die mächtige Wesenheit des Waldes, die ihr die Kraft spendet, sich in ihrem sinnenhaften Streben darzustellen und zu erhalten. Wie im Menschen das Nerven-Sinnessystem zerfallen würde, wenn es nicht immer wieder im nächtlichen Schlafesweben durch die Stoffwechselvorgänge aufgebaut würde, so ist die Ätherwelt des Waldes die schützende, tragende und erhaltende Hülle, die es den Astralkräften der Atropa belladonna ermöglichen, sich in einer Pflanzenerscheinung ausleben zu können. Ohne diese Voraussetzungen würde eine Tollkirsche verkümmern. Dagegen spricht auch nicht die Tatsache der kulturellen Anpflanzung von Atropa belladonna. Wo das hüllenhaft, ätherisch Ernährende der Umwelt durch Nachahmung ähnlicher Verhältnisse, wie sie der Wald bietet, nicht erreicht wird, dort kümmern die Pflanzen hin und können sich nicht zu jener Licht abtastenden Gestaltung verbreitern und formen, wie es eben für die Tollkirsche typisch ist. –

Ganz anders das *Bilsenkraut!*

Zusammengeduckt, als hätte es alle seine Energien in sich zusammengeballt zu einem gewaltigen Sprung in das Leben, so erscheint es im *Lichte!* Seine nährend-erhaltenden Kräfte sitzen an anderem Orte als bei der Tollkirsche. Der Erdengrund, den es sich wählt, spiegelt in besonderer Weise jene Kräfte, denen Hyoscyamus niger es verdankt, sich darstellen zu können. Im Zusammenklang mit diesen Kräften stößt sich das Bilsenkraut trotzig finster in das Dasein und ist durch sich selbst von Bestand für die Vegetationszeit, die seinem Wesen gegeben ist. Es welkt unbekümmert vom Beginn seines Daseins an schon in die Erde zurück und opfert ihr und den starken Astralkräften seine Lebensorgane. Es tritt zumeist in Einzelexemplaren auf, die dann wieder in mehr oder weniger weiten Abständen voneinander sich behaupten.

Das Bilsenkraut zeigt in vielen seiner Lebensäußerungen ein durchaus polares Verhalten zur Tollkirsche. Die Verzweigungsneigung ist gering, der energie-geladene Sprung in das Leben kommt nie zum vollen Verausgaben, es wird immer etwas geballt zurückgehalten. Die Tollkirsche verzweigt sich weitgehend, dagegen ist sie recht zaghaft mit ihrem Hinausstreben in das Leben. Ihre Keimvorgänge gehen sehr langsam, bei dem Bilsenkraut sehr schnell; ebenso setzt bei diesem der Blühvorgang frühzeitig ein. Und die Blüten beider! Die Tollkirsche wirkt immer so, als schäme sie sich ein wenig der Tatsache, daß in ihr astralische Kräfte sich unrechtmäßig stark mit dem Pflanzenwesen verbinden. Sie versteckt ihre Blüten, gestaltet sie zu engen Glocken und läßt das dämmerhaft saturnisch-mondenhafte Braunviolett nur im Innern etwas auflichten durch ein wenig unsauberes Gelb.

Bilsenkraut kennt keine Scheu! Voll öffnet es seine Blüten dem Lichte mit einem spürbaren Mangel an Keuschheit, der seinem ganzen Wesen eigen ist. Sein stoffwechselhafteres Wesen, das aus allen Drüsen tierhaft duftet, färbt die ausgebreiteten, flachen Blütentrichter blaßgelb und tingiert den Grund hie und da mit jenem Braunviolett, das die Tollkirsche ausgiebig verwendet, um sich darin zu verbergen. –

Der *Stechapfel* steht in all seinen Wesensäußerungen zwischen

Bilsenkraut und Tollkirsche. Er nimmt die starke Willensgeste von der einen Seite und die sich ausbreitende Sinnesgeste von der anderen Seite und nimmt in dem eigenen Gestalten beide in sich hinein, indem er diese Themen durchaus rhythmisch gelockerter variiert. Daß er dabei eine gewisse Starre in sich hineinnehmen muß, verdankt er fraglos den reinen Erdenkräften.

Auch er stellt sich frei in den licht- und luftdurchfluteten Raum, wo er zumeist in Einzelexemplaren sich darlebt. In weiterer Entfernung steht vielleicht wieder ein Exemplar! Er offenbart stärkere Verzweigungsneigung als Hyoscyamus niger und tastet im Verzweigen den Umkreis ab. Sein Blühprozeß staut auch in ihn hinein ein astralisches Element, das dem reinen Wachsen immer wieder Halt gebietet, so daß er damit stets von neuem zu beginnen scheint. Ihm ist der tierisch-triebige, stoffwechselhafte Duft nicht fremd, doch sind seine Blüten schon befreit von den Kräften, die bei Atropa und Hyoscyamus noch in Farbe und Form (Zygomorphie) die erdhafte Verstrickung der Astralkräfte offenbaren. Daturablüten sind rein aktinomorph (sternstrahlig) und zeigen dadurch das offene, kosmisch verbunden bleibende, reine Sternwirken, das nicht mehr von den Erdenkräften gefesselt wird. –

Wie die ganze Familie der Solanaceen so charakterisiert auch unsere drei Heil- und Giftpflanzen der abnorme Einbruch der astralischen Kräfte, die normalerweise die Pflanzen peripherisch berühren und zu Metamorphosen anregen bis zur Umbildung des Blattes in Blüten. Er ist typusprägend für sie; und dieser Typus ist dadurch ganz besonders darauf angewiesen, sich mit der Erde auseinanderzusetzen. Einerseits zeigt er nach dem Umkreis gerichtet sehr starke Blühfreudigkeit, in der sich das besondere Umwerben dieser Pflanzenfamilie seitens der Astralkräfte ausdrückt, bis es dadurch zu einem ausgesprochenen Bedrängtwerden mit der daraus hervorgehenden Giftbildung kommt, und der Blühvorgang überall stauend, verzerrend in das rein vegetative Geschehen eingreift. Je mehr dieser Vorgang zunimmt, desto kosmischer und pfahliger wird die Wurzel, desto energischer wird das Erdenwirken innerhalb dieses Pflanzenpoles, bis es seinen tiefsten (oder auch höchsten) Punkt in der Mandragora officinalis erreicht. Erleben wir an Tollkirsche, Stechapfel und Bilsenkraut immer noch den Versuch eines rhythmischen Ausgleiches zwischen Erd-, Pflanzen- und Astral-Wesen, ein Ausgleichen, das zwischen diesen drei nochmals sich isoliert in Datura stramonium auslebt, so scheint Mandragora officinalis diesen Ausgleich nicht schaffen zu können: in die steinig nackte Erde ihrer Heimat drückt der ganze astrale Überwältigungsprozeß hier die lappigen Blätter zur Erdenblattrosette zusammen und staut alles Entfalten in absonderliche, rübige Wurzelstöcke hinein, die sich gewaltig entwickeln. Dennoch schafft die Mandragora den rhythmischen Ausgleich zwischen astralischem Wirken und Erdenverbinden, nur schafft sie es nicht in *einer* Vegetationsperiode. Sie holt das Zeitelement wesentlich zur Hilfe und liefert alljährlich immer größere – wenn auch nur kurzlebige – Blätter, bis sie sich dadurch reif und fähig macht, grünlich-weiße, fast entastralisierte Blüten zu bilden, die wiederum aktinomorph sind. – Auf Einzelheiten dieser Vorgänge wird in einer gesonderten Darstellung eingegangen. –

In der oben begonnenen Weise lassen sich die Wesensseiten unserer drei Solaneen noch vielfach in Einklang oder Dreiklang bringen, und immer werden sie wieder irgendwie das dreigliedrige menschliche Wesen spiegeln. Bei der medizinischen Betrachtung wird sich das nochmals besonders stark zeigen. Die nun folgende *botanische* Gegenüberstellung reiner Beobachtungstatsachen bietet wie eine Palette mit vielen Farben noch vielfache Gelegenheit, das Bild der Zusammenschau in immer neuen Farben zu erweitern und zu metamorphosieren. Diese Zusammenstellung macht dabei nicht Anspruch auf Vollständigkeit; sie wird fraglos noch erweitert werden können:

*Botanische Gegenüberstellung:*

| | ATROPA | DATURA | HYOSCYAMUS |
|---|---|---|---|
| *Wurzel:* | Walzenförmiger Wurzelstock, in Schräglage in der Erde mit wenig Seitenästen. | Spindelförmiger Wurzelstock, senkrecht in der Erde mit zahllosen feinen Nebenwurzeln. | Spindelförmiger Wurzelstock, senkrecht in der Erde, mit wenig Seitenästen. |
| Stengel: | aufrecht, senkrecht verlaufend / massiv<br>fein behaart<br>mittlerer Glanz<br>einmalige Gabelung dann sympodiale Entfaltung gut entwickelt | aufrecht, senkrecht verlaufend / hohl<br>unbehaart<br>starker Glanz<br>mehrfache Gabelung erst zum Schluß sympodial ausklingend<br>kräftig-röhrig entwickelt | aufrecht, geschweift verlaufend / hohl<br>stark behaart<br>kein Glanz<br>kaum Seitenzweige im Blütenbereich sympodiale Wickelbildung<br>weniger kräftig als Atropa, aber unten zur Verholzung neigend. |
| Blätter: | kurz gestielt<br>glattrandig, wenig gewellt<br>Form: breitelliptisch-beidendig spitz<br><br>Gewebe: relativ fest<br>leicht behaart<br>Größe: abwechselnd ein großes und ein kleines Blatt<br>Blattrippen: oben soviel eingezogen, als unten aufliegend | lang gestielt<br>stark gebuchtet<br>Form: basal breitelliptisch, vorn zugespitzt, Buchtenzipfel auch fein zugespitzt.<br>Gewebe: straff bis in die Zipfel<br>nicht behaart<br>Größe: gleichbleibend<br><br>Blattrippen: oben eingezogen, unten stärker aufliegend | aufsitzend<br>lappig gebuchtet<br>Form: basal breitelliptisch, oft abwärts laufende Flügelbildung am Stengel, Spitze geschweift zugespitzt<br>Gewebe: schlaff<br>an den Rändern behaart<br>Größe: gleichbleibend<br><br>Blattrippe basal oben aufliegend, Unterseite um das Doppelte dieser Auflage aufliegend |
| Blüte: | Glocke bis 3 cm lang<br>leicht zygomorph<br>Farbe: violett überwiegend / gelb gering<br>violett außen, gelb innen | Glocke bis 7,5 cm lang<br>aktinomorph<br>Farbe: weiß, selten gering violett<br>weiß innen und außen | Glocke bis 3 cm lang<br>zygomorph<br>Farbe: gelb überwiegend / violett geadert und Blütengrund violett innen, gelb außen |

| | Fremd- | Fremd- und Selbst- | Fremd- |
|---|---|---|---|
| Bestäubung: | | | |
| Duft: | Blattregion: gering muffig<br>Blüte: duftlos | Blattregion: stärker muffig<br>Blüte stark zur Nachtzeit | Blattregion: stark tierhaft<br>Blüte duftlos |
| Frucht: | weiche Beere<br>leicht ablösbar<br>schwarz-violett<br>Samen zusammenhaltend | feste Kapsel<br>festsitzend<br>hellbraun<br>Streuung bietend | von Beere in Kapsel über-<br>gehend, dann festsitzend<br>hellbraun<br>Streuung bietend |
| Kelchblätter: | Kelchblätter tellerhaft<br>zurückgeschlagen | halskrausenhaft zurück-<br>geschlagen | hochgeschlagen, Kapsel um-<br>schließend, mit verhärtend |
| Samen: | vielsamig<br>nierenförmig<br>Größe wie 1<br>*Farbe: dunkelbraun* | vielsamig<br>nierenförmig<br>*schwärzlichbraun* | vielsamig<br>nierenförmig<br>*hellbraun* |
| Sämlinge: | langsam wachsend<br>Blätter: matt<br>dunkelgrün/violett durchzogen | schnell wachsend<br>Blätter: glänzend<br>dunkelgrün/violett durchzogen | schnell wachsend<br>Blätter: weißlich behaart<br>hellgrün |
| Lebensdauer: | bis zu 8 Jahren | 1 Jahr | 1–2 Jahre |
| Welkvorgänge: | aus dem Blattparenchym<br>heraus | aus dem Blattparenchym<br>heraus | vom Rande und aus dem Blatt-<br>parenchym heraus |
| Farbe: | violett bis schmutzigbraun | braun | gelb bis hellbraun |
| Zeit: | spät<br>dann zu Verholzungserschei-<br>nungen führend<br>es überwiegt von Anfang an<br>das Starre | spät<br>ebenso!<br><br>ebenso! | frühzeitig<br>anfänglich lappiger Welk-<br>vorgang |

In der bisherigen Betrachtung war der Blick auf das ganze Wesen der einzelnen Heilpflanzen gerichtet und konnte dadurch auch wirkliche Wesensseiten erfassen. Gehen wir aber auf die Resultate der chemisch-analytischen Erfassung unserer Giftpflanzen ein, so erleben wir, daß uns das Wesen dieser Pflanzen wieder vollkommen entschlüpft. Die Auffassung, die im Stoffe das Wesentliche sieht und im «Wirkstoffe» den Schlüssel zu den Heilpflanzen in den Händen zu haben glaubt, verliert bei diesem Vorgehen vollkommen den Zusammenhang zwischen Pflanze und Mensch. Die Beziehungslosigkeit, Zusammenhangslosigkeit und Willkür in der analytischen Stoffeserfassung geht anscheinend sogar so weit, daß dabei bestimmte Richtlinien zu fehlen scheinen, wenn man die paar herausgearbeiteten Reaktions- und Reduktionsmittel und -verfahren nicht etwa als Richtlinien ansehen will. Daß dabei dann aber nicht der zu untersuchende Stoffeszusammenhang das Handeln maßgeblich bestimmt (wodurch unvoreingenommene, voraussetzungslose Wissenschaftlichkeit gewährleistet wäre), sondern allein die beschränkten Reaktions- und Untersuchungsverfahren, leuchtet ein. Ebenso klar geht daraus hervor, mit welchen starken Vorbehalten die analytischen Befunde in der Gesamtbetrachtung einer Heilpflanze betrachtet werden müssen. Es besteht offenbar kaum das Bedürfnis, die Untersuchungsmaßnahmen, z. B. bei Aschenuntersuchungen, wenigstens nach gleichartigen Gesichtspunkten auszurichten. Dementsprechend finden sich dann in der wissenschaftlichen Literatur über die eine Pflanze bestimmte Angaben von Stoffen, über die bei der anderen Pflanze nichts ausgesagt werden kann. Die dementsprechenden Lücken in der nachfolgenden Gegenüberstellung ergeben sich aus der in der wissenschaftlichen Literatur niedergelegten Bedürfnislosigkeit nach umfassenden Überblicken über das, was selbst im analytischen Erkennen noch als Erfahrensmöglichkeit gegeben wäre.

Die nachfolgenden Angaben sind C. Wehmer, «Die Pflanzenstoffe» entnommen. Aus dem schon bei den Einzeldarstellungen angegebenen analytischen Befunden ergeben sich an

| Asche: aus *Blättern* v. *Atropa b.* | | *Datura str.* | *Hyoscyamus n.* |
|---|---|---|---|
| | 13–15% | 17,4% | 18–23% |
| Ungar. Blätter | 17% | 8,7–23,7% | 22,1% |
| do: Sand: | 5,6% | 2,8–9,6% | |
| *Asche:* aus *Samen:* | — | 2,9% | 2,35% |
| Ungar. Samen: | — | 3,1–4,5% | — |

| Aschen-Analyse v. | Atropa-Blättern % | Datura-Samen % | Hyoscyamus-Samen % |
|---|---|---|---|
| $K_2O$ | 31,6 | 20 | 18,5 |
| $Na_2O$ | 17,5 | 14 | — |
| $CaO$ | 15,4 | 4 | — |
| $Cl$ | 9 | — | — |
| $P_2O_5$ | 7,86 | 34,7 | 44,7 |
| $SO_3$ | 5,9 | — | — |
| $SiO_2$ | 5,9 | 5 | — |
| $MgO$ | 6,47 | 17,6 | 21 |
| $F_2O_3$ | 0,27 | 4 | — |

Über die weiteren qualitativen und quantitativen organischen Inhaltsbefunde müssen die Daten bei den einzelnen Darstellungen der Atropa, des Hyoscyamus und Datura nachgelesen werden. In der späteren Zusammenfassung aller Solanaceen zur Herausarbeitung des Typusbildes wird auf sie nochmals eingegangen werden.

So wenig einer auf den Menschen bezogenen Pflanzenbetrachtung entgehen kann, daß unsere drei Solanaceen dreifach in ihrer Dynamik auf den Menschen ausgerichtet sind, so wenig ist es auch der Homöopathie in ihren Arzneiprüfungsbildern entgangen, nur daß sie die Begriffbildung des «dreigliedrigen menschlichen Organismus» – die erst durch Dr. Steiner herausgearbeitet wurde –

noch nicht zur Verfügung hatte oder später noch nicht anwandte. Alle bekannten physiologischen, pharmakologischen und toxikologischen Erfahrungen, die sich in den homöopathischen Arzneimittelbildern bekanntlich überschneiden, erweisen sich bei richtiger, unvoreingenommener Würdigung als ausgerichtet auf die Menschengliederung. Die Gegenüberstellung der in der homöopathischen Literatur niedergelegten wesentlichen und typischen Erscheinungen dessen, wie sich das Atropa-, Hyoscyamus- und Daturawesen *im* Menschen ausleben, mag die botanischen Gegenüberstellungen ergänzen und abrunden.

So weist Heinigke darauf hin, wie Atropa belladonna und Hyoscyamus niger außer durch ihre Alkaloide charakterisiert sind durch ihre mineralischen Salze: Atropa durch seine Calciumsalze und Hyoscyamus durch sein Kaliumnitrat. – Als die jeweiligen Gegenmittel (Antidote) führt er an

bei *Atropa:*
Camphora, Coffea, Hepar s. c., Hyoscyamus, Opium, Pulsatilla vulg., Zincum und Wein;

bei *Datura:*
Nux vomica, Opium, Tabacum, Essig, Zitronensäure. Selbst ist er antidotarisch zu Mercurius und Plumbum;

bei *Hyoscyamus:*
Belladonna, Camphora, Chininum, Opium, Stramonium und Zitronensaft in größeren Mengen.

Farrington weist darauf hin, daß *Belladonna* nicht giftig ist für Nagetiere und Vögel, während *Hyoscyamus,* auch Hühnertod genannt, giftig für Vögel ist. Die bei ihm aufgeführten Symptome werden im nachfolgenden mit denen bei Nash zu finden, insoweit sie von ihm abweichen, zusammen aufgeführt, um Wiederholungen zu vermeiden.

(Nash) «Belladonna kann ebenso gut *Kopf*mittel genannt

werden»; es überwiegen die Kopfsymptome. So macht Belladonna wesentlich stärkere Kongestion des Gehirns als Hyoscy-
mus, ebenso stärkere Entzündung des Gehirns und seiner Häute.
Die dabei auftretenden Symptome sind durchaus gegensätzlich:
Hyoscyamus hat oft das Symptom, daß Schütteln und Vorbeugen
des Kopfes bessern, während bei Belladonna dann eine Verschlimmerung eintritt. Bei Belladonna ist das Gesicht hochrot,
die Augen sind blutunterlaufen, die Halsschlagadern klopfen
heftig; bei Hyoscyamus fehlt das heftige Klopfen der Karotiden,
die intensive Gesichtsröte und die blutunterlaufenen Augen; das
Gesicht ist eher bleich und eingefallen. Auftretende Delirien haben bei Belladonna heftigste Form, eine ruhige und besonnene
Art ist dort direkt Ausnahme; beim Hyosycamus gerade umgekehrt. Belladonnadelirium ist wild, der Patient will davonlaufen,
er beißt und schlägt; während der Hyoscyamuspatient zwar ein
gewisses Verlangen fortzulaufen zeigt, fehlt ihm aber die Kraft
dazu. Hyoscyamus wirkt mehr wie ein adynamisches Mittel im
Gegensatz zu Belladonna. Belladonnakranke sind relativ beweglich, die Pulse rasen; beim Hyoscyamus sind die Kranken
schwach, dem Puls fehlt das Volumen. Der Unterkiefer sinkt
herab, Stuhl und Urin gehen unwillkürlich ab, und die Schwäche
nimmt ständig zu. Es geht in eine gefühllose Betäubung über.
Hyoscyamus hat mehr nervöse Irritation mit weniger Kongestion
als Belladonna und Stramonium. Beim Hyoscyamus umfassen die
nervösen Manifestationen das ganze System: «Jeder Muskel im
Körper zuckt von den Augen bis zu den Zehen» (Nash). Während
der Patient sonst still liegt, zuckt es überall, er zupft und langt in
die Luft. Die Schlaflosigkeit der Belladonna ist eine relative helle
Wachheit mit absolutem Unvermögen einzuschlafen, während
Hyoscyamus nervös schlaflos ist, wimmert, zuckt und auch
schreit. Er hat eine auffällige Furcht, «vergiftet und verraten zu
werden» (Farrington). Während Belladonna im Wochenbett reflektorische Erregbarkeit, nervöse Gemütsbewegung zeigt, ist die
Hyoscyamuswirkung auf die Frau gekennzeichnet durch angebliche Folgen von unglücklicher Liebe und Schreck, ferner durch

Eifersucht. Ein gewisses Bedürfnis sich zu entblößen, das bei Stramonium auftritt, ist auch hier vorhanden, fehlt Belladonna aber vollkommen. Sie hat hingegen die Erscheinung, daß sie beim Einschlafen oder Erwachen hochfährt oder aufspringt. Bei epileptischen Konvulsionen hat der Hyoscyamuskranke Zucken und Rucken im Körper, eckige Bewegungen, die anscheinend durch Essen hervorgerufen werden, speziell bei Kindern. So sollen diese hungrig aus dem Schlaf erwachen, das Gesicht ist dunkelrot, Schaum steht vor dem Munde; die Zunge wird gebissen, danach fast immer tiefer Schlaf. Zwischen diesen beiden Vergiftungs- oder Krankheitsbildern der Atropa belladonna und des Hyoscyamus niger steht nun das Bild des Datura stramoniums. Wie der rhythmische Organismus zwei Pole zeigt, einmal in der Atmung, zum andern in der Zirkulation, so ergeben sich bei Stramonium in vielen Symptomen einmal eine gewisse Hinneigung zur Belladonna, zum andern eine solche zum Hyoscyamus, doch offenbart es auch durchaus eigene Dynamik, wie der rhythmische Organismus sie ebenfalls in sich hat.

*Stramonium* zeigt auch Kongestion mit mehr sensorieller Erregung; Delirium ist wild, die Augen sehen wild und blutunterlaufen aus, doch ist dieser Zustand nicht so stark ausgeprägt wie bei Belladonna. Der Kranke wirft sich umher, fährt mit dem Kopf aus den Kissen auf, seine Schwäche ist lange nicht so ausgeprägt wie bei Hyoscyamus. Von allen drei Mitteln fällt hier aber die ungeheure Geschwätzigkeit auf! Der Erwachsene ist in seinem Delirium so geschwätzig und wechselt dabei zuweilen von Lustigkeit zu einem Zustand des Grauens. Er lacht, singt, macht Grimassen, andererseits kann er dann plötzlich laut beten und nach Hilfe rufen. Der Kranke wird durch Halluzinationen erschreckt: er sieht angeblich Erscheinungen, die aus jeder Ecke hervorspringen, Tiere unmöglichster Art erheben sich und ängstigen ihn. Kinder schreien nach der Mutter, selbst wenn diese bei ihnen ist. Oft besteht Angst vor Dunkelheit und Verlangen nach Licht, im Gegensatz zu Hyoscyamus, der Abneigung gegen Licht hat.

Man kann sagen, daß Belladonna primär auf das cebro-spinale

316

Nervensystem wirkt und sekundär auf das sympathische, während Hyoscyamus genau umgekehrt zu wirken scheint. Zwischen ihnen bleibt der Stechapfel in seiner Wirksamkeit.

Für den Beurteiler aufgeführter Symptomenbilder bedarf es selbstverständlich einer großen Aufmerksamkeit, um in der Urteilsbildung nicht fehl zu gehen, sonst lassen sich die erhaltenen Symptome nicht abschätzen und auswerten. In jedem Pharmakologielehrbuch finden sich vielfach falsche Begriffs- und Urteilsbildungen in dieser Richtung, und zwar überall dort, wo Bemerkungen auftauchen wie, Hyoscyamus wirkt wie Belladonna oder ähnliches. In einem solchen Falle ist der Irrweg aus dem analytischen Denken heraus schon betreten, was natürlich verständlich ist, da kein umfassendes, der Wirklichkeit entsprechendes Bild vom Menschen bei diesen Urteilsbildungen leitend war und ist. Wo die Analyse über ihre Berechtigung hinaus als *eine* Arbeitsmethode den Menschen in seinem Denken bestimmt, wird der Irrgarten betreten. In diesem Sinne mag hier nochmals auf einige angeführte Symptome hingewiesen werden. Wenn z. B. bei Belladonna steht, «bewirkt Gliederbewegungen», oder bei Hyoscyamus «bewirkt Schlaf», dann muß man sich schon klar machen, ob man es jeweils mit einer primären oder mit einer sekundären Wirkung auf die polaren Wesensseiten der Menschen zu tun hat. In diesem Sinne seien die homöopathischen Arzneimittelbilder zu eingehendem Studium empfohlen, ebenso die Ausführungen H. Schulz' über Belladonna. Andererseits ist natürlich auch erforderlich, sich dem Wesen des Willens- und Denkorganismus, des rhythmischen Organismus, wie sie Dr. Steiner erarbeitet hat, so weit als möglich erkennend zu nähern, daß auch von dieser Seite her eine Begriffsverwirrung vermieden wird.

Für die hier gemeinten Verhältnisse sind die Blüten von Atropa belladonna und Hyoscyamus niger ein schönes Bild. Das Farbbild, das sie darbieten, drückt eindeutig ihre Beziehungen zum Menschen aus. Die Atropablüte, außen braunviolett – innen gelb, zeigt in der Dunkelfarbe ihre überwiegende Beziehung zum Nervensinnessystem und in ihrem wenigen Gelb innen ihre geringe, vielleicht indirekte Beziehung zum Stoffwechselsystem. Ganz anders Hyoscyamus niger! In der Fülle seines nach außen gekehrten Gelbs offenbart er seine direkte Beziehung zum Stoffwechselsystem und das wenige innere Violett die geringe oder indirekte Beziehung zum Nervensinnessystem. Man kann mit einer kühnen kurzen Formel sogar sagen: Belladonna wirkt im Bereiche des Ichs der vorigen Inkarnation, während Hyoscyamus im Bereiche des werdenden, des sich inkarnierenden Ichs der Gegenwart sein Wirkensfeld hat. Entsprechend dem Wesen des mittleren, rhythmischen Organismus, der beide miteinander vereinigt, in den beide ihre Impulse hineinleiten, spiegelt Datura stramonium diese mittlere menschliche Gliederung.

# Orobanche ramosa/
# Ästige Sommerwurz

Die Familie der Rachenblütler (Scrophulariaceae) umfaßt eine Unterfamilie, die «Antirrhinoideae», deren Arten fast alle Schmarotzer oder Halbschmarotzer sind. Auch die Familie der Orobanchaceae, der Sommerwurzgewächse, die eng verwandt mit der vorigen ist, vermag nur durch Schmarotzer sich zur Erscheinung zu bringen. Während die Schuppenwurz, Lathraea, früher zu den Orobanchaceae gerechnet wurde, zählt man sie heute zu den Rachenblütlern. Es wird hier deswegen vor der Schuppenwurz auf die Sommerwurz eingegangen, zumal sowohl geisteswissenschaftlich wie medizinisch noch Verwandtschaften vorliegen, von denen die Botaniken nicht reden. Die Gründe, warum diese «primitiveren» Vertreter vorweggestellt werden, sind in der Abhandlung über die «Euphrasia» näher ausgeführt worden. –

Die Sommerwurz-Gewächse – die Orobanchaceae – sind echte Schmarotzer, die niemals grün werden, wenn sie auch (nach einigen Autoren) nicht ganz frei von Chlorophyll sein sollen. Mittels sogenannter Haustorien, die auch die Mistel ähnlich entwickelt, senkt sie sich in die Wirtspflanze ein, und zwar *nur* in die Wurzeln, und das ist ein wesentlicher Unterschied gegen die Misteln. Die Sommerwurzgewächse vermögen weder aus Humus noch aus organischen Überresten ihre Nahrungsstoffe zu ziehen.

Von der *Keimung* an entziehen sie den Wirtswurzeln die frisch aus der Erde aufgenommenen und umgewandelten Stoffe. Die entnommene Nahrung verwandeln sie in Stärke und speichern diese in ihrer Knolle.

Stirbt der Wirt ab, – dann stirbt auch dieses schmarotzende

Mondenwesen. Aus der Luft wird *nur* Sauerstoff entnommen, *niemals* Kohlensäure, und es wird auch nur Kohlensäure abgesondert. Auffälligerweise wurden die Orobanchaceae noch niemals auf Monokotyledonen, auf Farnen und Gymnospermen gefunden; dagegen bevorzugen sie die Schmetterlings- und Lippenblütler.

Wie geht nun diese Wirtssuche vor sich?

Die Mutterpflanze entwickelt fast staubartig feine Samen in Hunderttausenden von Exemplaren. Der Regen wäscht diese Samenfülle in die Erde und bringt sie in die Nähe der Wurzeln von Nährpflanzen. Dort beginnt dann sofort die Keimung. *Ohne* einen solchen Kontakt mit einer Wurzel erfolgt niemals eine Keimung. Der Same bleibt 6 bis 8 Jahre lang in der Erde keimfähig, so daß er nicht auf baldigen Kontakt mit einer Wirtswurzel angewiesen ist, wenn er die Mutterpflanze verlassen hat.

Die Jungpflanzen senden außer den erwähnten direkten Haustorien, welche die Wurzeln «umgarnen», auch Adventivwurzeln aus, die dann andere Wurzeln des Wirtes anfallen, aussaugen und derart den Wirt allmählich erwürgen.

Das Auffällige ist nun, daß die Orobanche *keinen* Hauptsproß entwickelt. Wenn statt der ersten Wurzelansätze des Keimlings sich Haustorien gebildet haben, dann entwickelt sich direkt aus dem Sproßscheitel, also aus dem etwas verdickten Hypokotyl, der Blütensproß, an dessen Stengel statt üblicher grüner Blätter kleine schuppenförmige Rudimente sitzen. Die Färbung dieses Sprosses mit Blüten ist gelblich-bräunlich, gelblich-grau oder auch violett übergossen. Man wird an eine Ähnlichkeit mit Orchideen erinnert; doch schließt sich die Blütenform stärker an die Rachenblüten der Scrophulariaceen an. –

Die Familie der Orobanchaceae umfaßt ca. 120 Arten, von denen allein ungefähr 100 Arten auf die Orobanche entfallen, deren Mehrzahl der nördlichen Halbkugel angehört, wobei die wärmeren Zonen, besonders die Mittelmeergegenden, bevorzugt sind.

Von den vielen Arten erwähnt Dragendorff einige als medizinisch ehemals im Gebrauch, doch sind darüber keine Einzelheiten angegeben, so daß anzunehmen ist, daß dieser Gebrauch schon längst der Vergangenheit angehört.

Hier soll wegen der Verwendung gegen Epilepsie die *Oroban-che ramosa,* die ästige Sommerwurz, beschrieben werden, die eine Zeitlang noch im vorigen Jahrhundert offizinell war, wobei man sich aber bezüglich dieser bestimmten Indikation auch der anderen Orobanchen bediente.

Diese Pflanze trägt wegen ihres Vorkommens im Volke auch den Namen «Tabakstod», Hanfblume = «Hempblom» im Alten Lande bei Hamburg, Hanftod in Oberelsaß. Zur Blütezeit, im August bis Oktober, trifft man die ästige Sommerwurz, ca 5–50 cm hoch zwischen ihren Wirten an. Der Blütenstandstengel steht aufrecht, etwas dicker als die abzweigenden Äste, besetzt mit drüsigen Haaren und vereinzelten, weit voneinander stehenden Schuppen zwischen den Blättern des Tabaks (s. Abb.). Am Grunde zeigt sich eine leicht knollige Verdickung. Die Färbung wird angegeben als blaßgelb, doch finden sich auch dunklere bis violette Färbungen. Die Blütenähre ist weit auseinandergezogen und vielblütig. Die Blüten selber, von einem Tragblatt und 2 Vor-blättern gestützt, sind blaßgelb mit blauem oder violettem Saume bzw. Aderung. Die Blumenkrone, ca. 1–1,2 cm lang, ist röhrig, rachenförmig, über dem Fruchtknoten leicht verengt. Im vorde-ren Verlauf der Röhre zeigt sich leichte «S»-Biegung und Erwei-terung; auch hier drüsig flaumiges Haarkleid. Die 2lappige Ober-lippe wird vorgestreckt; die Unterlippe zeigt 3 gleich lange Lappen. Die Staubgefäße entwachsen dem verengten Kronen-teile. Der Griffel ist kurz. Er trägt eine trichterförmige, 3–4teilige Narbe. Der Fruchtknoten ist einfächerig.

Die Wirte dieser Schmarotzerpflanze sind Hanf und Tabak, wo sie innerhalb dieser Felder zerstreut vorkommt. Nur bei massen-haftem Auftreten kann sie schädlich werden. Nach Hegi beson-ders in Südwestdeutschland. Das allgemeine Vorkommen gibt er an: «England, Belgien, Frankreich, Deutschland, Schweiz, ganz Südeuropa, Kaukasusländer, Nordafrika, Kapland (hier in der var. interrupta Per).»

In älteren Arzneipflanzenbüchern wie in pharmazeutischen Werken finden sich die Orobanchen erwähnt. So schreibt Matthiolus über sie:

«Von Sommerwurtz. Eruenwürger*.

Eruenwürger ist ein feyster / rauher / rötlechter / zarter Stengel ohn bletter / anderthalb Schuch lang / vnd offt lenger. Hat bleichgelbe Blumen / eine wurtzel Fingers dick / vnd so der Stengel verwelcket / wirdt die Wurtzel hol. Diß Kraut wechst vnter der Eruen / vnnd andern Hülsenfrüchten / vnd es erstickt dieselben / daher es auch den Namen Orobanche, das ist Eruenwürger / bekommen hat.»

«Sommerwurtz ist kalt vnd trucken im dritten Grad.»

«Diß Kraut nennet man auch Herba tauri, vnnd Herba vacce, dieweil die Kühe diß Kraut versuchen / alsbald der Ochsen begeren / wie solches die Hirten wargenommen.»

Matthiolus erwähnt dann noch verschiedene Orobanchenarten, sowie die Tatsache, daß die Sommerwurze roh oder gesotten wie die Spargel mit Baumöl, Salz und Essig gegessen wurden. «So mans mit den andern leguminibus oder Hülsenfrüchten seudet / kochen sie desto eher darvor.» –

Geiger schreibt nun, daß Dioscorides die Orobanche pruinosa unter den Arzneipflanzen aufführt und obige Bemerkung über den Gebrauch als Gemüse und Erweichungsmittel anderer Gemüse bringt. Vier heimische Orobanchen führt Geiger auf; die O. Rapum, O. gracilis, O. caryophyllacea und O. alba. Dann heißt es:

«von diesen vier Arten ist die ehemals gebräuchliche Radix Orobanches der Offizinen abzuleiten. Sie wird durch Trocknen schwarz, schmeckt sehr bitter und wurde gegen *Blähungen* angewendet. Auch die etwas wohlriechenden Blumen, Flores Orobanches, von O. caryophyllacea, alba und gracilis gebrauchte man. Das davon abdestillierte Wasser wurde gegen *Epilepsie* und *Convulsionen* der Kinder verwendet.» –

Dragendorff berichtet, daß die Orobanche Rapum genistae – als Adstringens und bei Hautkrankheiten gebraucht wurde. Von

* Eruen = Erven = Erbsen = also Erbsenwürger.

der O. alba heißt es: «Wurzel bei Kolik, als Nervinum, Antispasmodicum, Wundmittel...» –

Das sind die spärlichen Spuren vergangener Anwendung dieser Pflanzen in der Heilkunde. Moderne Werke erwähnen sie natürlich überhaupt nicht mehr, denn die Orobanchen enthalten als
«Wirkstoffe» im günstigsten Falle *Aucubin,* dessen Wesen angeblich noch nicht erforscht ist.

# Lathraea squamaria/
# Die Schuppenwurz

«Diß ist ein wunderbarlich Kraut / gibet sich alsbald in Früling
herfür / mit einem feysten Stengel einer guten Spannen hoch /
darauff sind leibfarbe Blumen / zuweilen bleichgelbe / etwas
rauchlicht wie an der Orobanche, der Same ist klein / in Hülsen.
Alsbald nach dem Maio verdorret dieses Kraut / vnd hat kleine
Bletter / derwegen man es Cordus Aneblatum nennet. Die Wurtzel ist weißlicht / als von Schuppen zusammen gesetzt / am Geschmack zusammenziehend / vnd ein wenig bitter.

Krafft jnnwendig.

Auß diesem Kraut vnd Wurtzel wirdt bey vns in großer Menge
ein Wasser gedistillirt / wider die Flüß in Jungen vnd Alten / Item
zu dem Freißlich den Kindern gar viel gebraucht... wirdt genannt
Freysamkraut / Anblat / Schuppenwurz / ...Radix squamata.»
  So schildert Matthiolus diese seltsame Pflanze «Ohneblatt» –
«Anblat». Matthiolus hat recht, «ein wunderlich Kraut» ist die
ausdauernde Schuppenwurz, eine stets blattgrünlose Schmarotzerpflanze, die im braunen Vorjahrslaub versteckt oder es durch-
brechend, 10 bis 25 cm hoch, im April bis Mai ihre Blütenstände
aus der Erde hervorsprießen läßt. Der Blütenstandsschaft erhebt
sich «S»-förmig geschweift in die Senkrechte. Er ist dick, saftig,
kahl, rosarot, mit vielen bleichen, flachen Schuppen besetzt. Die
Blüten stehen in einer gedrängten, einseitswendigen Traube
(ähnlich wie Digitalis), die sich aus ihrer anfänglich nickenden
Haltung später streckt. Der fünfzähnige Kelch ist glockig, ebenfalls rosarot und mit Drüsenhaaren besetzt. Die zweilippige,

rosarote Krone überragt den Kelch nur gering und ist ca. 1,5 cm lang. Die Oberlippe ist ungeteilt, die weißliche Unterlippe zeigt 3 Zipfel, von denen der mittlere sich über die seitlichen legt. 4 Staubblätter wachsen nahe dem Schlunde der Krone hervor. Sie liegen neben den zwei Narben unter der Oberlippe. Der Fruchtknoten ist einfächerig, eiförmig und zum Griffelende hin behaart. Bei Öffnung der Blüte steht die Narbe hervor und die Staubgefäße sind einwärtsgekrümmt. Wächst die Blumenkrone dann weiter, richten sich auch die Staubgefäße gerade, während der inzwischen bestäubte Griffel verwelkt. Zuweilen öffnen die Blüten sich überhaupt nicht; doch ist nur Fremdbestäubung möglich. Nach der Befruchtung entwickelt sich eine vom Kelch eingeschlossene Kapsel von ca. 1 cm Länge, die einfächerig ist und an zwei Samenleisten sehr viele Samen birgt. Die aus zwei Fruchtblättern bestehende Kapsel öffnet sich am Rücken.

Diese äußerlich sichtbaren Erscheinungen sind nun nicht das Wesensbestimmende an der Schuppenwurz. Die Samenverteilung und die Keimungsvoraussetzungen gehen bei ihr genau so vor wie bei der Orobanche. Der sich entwickelnde, etwa 0,5 cm dicke Stamm entspringt einer etwa 1,5 cm dicken Knolle, die der Wirtswurzel aufsitzt. Er verzweigt sich sehr stark, bleibt immer unter der Erde und umspannt ca. 1 qm. Er erreicht ein Gewicht bis zu 5,0 kg. Gekreuzt-gegenständig hocken dicht nebeneinander dicke, weißliche, saftige Blätter um diesen unterirdischen Stamm. Aus der gleichen Knolle entspringen viele dicke Wurzeln, die etwa halb so dick sind wie der Stamm, und verzweigen sich ausgiebig im Bereich der Wirtswurzeln. Mittels unübersehbarer Mengen von Saugwärzchen schmarotzen sie an den Wurzeln. Etwa hanfkorngroß sitzen die Saugwarzen in einer Reihe nebeneinander und verwachsen vollkommen mit der Wirtswurzel.

Eine Besonderheit stellen auch die unterirdischen Blätter dar. Das etwa 1 cm lange Schuppenblatt ist in der Länge eingeknickt und von da ab mit der Spitze nach unten in Richtung des Stengels umgeschlagen. Die Spitze liegt dem Stengel an. Es entsteht, da auch die Seiten verwachsen, durch diesen Gestaltungsvorgang ein Hohlraum, der von der Unterseite des Blattes ausgekleidet ist. In diesem Hohlraum befinden sich viele Wasserspalten und Köpfchendrüsen. Hegi schreibt: «Immerhin ist der Hohlraum kein einheitlich zusammenhängender; er besteht vielmehr aus einem System von Kammern und Gängen, die dadurch zustande kommen, daß die an der Unter- bzw. Innenseite der Schuppen vorspringenden Nerven miteinander verwachsen.» (Weitere Einzelheiten s. in d. Fachliteratur!) Die Blätter sind außen von der Oberhaut bedeckt. Darunter liegt stärkehaltiges und -speicherndes Gewebe. Die Wasserspalten scheiden besonders im Frühjahr viel Wasser aus. Dadurch wird die Erde im Umkreis stark durchwässert. «Alte Schuppen weisen in den Höhlungen nicht selten größere Mengen von auskristallisiertem kohlensaurem Kalk auf, der offenbar mit dem Wasser und den übrigen Nährsalzen von den Drüsen ausgeschieden wird» (Hegi).

Woher kommt das Wasser?

Diese «Wasserausscheidung» ist der «Verdauungsrest» des dem Wirte entnommenen Saftes. Nachdem dieser Saft die Blätter durchströmt hat und ihm dort die Nährstoffe entzogen sind, fließt er wie durch offene «Nierengefäße» ab. – Er hinterläßt sogar «Steine». –

Die Schuppenwurz schmarotzt nur auf Wurzeln von Holzgewächsen. Sie erreicht ein Alter von ungefähr 20 Jahren. Ihr Hauptvorkommen wird an Hasel-, Erlen-, Buchen-, Eichen-, Birken- und Ulmenwurzeln und anderen angegeben; doch wird man sie überwiegend an Hasel- und Erlenwurzeln finden. Aus dem rein unterirdischen Leben schickt diese Pflanze erst nach 10 Jahren ihren Blütentrieb nach oben, ungefähr zu einer Zeit, wo Buschwindröschen, Leberblümchen und andere Zeitgenossen eben verblühen.

Das Vorkommen ist entsprechend den bevorzugten Wirten in feuchten Wäldern und Auen, in alten Gärten und Parks ziemlich ausgedehnt und häufig.

Die allgemeine Verbreitung gibt Hegi an: «Europa (nördlich

bis Bergen; fehlt im nordwestdeutsch-belgisch-holländischen Flachlande), gemäßigtes Asien (ostwärts bis zum Himalaya).

Von dieser «Heilpflanze» sprechen nicht viele Literaturstellen. Außer Matthiolus schreibt Dodonaeus (1608) nach Hegi über die Wirksamkeit bzw. Anwendung zu seiner Zeit gegen die «fallende ciekte» (Fallsucht). – Bei Geiger heißt es:

> «…Davon war die Wurzel, Radix Squamariae, Dentrariae majoris, Anblati, officinell. Durch Trocknen schrumpft sie sehr ein und wird wie die ganze Pflanze schwarz. Frisch schmeckt sie fade, herb, bitterlich. Sie wurde gegen Kolik, Epilepsie usw. gebraucht.»

Hugo Schulz schreibt ganz ähnlich von der volksmedizinischen Anwendung des Wurzelstocks der Schuppenwurz: von Abkochungen des Wurzelstocks gegen «krampfhafte Zustände des kindlichen Lebensalters, sowie gegen ausgesprochene Epilepsie…». «Irgendwie genauer untersucht ist die Lathraea… bisher noch nicht.»

Versucht man zusammenfassend sich Rechenschaft über das Wesen dieser beiden alten, so eng verwandten Heilpflanzen zu geben, so steht ihr Schmarotzertum fraglos im Vordergrunde. Wir haben echte alte Mondenpflanzen vor uns, wie die Mistel eine ist, nur daß sie auf Grund ihrer Blütenentwicklung höher als die Mistel stehen, dafür aber viel tiefer zur Erde und in die Erde hinabgestiegen sind als diese und doch jene Characteristica zeigen, die Dr. Steiner für die persistierende Pflanzen-Tierhaftigkeit der Mondenzeit angab: als wichtigstes Merkmal bekanntlich die Unfähigkeit, sich die Erde *direkt* für die Vegetationsprozesse dienstbar zu machen, – sie brauchen einen vermittelnden Wirt.

Während die Sommerwurz einjährig bleibt und noch früh in ihrem Leben zum Lichte strebt und an den Wurzeln einer lebhaft lichtblütigen und durchastralisierten Pflanzenwelt sich gütlich tut, übt die Schuppenwurz diese Tätigkeit nur an Holzpflanzenwurzeln aus und wagt sich kaum im Frühjahr im Dämmerlichte des ersten Baumlaubes an das Licht. Dieser finstere Bursche, der in den Weinbergen Frankreichs argen Schaden anrichten soll, heißt dort nur «die böse Blume», ist am meisten den Erdkräften hingegeben und damit von Kosmos und Licht abgetrennt. In seinem Verhalten ist er den Pilzen am ähnlichsten. Er verbringt sein ganzes Leben *unter* der Erde und schickt erst nach 10 Jahren Blütentriebe ans Licht. Es ist schon merkwürdig, dieses Leben in der Finsternis!

Wenn man dann einmal die Aschenanalyse dieser Pflanzen vergleicht, dann muß man mit Erstaunen feststellen, daß die Asche bis zu 13,5% $P_2O_5$ enthält. Orobanche gracilis bringt es bis zu 9,2% $P_2O_5$. Im Gegensatz dazu finden sich keinerlei Phosphorangaben bei den Misteluntersuchungen. Primula farinosa enthält in der Wurzel 3,87% $P_2O_5$; in den Blättern 4,5%; in den Stengeln 8,2% und in den Blüten 10,1%. Die Wegwarte enthält nach den Literaturangaben in den Wurzeln 4,4 bis 12,8% (?) $P_2O_5$, in den Blättern 5–6% und in den Samen 28,8%.

Es gibt manche Erscheinungen, die es verständlich machen können, daß die Mistel eine alte Mondenpflanze im Sinne des Pflanzentieres darstellt. Die Erscheinungen aber, die Orobanche und Lathraea bieten, lassen noch heute starke tierhafte Züge erkennen: die ausschließliche Einatmung von Sauerstoff und Ausatmung von Kohlensäure, das beschriebene Schmarotzertum und bei der Schuppenwurz die sonderbare Bildung von Hohlorganen auf halber Stufe, indem reine Atmungsorgane aus der Fläche in die Gastrulierung geführt werden und zu Filterorganen werden.

Die mondenhafte Astralisierung bleibt im Ätherischen stecken, die Höherartung zum Tiere ist nicht gelungen und als Folge der tiefe Sturz in den Bereich der Erdenkräfte. Die früheren Indikationen für diese Heilpflanzen zeugen für die geniale Zusammenschau solcher Zusammenhänge mit Vorgängen im Menschen. Man verwandte sie bei solchen Zuständen, wo in ähnlicher Weise der kindliche Astralleib nicht in der Lage war, den Ätherleib zu durchdringen und daher die kindliche Epilepsie hervorbrachte. Das tiefe Eindringen astralischer Kräfte in pflanzlich-irdische Zusammenhänge sollte den fehlenden Impuls im Kinde verstärken. Wie weit die Wirkungen gingen, ist unbekannt. Jedenfalls steht niemals beschrieben, daß diese Heilpflanzen gegen die Epilepsie der Erwachsenen angewandt wurden. Eine geisteswissenschaftliche Betrachtung solcher Zusammenhänge kann Verständnis wecken für therapeutische Maßnahmen, über die der Verstand oft erhaben und spöttisch lächelte, weil er sie nicht begriff.

Von der südeuropäischen Lathraea clandestina wird berichtet, daß sie als Mittel gegen die Sterilität der Frauen galt. – Von der Orobanche virginia sei noch erwähnt, daß sie in Virginien «gegen schlimme Geschwüre und selbst gegen den offenen Krebs» benutzt wurde. –

Es erscheint uns nicht abwegig, die Schuppen der Schuppenwurz (evtl. auch mit dem Rhizom zusammen) gegen hydropische bis urämische Zustände der Nieren anzuwenden und sie auch heute noch einmal einer gründlichen Prüfung gegen die kindliche Epilepsie zu unterziehen. –

Selbst wenn man derartige Pflanzen nicht mehr verwendet oder anwenden will, so kann man aber doch nicht umhin, sich mit ihrem Wesen und ihren Beziehungen zum Menschen vertraut zu machen, um dadurch sich echte Wesenserkenntnis anderer Familienangehöriger zu erarbeiten; denn man kann Wesen und Wirkung der Digitalis oder des Augentrostes nicht verstehen, wenn man sie nicht auf dem Hintergrunde der angedeuteten Charakterzüge obiger Schmarotzerpflanzen zu sehen vermag.

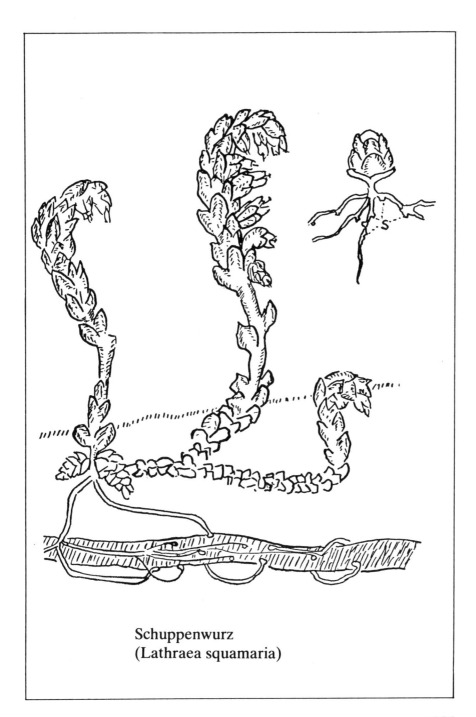

Schuppenwurz
(Lathraea squamaria)

# Die Wegeriche

Der Breitwegerich/Plantago major
Der Spitzwegerich/Plantago lanceolata
Der mittlere Wegerich/Plantago media
Der Flohsamen-Wegerich/Plantago psyllium


Die Wegerichgewächse sind eine merkwürdige Allerweltssippe. Es gibt kaum einen Fleck in der Landschaft, wo man sie nicht trifft; als hefteten sie sich an unsere Sohlen! Wo immer man ihnen dann begegnet, hat man stets das Gefühl, nicht nur einem alten Bekannten zu begegnen, sondern zugleich auch in ihnen einer Pflanze gegenüberzustehen, die direkt im Urwüchsigen wurzelt, als wäre sie eine jener Pflanzen, von denen die Vielfalt einst ihren Ausgang genommen hat. – In der Tat, mancher Wegerich ähnelt in seiner Tracht den Gräsern oder grasartigen Liliengewächsen, andere zeigen Blätter wie der weiße Germer oder der gelbe Enzian. Der Blütenstand bewahrt dabei das Aussehen grasartiger Ähren. Wie sie die Kräfte untereinander verteilen und dabei ihre Hauptorgane «abwandeln», das macht sie zu einer beachtenswerten Familie, die im «natürlichen» System der Pflanzenordnung auf ziemlich hoher Stufe eingeordnet werden. –

«Kein wunder ist», – schreibt Hieronymus Bock von ihnen –, «das Chrysippus vom Wegerich ein besonder buch zugericht vnnd geschrieben hat / dieweil Wegerich also zu mancherhand presten dienstlich ist.»


Der Hochachtung der Arztbotaniker vor dem Wegerich steht in unserer Zeit eine hoffnungslose Verlegenheit der heutigen Medizin gegenüber. Ihr sind die Wegeriche nichts, denn man konnte bisher nicht die geringsten «Wirkstoffe» in ihnen entdecken. Im Volksgebrauch dagegen und im Arzneigebrauch naturnaherer Ärzte ist der Wegerich wie in früheren Zeiten eine bedeutende Heilpflanze geblieben, die ihre Kräfte zwar nicht grobstofflich beweist, aber niemals versagt, wo sie wesengemäß angewendet wird.

Um an den Quell der innewohnenden Heilkräfte heranzugelangen, sollen hier erst die wichtigsten Arten beschrieben werden. Sie werden nicht alle in der Heilkunde verwendet, aber sie sind die offenbaren Stufen ihres Heilwesens überhaupt, an denen dieses ohne weiteres zu erkennen ist. –

Als die formale Basis dieser Familie kann der *Breitwegerich, Plantago major* (Abb. 1), erscheinen. Als ausdauernde Pflanze entwickelt er einen fast daumendicken, kurzen (Hegi schreibt «abgebissenen») Wurzelstock, dem eine riesige Fülle langfaseriger, bärtiger Wurzeln entwachsen. Oberhalb der Erde entfaltet sich eine spiralig aufgebaute, grundständige Blattrosette mit zahlreichen breitlöffeligen oder breiteiförmigen, glattrandigen Laubblättern, die von sieben Nerven durchzogen sind. An der Spitze ist das Blatt stumpf abgerundet, zuweilen leicht eingerollt und verschmälert sich in einen kurzen fleischigen Stiel, in dem der Verlauf der Blattnerven gut zu erkennen ist. Reißt man das Blatt ab, dann reißen diese Nerven viel tiefer zum Rhizom hin ab und hängen dann aus dem Blattstiel heraus.

Inmitten der Blattrosette entwickelt sich senkrecht aufwärts der ährentragende Schaft, dessen kürzerer, blütenfreier Teil etwa Blattlänge erreicht. Er selber wird ca 10 bis 30 cm hoch. Die dünnwalzige Blütenähre ist zumeist doppelt so lang als ihr freier Stengelteil. – Auf ganz kleinen grünen Tragblättern sitzen spiralig um den Schaft dicht nebeneinander die Blüten mit unscheinbaren, feinhäutigen, gelbweißen Blumenkronen. Um mehr als das Doppelte ihrer Länge überragen sie die entfalteten Staubgefäße, die erst weißblaßlila sind und nach Pollenabgabe schmutziggelb erscheinen. Vor ihrer Entfaltung sind die Stempel bereits voll entwickelt zum Empfang des Pollens aus anderen Blüten. Nach der Befruchtung entwickelt sich eine etwa eiförmige, 2–4 mm lange Fruchtkapsel mit acht sehr kleinen, dunkelbraunen, leicht runzeligen Samen. – Die Hauptblütezeit des Breitwegerichs ist der Juni; doch blühen manche Exemplare auch bis in den Oktober hinein. – Die Blätter sind duftlos und schmecken krautartig, salzig-bitter, die Wurzel schmeckt leicht salzig-süß.

Dieser behäbigste aller Wegeriche ist wohl auch der verbreitetste von ihnen. Man trifft ihn in ganz Europa, in Nord- und Mittelasien (nach Hegi). Er soll von diesen Gebieten aus über die ganze Erde verschleppt worden sein. Seine Lieblingswuchsorte sind häufig überschwemmte Plätze, Ränder von Gräben und Tümpeln, Viehweiden, Weg- und Straßenränder, Dorfplätze, zwischen Pflastersteinen, neben Eisenbahnschienen, neben den Häusern in Stadt und Land und an vielen anderen Plätzen. Der Breitwegerich findet sich von der Ebene bis in das Hochgebirge hinauf.

Hegi berichtet, daß Plantago major an sandigen, feuchten Standorten klein bleibt mit wenigen Blüten – zuweilen nur einjährig; Dunghaufen haben dagegen schon Riesenexemplare von über 50 cm Höhe mit über 1000 Blüten gezeitigt.

In einem gewissen Gegensatz zum Breitwegerich steht nun der *Spitzwegerich, Plantago lanceolata* (Abb. 3), insofern dieser in die Länge streckt, was der andere ausbreitet oder staut.

Wie fast alle anderen ist auch dieser Wegerich ausdauernd. Er entfaltet einen langgestreckten, spitzzulaufenden Wurzelstock senkrecht in die Erde hinein, der mit zahlreichen Wurzeln besetzt ist. Wieder entwickeln sich hier die Blätter in grundständiger spiraliger Rosette, doch stehen sie – die schmallanzettlich oft nur bis zu Grasbreite erscheinen – zuweilen aufrecht um den bis zu 50 cm hohen Blütenstandsschaft. Diese schmalen, von drei bis sieben Blattnerven durchzogenen Blätter verschmälern sich in einen breiten, leicht wollig behaarten Stiel. Sie sind zugespitzt, ganzrandig oder zeigen vereinzelte Zacken.

Der aufsteigende Schaft ist gefurcht und leicht behaart. Er ist unter den Wegerichen der längste und trägt dabei den kürzesten Blütenstand. Die Mitte in bezug auf alle Organgrößen nimmt Plantago media ein. Der Lanceolata-Blütenstand ist kurz zapfenförmig bis elliptisch. Auf braunen, trockenhäutigen Tragblättern entwickeln sich die feinen, winzigen Blüten mit bräunlicher Krone, von weißlich-gelben Staubblättern um fast das Dreifache eigener Länge überragt.

Die Blütezeit des Spitzwegerichs ist wesentlich der Mai, geht aber weit in den Sommer hinein.

Die Fruchtkapsel schwillt nach der Bestäubung zur Eiform auf, wird etwa 3–4 mm lang und bringt zwei längliche, schwarze, 2 mm lange Samen zur Reife.

Spitzwegerichs allgemeine Verbreitung reicht über fast ganz Europa, Nord- und Mittelasien. Er ist eingeschleppt in Nordafrika, Zeylon, Nordamerika, Brasilien, Chile, Feuerland, Australien und Neuseeland (nach Hegi). Wie weit seine Verbreitung von der des Plantago major sich unterscheidet, war nicht festzustellen. – Man findet ihn auf Viehweiden, Wiesen und anderen Grasplätzen, an Wegrändern und Dämmen, an Autostraßen, auf Sandheiden und Schutthaufen. Auch er geht von der Ebene bis in die höheren Voralpen hinauf. Im Gegensatz zu dem Breitwegerich sucht er weniger feuchte, dafür oft lichtere Orte auf.

In den Formtendenzen der Blattgestaltung kann man noch folgende Arten neben den Spitzwegerich stellen, die in der Verschmälerung ihrer Blätter immer weiter gehen: Plantago altissimo – Hoher Wegerich, Pl. montana – Bergwegerich, Pl. maritima – Strandwegerich (Salzpflanze) und Pl. serpentina – Schlangenwegerich. Über die arzneiliche Verwendung dieser Arten ist nichts bekannt.

Zwischen Plantago major und Plantago lanceolata steht bezüglich der Blattform der *mittlere Wegerich, Plantago media* (Abb. 2), der ebenfalls ausdauernd ist. Seine bodenrosettige Blattentfaltung zeichnet sich besonders dadurch aus, daß die Blätter zumeist so gut wie stiellos der Achse aufsitzen und dadurch ein geschlosseneres Rossettenbild liefern. Die Blätter selber sind zugespitzt, breitelliptisch von fünf bis neun Nerven durchzogen. Der Wurzelstock zeigt wie bei Plantago major eine kurze, dickwalzige Form, die aber wie bei Plantago lanceolata in eine lange, schmale, spitze Form ausläuft. Auch bei dieser Art entwickeln sich zahlreiche langfaserige Erdwurzeln.

Wie hinsichtlich mancher anderer Erscheinungen steht dieser Wegerich auch in bezug auf die Länge des Blütenstandes in der Mitte zwischen beiden. Der aufrechte, stielrunde Schaft überragt die Laubblätter weit an Länge, wird aber nicht so lang wie jener des Spitzwegerichs. Er trägt eine walzenförmige, zugespitzte, 2–6 cm lange Ähre, die sehr kleine weißliche, auf feinen grünen Tragblättern sitzende Blüten trägt. Vier- bis fünfmal so lang als diese sind die lila Staubfäden mit ihren blaßlila Staubbeuteln, die dem Blütenstand ein echt blütiges Aussehen verleihen. Die Blüten strömen als einzige Art einen angenehmen Duft aus und werden im Gegensatz zu all den Windblütlern dieser Familie auch von Insekten besucht.

Das Blühen des mittleren Wegerichs erfolgt ungefähr zur gleichen Zeit wie beim Spitzwegerich, vorwiegend im Mai, aber stellenweise eventuell bis zum September.

Die allgemeine Verbreitung erstreckt sich über Europa und die gemäßigten Zonen Asiens. – Wie Plantago lanceolata bevorzugt Plantago media trockenere Plätze. Man findet sie auf mageren, trockenen Wiesen, an Wegrändern, vergrasten Plätzen von der Ebene bis in die Alpenregion hinauf.

Als Schlüssel des Wegerichwesens muß hier nun eine Art erwähnt werden, die bei uns nicht vorkommt aber in Italien und rund um das Mittelmeer herum heimisch ist: *Plantago psyllium,* der *Flohsamen-Wegerich* (Abb. 4), oder das Flohkraut. Es ist eine einjährige grazile, sogar etwas dürre Pflanze, die mit kleiner Pfahlwurzel senkrecht in der Erde steckt und eine Höhe von etwa 20 bis 35 cm erreicht. Bei dieser Pflanze ist die übliche Rosettenbildung aufgelöst und rhythmisch über den erdnahen braungefärbten Stengel verteilt. Man erkennt bodennahe einige schmale Blättchen und dann in gleichen Abständen aufwärts 2–4 gegenständige, grashalmschmale Blätter von etwa 3 cm Länge. Den Achseln dieser Blätter (das eine oder andere Blatt auslassend) entwachsen die Blütenstandsstiele mit ihren endständigen Blütenständen. Sie ragen weit über die Blätter hinaus. In doldiger Traubenform stehen die rundlichen Ähren hervor. Kleine behaarte Tragblättchen mit feinem, häutigem Rande tragen und umhüllen zum Teil die kleinen Blüten.

Die Blütezeit fällt in die Monate Juli und August.

Dann reifen glänzende, dunkelbraune, harte Samen, deren eine Seite gewölbt, die andere ausgehöhlt erscheint. Sie sind dreifach so lang als breit, duftlos und quellen unter Schleimbildung in der Feuchtigkeit auf.

Diese Samen waren noch zu Geigers Zeiten (Goethes Zeitgenosse) als «Semen Psyllii» offizinell und sollen das «Psyllium» des Dioscorides gewesen sein. Geiger schreibt selber, daß 1 Quentchen Samen 500 g Wasser stark schleimig macht. Um dieses Schleimes willen wurden diese Samen in Abkochungen einst innerlich und äußerlich angewendet.

Die letzte Wegerichart, die aufgeführt werden soll, rundet für uns das Wesen dieser Familie sehr schön ab. Es ist *Plantago cretica*, der kretische Wegerich, eine einjährige Wegerichart, die aus einem sehr kurzen Hauptstamm, der die Erdoberfläche wenig überragt, eine Rosette schmaler, langer Blätter entwickelt. In seiner Mitte erheben sich dann büschelig, steif aufrecht stehende Stengel, an deren Enden eine Anzahl kleiner, vierzähliger Blüten steht. Wenn die Fruchtreife einsetzt, beugen sich diese fruchtstandtragenden Stengel nach außen, zur Peripherie hin abwärts, und rollen sich gleichzeitig flach wie Uhrfedern in eine Spirale ein. Dadurch entsteht zusammen mit den Trocknungs- und Schrumpfungsvorgängen ein so starker Zug an dem kurzen Hauptstamm und an der senkrecht in die Erde entwickelten, einfachen Pfahlwurzel, daß die Pflanze abreißt. Das wird noch begünstigt durch Austrocknung und Rissigwerden des Bodens.

Wie diese Pflanze in ihrer Vegetationszeit eine fast kugelige bzw. halbkugelige Form (Art von Halbkugelpolster) entwickelt, so schafft sie durch diese «Reifevorgänge» eine nahezu vollkommene «Umstülpung» der ersten Kugelform. Es resultiert ein sehr leichter, ellipsoider, lockerer, von zwei Seiten her zusammengedrückter Pflanzenballen, der die fruchttragenden Stände in sich birgt. In dieser kosmischen Form werden die reifen, samentragenden Pflanzen vom Winde über den Boden dahingerollt. Dabei und bei Anstößen an Steinen und anderen Hindernissen fallen die Samen unterwegs heraus und gelangen so an ihren Keimungsort. –

Die beigegebene, schematische Skizze (nach Kerner) zeigt links die beschriebene, blühende Pflanze, in der Mitte über den Erdrissen den «Pflanzenballen», der einem Seeigel nicht unähnlich sieht, und rechts den «wandernden» Ballen von der Unterseite aus gesehen.

In der Art, wie die Plantago-Arten sich darleben, zeigt sich dasselbe Phänomen, auf das wir in früheren Arbeiten* erstmalig bezüglich der Primulaceen hingewiesen und damit die rhythmusbelebende Wirkung der Primula officinalis im Cardiodoron in Zusammenhang gebracht haben. Wie die Primelgewächse eine Familie darstellen, «die das Umgehen mit der Sphäre und deren Auflösung zu ihrem Leit- und Formmotiv gewählt hat**», so finden wir bei den Wegerichgewächsen etwas Ähnliches vor. Plantago cretica formt neben einer Blattrosette auf der Erde ein halbkugelförmiges Blütenstandspolster, das sich in der Reife- und Trockenzeit in einer Umstülpung nochmals als luftig-lockeres Sphärengebilde vom Winde über das Land kugeln läßt. Demgegenüber bilden Plantago major, media und lanceolata sowie viele andere Arten nur Blattrosetten, die nichts anderes sind als die auf die Erde projizierte Sphäre. Im Blütenbereich bleiben diese Arten in der schwerelosen, axialen Sonnenrichtung, ohne in der Lage zu sein, das Sphärische zu erreichen oder aufzulösen. Die

* s. «Cardiodoron», Beiträge z. e. Erweitg. d. Heilkunst, VIII. Jahrg. 1955/ IX–X.
** s. «Cardiodoron», Korrespondenzblätter f. Ärzte, Jahrg. 1956, Nr. 27.

Auflösung des Schwere-behafteten Sphärischen in dieser Familie vollzieht Plantago psyllium, indem diese Art in vollkommen *gleichen* Abständen an der Achse Blatt und Blütenstände entwickelt und dann die letzten wieder sphärisch formt. Hier lebt sich das immanent Rhythmische dieser Familie ganz formal in der rhythmisch-regelmäßigen Verteilung der Blatt- und Blütensprosse über den Stengel hin aus. Die bei uns heimischen Heilpflanzen, Plantago lanceolata und major, führen dieses Rhythmische als Wesenshintergrund noch nicht in die Form hinein und können deshalb damit Heilungen bewirken.

Zusammenfassend charakterisiert die Botanik die Familie der Wegerichgewächse in ihren wichtigsten morphologischen Seiten dahin, daß sie zumeist krautige bis halbstrauchige Pflanzen verschiedenartiger Tracht darstellen, deren Laubblätter überwiegend wechselständig sind, aber auch in die Gegenständigkeit übergehen. Sie ordnen sich oft in grundständigen Rosetten, gliedern sich zuweilen in Blattstiel und Blattspreite und zeigen dabei parallel oder gebogen verlaufende Blattnerven. – Die Blüten, meist in ährigen bis ährig-kopfigen Blütenständen, sind strahlig nach der Zahl 4 gebaut, mit 4 Staubgefäßen, 1 fadenförmigen Griffel mit federig-haariger Narbe. Die Staubfäden sind sehr lang mit beweglichen Staubbeuteln. Der Fruchtknoten ist oberständig und aus zwei Fruchtblättern gebildet. Es werden in jedem Fruchtfach ein bis viele Samen entwickelt. – Die besondere Art der Verteilung der Blüte und Kelchblätter weist auf Zusammenhänge hin mit der zygomorphen Blütenbildung der Scrophulariaceen (s. Hegi).

Dem Blick des Arztes eröffnen die Plantaginaceen aus ihrem funktionellen Verhalten heraus zwei ganz wichtige Aspekte, die für ihre Heilkraft ausschlaggebend sind. Diese Familie lebt sich mehr als manche andere, trotz ihrer physisch kräftigen Erscheinungen, stärker im Ätherischen als im Physisch-Mineralisch-Geformten aus und offenbart dadurch auch im Morphologischen in auffallender Weise ein Leben im Rhythmischen. Dieses Leben im

Rhythmischen kommt in dem Nebeneinander der Arten an der ganzen Familie zur Erscheinung. Was diese *dadurch* erringt, gibt sie im Heilprozeß dem Menschen, so daß dieser ätherisch gekräftigt die Impulse des Astralischen aufnehmen und eingliedern kann. Man erlebt an diesen Pflanzen fast ein Wirken, das dem Antimon ähnlich ist und doch im letzten mit dem Mineralischen nicht unmittelbar etwas zu tun hat. Die vermittelnde Rolle der Heilwegeriche liegt in der Fähigkeit dieser Familie, starke Schleime zu entwickeln. Dadurch findet alles Ätherische einen leichten Übergang zur Eingliederung mineralischer Vorgänge, die diesen Pflanzen wiederum auch nach außen ihre starke Widerstandsfähigkeit gegen Einflüsse aus der mineralischen Natur geben.

*Rhythmus* und *Schleim*-prozeß bringen uns diese Pflanzen nun in ganz bestimmte Entwicklungszusammenhänge. Der Schleimprozeß birgt Mondenvorgänge in sich, der Rhythmus zeigt die starke Sonneneinwirkung, und in allem, was an Mineralität vorhanden ist, zeigt sich die relativ harmonische Verbindung beider Impulse mit dem Physisch-Irdischen. –

Auf nichts anderes weisen aber auch die morphologischen Aspekte. Die starke Erdwurzelentwicklung zeigt das Hingegebensein an Erdenkräfte. Die Rhizomentwicklung spricht für stauchende Kräfte, die im Mondenhaften der Erde (d. h. also in den alten Mondenkräften) den Stengelimpuls festzuhalten trachten. Dadurch wird auch das rhythmische Blattelement zur Rosette auf die Erdoberfläche niedergezwungen. Die Blätter selber bewahren dabei Gestaltungsformen der Mondengewächse (etwa der Gräserlilien oder des Germers). Die Nerven werden fest durch nachdringende Erdkräfte. – Der Blütenstand befreit sich von diesen Gebundenheiten, gibt sich der grasartigen Ährenform mit den vorwiegenden Staubgefäßelementen und dem Windblütlertum ganz den Sonnenkräften hin. Im Samen aber kehrt die Pflanze wieder zu ihren Erd-Mondenkräften zurück, indem sie ihn fast mineralisch-körnig formt und seiner Hülle das Schleimelement einverleibt.

Betrachten wir nun die Heilwirkungen der Wegeriche, so können wir die überlieferten Wirkungen aus dem Altertum der Griechen und Römer kurz streifen. Diese lobten sie zumeist insgesamt, doch kommt von unseren häufigsten Plantaginaceen der Plantago major und lanceolata auch in Griechenland vielfach vor. Austrocknende und zusammenziehende Kräfte werden ihnen nachgesagt und bei Blutflüssen werden sie empfohlen (Dioscorides). Gegen Drüsenschwellungen, Brandwunden, Geschwüre und Geschwülste finden sich Empfehlungen. Auch Albertus Magnus empfiehlt den Wegerich wärmstens gegen Geschwüre.

Der oben zitierte Hieronymus Bock gibt unter seinen umfangreicheren Ausführungen folgende Lobpreisungen auf den Wegerich:

«Under vilen kreüttern ist der Wegerich mit seinen geschlechten in der artznei am breüchlisten / in den leib vnnd außerhalb zu brauchen / einer zimlichen külen druckenen substantz / umb des willen Wegerich zu aller hand wunden dienen / beide vihe vnd menschen.»

«Grün Wegerich kraut gekocht / vnd in der speiß genossen / deßgleichen der samen / oder das puluer vn jn beden eingenommen / heilt alle verserung des leibs / vnnd stopffet alle bauchflüß / dienet wol denen / so das abnemen besorgen Phtisis genannt.

Das gebrant wasser ist in diesem presten lieblicher zubrauche / dient auch für blut harnen / für blut spewen / vnd für das abnehmen...

Gemelt Wegerich / oder der außgedruckt safft daruon / stopfft den weibischen vberfluß Menses / ettliche tag nacheinander gedruncken. Der safft vnd wasser heilen allerlei jnnerliche verserung / ettlich tag genützt / vnd ist erfaren.»

«Eüsserlich.

Der Wegerich safft vnd Wasser benemen das grausam hauptwee / leine düchlein darinn genetzt vnd vbergeschlagen / ist ein experiment*. Wegerich safft in die augen gethan / reiniget sie

* d. h. es ist eine Erfahrung!

vnd leschet die hitz / in die oren gethan / heilet das verseret ist / vnd bringt wider das gehör.»

Hugo Schulz berichtet, daß der nur auf salzhaltigem Boden vorkommende Meeresstrandwegerich, Plantago maritima, – häufig am Ostseestrand –, als besonders heilkräftig gilt bei Nierensteinleiden und «den diesen Zustand begleitenden Harnbeschwerden». –

Auch Kroeber führt die seit alten Zeiten bekannten Indikationen auf, für welche die moderne Medizin weder Ohr noch Verständnis hat. Er nennt die «blutreinigenden, blutstillenden, schleim- und krampflösenden, fieberstillenden, magenstärkenden und wundheilenden Eigenschaften» der Wegeriche, auf Grund derer diese Heilpflanzen noch heute im Volke angewendet zu «Frühjahrskuren, bei Blutspucken, Blutharnen, Hämorrhoidalblutungen, Nasenbluten, Erkrankung der Harnwege, Leberleiden, Gelbsucht, Fieber, Kopfweh, Asthma, Ruhr, Durchfall... usw.» Solche Aufzählungen geben natürlich keine Anhaltspunkte für das wirkliche Wirken einer Heilpflanze, weil ihnen das Verbindende zum Funktionellen des menschlichen Organismus mangelt. –


F. Müller wendet die Blätter der Breit-, Mittleren und Spitzwegeriche zum «Gerben» an mit dem Ziele, auf Schleimhäute in den Lungen, Urinwegen, Magen und Gedärmen einzuwirken. Er erzielte dadurch Erfolge bei «Lungenverschleimung, alten Katarrhen mit viel Auswurf, Magenverschleimung und davon herrührender Appetitlosigkeit», bei langwierigen, schleimigen Durchfällen, bei Blasenschwäche und Blasenhämorrhoiden. Seine Empfehlung lautet, den Saft aus dem Kraut zu pressen und davon 2–3 Löffel voll unter das Getränk, Milch oder Fleischbrühe, zu mischen und im Laufe des Tages davon zu trinken. – Alte, träge Wunden mit Eiterung heilen nach ihm in kurzer Zeit, «wenn man Verbandstoff mit dem Saft getränkt und beträufelt auflegt.»

Bekannt sind Spitzwegerichsaft und -bonbons als Hustenmittel der Kinder. Auch Engbrüstigkeit reagiert günstig auf Wegerichsaft.

In Verbindung mit anderen Heilkräutern werden die Wegericharten in der Literatur oft erwähnt. Auch die Kneippschen Anwendungen gehen auf die althergebrachten Empfehlungen der Vergangenheit zurück. Zu solchen Empfehlungen fügt Marzell in seinen historischen Betrachtungen oft den Begriff «Aberglauben», weil er sich die Wirkung nicht erklären kann. Dann wird er an anderer Stelle wiederum stutzig und schreibt z. B. folgende Sätze, die sich auf die behauptete Wirkung des Wegerichs gegen Skorpions- und Schlangenbisse beziehen:

«Ist aber der Glaube an die Wirkung des Wegerichs bei Schlangenbissen wirklich nur «Aberglaube»? Wohl kaum! Zum mindesten ist es auffällig, wenn nordamerikanische Indianerstämme, die das Mittel ganz gewiß nicht aus dem alten Plinius kennen, den Breit-Wegerich gegen Schlangenbisse verwenden. Das tun z. B. die Odschibwä-Indianer, ein Stamm, der in Norddakota noch mehrere Reservationen hat. Die frischen zerhackten Blätter und Wurzeln werden auf die gebissene Stelle gelegt. Der amerikanische Ethnologe F. Densmore, der sich eingehend mit den Heil- und Nutzpflanzen des genannten Indianerstammes beschäftigte, erzählt einen Fall, wo ein Indianerweib beim Beerenpflücken von einer Giftschlange in den Arm gebissen wurde. Der Mann der Frau eilte herbei und umwickelte deren Arm fest oberhalb der Wunde, dann suchte er einen Breit-Wegerich. Bis er ihn gefunden hatte, war der Arm der Frau schon stark geschwollen. Dann machte er kleine Schnitte in den Arm, feuchtete die Wegerichwurzel an und legte sie auf die Wunde. Das Leben der Frau war gerettet. Vielfach tragen auch diese Indianer die Wegerichwurzel in der Tasche bei sich, um sich gleich bei Schlangenbissen helfen zu können.» –

Als Aberglauben bezeichnet Marzell auch die bekannte erfrischende Wirkung der Wegerichblätter auf Füße und Beine, wenn man die Blätter in den Schuh legt und damit den Tag über geht.

H. Bock spricht von den drei Wegerichen als von «des Wegerichs drey geschlecht». Über eine solche Bestimmung schreibt Marzell aus Frankreich, «daß der Spitz-Wegerich ein Heilmittel für Männer sei, der Breit-Wegerich ein solches für Frauen».

«Sehr auffällig muß es erscheinen, daß man in Bosnien genau das gleiche behauptet. Hier wird ein Absud der Blüten gebraucht, um Leibeswürmer damit zu vertreiben: Knaben erhalten den vom Spitz-Wegerich, Mädchen den vom Breit-Wegerich. Auf welche *gemeinsame* Quelle geht dieser Glaube zurück?» –
Hegi erwähnt noch die Anwendung zerquetschter Plantago-major-Blätter bei Verstauchungen.

In Rußland ist der Wegerich ein Volksmittel gegen den Biß toller Hunde (nach Hovorka). Man gibt dreimal täglich 10–15 g eines Pulvers der zerriebenen Wurzel innerlich und macht Breiumschläge aus dem Kraut auf die Wunde, bis Eiterung eintritt (Hundebißwunden eitern bekanntlich sehr schwer!). Dann wendet man Salbe aus der Wegerichwurzel an. –

Die *moderne* Einstellung zu diesen Heilpflanzen spiegelt vielleicht Geßner am besten wider, indem er diese Pflanzen unter den «Mucilaginosa» aufführt und darin ihre Hauptwirkung sieht. Vom Plantago lanceolata heißt es, daß er «in allen Organen Schleimstoffe» enthalte, «außerdem (im Samen 1%) Glykosid Aucubin-Rhinantin, aber entgegen früherer Angabe kein Saponin». «Auf zinkhaltigen Böden speichert die Pflanze Zink. Plantago lanceolata ist in 1. Linie Mucilaginosum.» «Die antidiarrhoische Wirkung der Pflanze wird auf die Schleimstoffe zurückgeführt. Das Kraut (10%iges Decoct) fördert (im Gegensatz zu älteren Angaben) in vitro und (5 ccm 10% i. v.) in vivo die Blutgerinnung.»
Soweit die Auszüge aus der Literatur. –

In den obigen geisteswissenschaftlich begründeten Charakterisierungen der Wegerichgewächse liegen die wesentlichen Hinweise auf die Wirkenszusammenhänge zwischen Heilpflanze und

Mensch, bzw. zwischen Entwicklungsstufen in der Wegerich-
pflanze und den dazu verwandten Seiten der Wesensglieder des
Menschen. Durch Hinweis auf ein von Dr. Steiner inauguriertes
Heilmittel kann an einem praktischen Beispiel erkannt werden,
wie dort bewußt die typische Wesensseite des Plantago lanceolata
eingespannt wurde in das «Myodoron» (Weleda), dessen Indikationen «Muskelschwächen aller Art, Muskelverfettung, Mus-
kelschwund und schlechte Bluternährung des Muskels» sind.
Wenn man sich die Vorgänge des Muskelwerdens an Hand von
Ausführungen Dr. Steiners z. B. in der «Okkulten Physiologie»
vergegenwärtigt, dann kann man an diesem Muskelmittel ermes-
sen, welche Rolle Plantago lanceolata darin spielt. Sie greift da
an, wo Muskel «wird» und weniger dort, wo Muskel «geworden
ist», weil in solchen Krankheitsfällen «die ätherische Tätigkeit
sich nicht recht entfalten kann». Die Wegeriche bereiten den
Ätherleib vor, den Kräften des Astralleibes zugänglicher und
empfänglicher zu werden. Sie führen wie in ihrer äußeren Erscheinung vermöge ihrer vermittelnden Mondenkräfte in günsti-
ger Weise das Umkreiswirken an die Erdenstofflichkeit heran
und fördern daher den Aufbau im Organismus. Ihrer ganzen Eigenart nach sind Wegerichgewächse daher den analytischen und
industriellen pharmazeutisch-chemischen Manipulationen wenig
zugänglich und daher in der offiziellen Medizin von geringem Interesse.

346

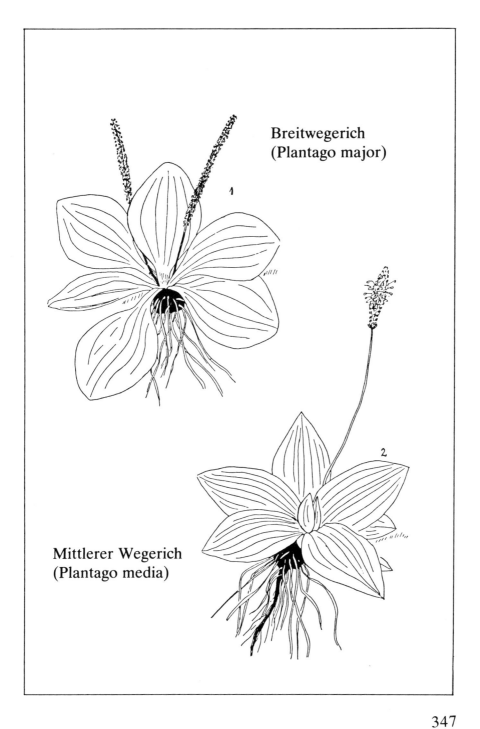

Breitwegerich
(Plantago major)

1

Mittlerer Wegerich
(Plantago media)

2

347

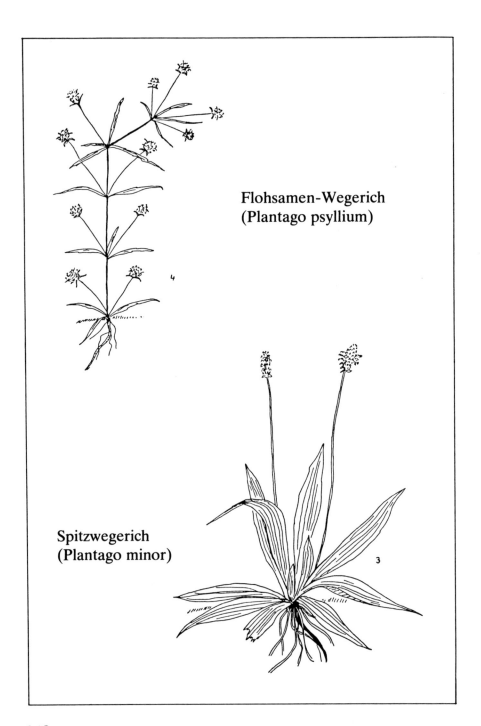

Flohsamen-Wegerich
(Plantago psyllium)

Spitzwegerich
(Plantago minor)

348

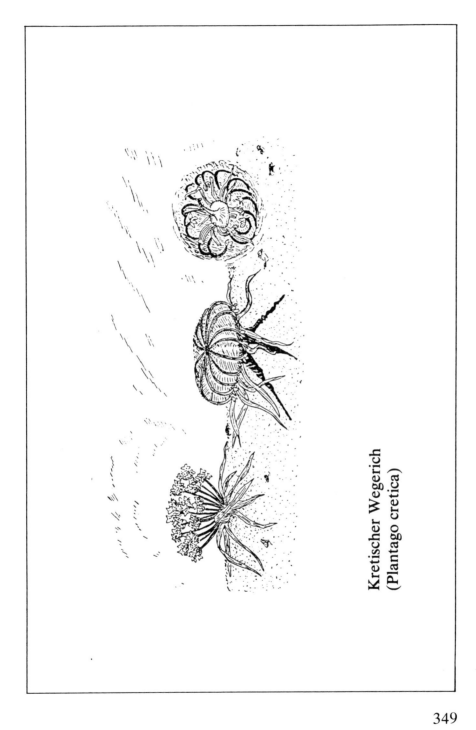

**Kretischer Wegerich**
**(Plantago cretica)**

# Nachwort

Die Leser des ersten Bandes der «Heilpflanzen», der 1981 im Novalis-Verlag erschienen ist, wurden wie auch die Subskribenten in der Werbung auf zwei Bände vorbereitet. Leider war es aus verlegerischen Gründen nicht möglich, das umfangreiche Material in zwei Bänden unterzubringen. So wurde auch der anfängliche Unterrichtsstil allmählich übergeleitet in den üblichen Stil beschreibender Darstellungen. Ein dritter Band war erforderlich, der dann abschließt mit Darstellungen von «Mysterienpflanzen», die auf unterschiedliche Kulturen von bedeutendem Einfluß waren.

An dieser Stelle ist es dem Verfasser ein dringendes Bedürfnis, Frau M. Jülich, Arlesheim, herzlichen Dank zu sagen für ihre aufopfernde Mithilfe an der Fertigung des umfangreichen Manuskriptes. Ihre große Liebe zur Pflanzenwelt erleichterte es ihr, daß sie sich in viele Zusammenhänge hineinleben konnte.

Dem Verlage dankt der Verfasser für die gefällige Aufmachung der Arbeit und für die Werbung, die auf ein neuartiges Veständnis für Heilpflanzen hinzielt.

Werner-Christian Simonis
Dr. med.

# Literaturverzeichnis

Alken, C. E.: Dyskinase der ableitenden Harnwege, Neue medizinische Welt, Jahrgang Nr. 19, 1950

Aders, J.: Die Strauch- und Laubflechten Mitteleuropas, Jena 1928

Baer, A. H.: Über ein neues Alkaloid der Herbstzeitlose, Referat aus Pharmazeutische Zentralhalle, 89. Jahrgang 1950/VI

Bauch, R.: Irreversible Chromosomenschädigungen durch Trypaflavin, Referat aus Pharmakologische Zentralhalle, 88. Jahrgang 1949/V

Becker, J. J.: Arzt 1662, «Medizinischer Parnass»

Bergmann, J.: Cimicifuga und die Hypophyse, Hippokrates 1940

Berthold, E.: Die Orchideen, Natura-Verlag Arlesheim 1938

Bingen von, Hildegard: Im Geiste der Gesundheit, Mainz 1485

Bischoff, F.: J. of the Pharm. Ass. XIII/898, 1924

Boas, Fr.: Dynamische Botanik, München 1949

Bock, H.: Kreutterbuch, Strassburg 1551

Bockholt-Hauschka, Natura-Verlag Arlesheim, Jahrgang V

Borgard, Medizinische Klinik, 41. Jahrgang 1946

Brehms Tierleben

Brücke und Huber: Über die erfolgreiche Behandlung einer Krebsmetastase mit Colchicin und Röntgenbestrahlung, Klinische Wochenschrift 1939, Nr. 34

Burgeff, H.: Samenkeimung der Orchideen, Jena 1936

–, Die Wurzelpilze der Orchideen, Jena 1909

Carrichter, O. B.: Kräuterbüchlein, A. 1672, bearbeitet von Johannes Hiskia Cardilucius

Cloos, W.: Die Erde – ein Lebewesen, Stuttgart 1952

Culter, S. H.: Bull. of the Univ. of Wiscousin Ser. 1787, Nr. 1571

–, Journ. Am. Pharm. Ass. 19/121, 1930

Daems, W. und Bellmann, Sudhoff-Archiv: Krebsheilmittel Mistel.

Degenaar: Private Krankengeschichtensammlung

Demitsch, W.: «Historische Studien aus dem Pharmakologischen Institute der K. Universität Dorpat», Halle 1889

Dragendorff, G.: Die Heilpflanze, Stuttgart 1898

Droz, C.: Die Heilpflanzen, Bern 1926

Farrington, E. A.: Klinische Arzneimittellehre, Leipzig 1931

Fischer, G.: Heilkräuter und Arzneipflanzen, Reichenberg 1939

Flamm/Kroeber/Seel: Die Heilkräfte der Pflanzen, Stuttgart 1942

Flemming, Alexander: Schimmelpilz 1929

Francé, R. H.: Das Leben der Pflanze, Stuttgart 1906

–, Das Pflanzenleben Deutschlands, Stuttgart 1907

Fuchs, Leonhard: Liliaceae

Gäumann, H.: Die Pilze, Basel 1949

Geiger, Ph., L.: Pharmazeutische Botanik, Heidelberg 1839

Geissler, G.: Über die Wirkung von Mitosegiften, Wuchs- und Keimungs- hemmstoffen auf die Wurzelzellen von Allium cepa, Referat aus Pharm. Zentralhalle, 89. Jahrgang 1950/IX

Gessner, O.: Die Gift- und Arzneipflanzen von Mitteleuropa, Heidelberg 1953

Gizycki, Hasso von: Versuche an weißen Ratten und Mäusen mit Cimicifuga racemosa, Referat aus Zeitschrift für Gesellschaft experimenteller Medizin 1944

Goebel, K.: Pflanzenbiologische Schilderungen, Marburg 1889–1893

Goethe, J. W.: Naturwissenschaftliche Schriften

Grohmann, G.: Die Mistel, Sonderveröffentlichung der Weleda A. G.

Grünert, Chr.: Pflanzenportraits, Hamburg 1948

Haberlandt, Physiologische Pflanzenanatomie, Leipzig 1904

Hägquist, G.: Polyploidie bei Fröschen, hervorgerufen durch Colchicin, Pharm. Zentralhalle, 89. Jahrgang 1950/V

Hales, Stephan, Statical essays containing hemostatiks, 1733

Hahnemann, S.: Dissertatio historico-media de Helleborismo veterum, Leip- zig 1812

Heeger, E. F., und Brückner, K.: Cereus grandiflorus, Pharmazie, 5. Jahrgang 1950/51

–, und Poethke: Colchicum autumnale, Pharmazie, 5. Jahrgang 1950/IX

Hegi, G.: Illustrierte Flora, Mitteleuropa, München 1939

Heinigke, C.: Handbuch der homöopathischen Arzneiwirkungslehre, Leipzig, 1922

Heyl, F. W., und J. F. Stanley: Am. Journal Pharm. 86/450/1914

Hildebrand, Fr.: Gattung cyclamen, L., Jena 1898

Hovorka, O. von, und Kronfeld, A.: Vergleichende Volksmedizin, Stuttgart 1908

Itschner, V.: Onopordon acantium, Weleda Nachrichten, Arlesheim

Jukovski, B.: Über die Therapie der Herzkrankheiten mit Glukosiden der Adonis vernalis, Medizinsko Spisanie, Sofia 1930/31 (Zitat nach Referat der wissenschaftlichen Abteilung Hoffmann-La Roche)

Julius, Fritz, H.: Vom Wesen der Pflanze.

Karsten-Weber: Lehrbuch der Pharmakognosie

Keibl und Lötsch: Beobachtungen über eine kombinierte Colchicin-Röntgen-therapie bei Leukämie, Schweizerische Wochenschrift 1950/Nr. 9

Kerner, A., von Marilaun: Pflanzenleben, Leipzig und Wien 1913

Klein, L.: Waldbäume, Sträucher und Zwergholzgewächse, Heidelberg 1951

Kobert, R.: Historische Studien Band IV von Henrici «Studien über Volksheilmittel verschiedener in Rußland lebender Völkerschaften.» Halle/S. 1894, Rostock 1854–1918

Koffler: Primula elatior und officinalis, Archiv der Pharm. in Berlin, deutsche pharm. Gesellschaft 1928

Köhlers Medizinalpflanzen, Gera-Untermhaus
– Medizinalpflanzen, Band III, Gera-Untermhaus 1898

Krauss, J. U.: 1645–1715 «Die Verwandlungen des Ovidii»

Kroeber, L.: Das neuzeitliche Kräuterbuch, III Stuttgart 1948

Kukowka, A., Prof.: Über die Gefährlichkeit der Eibe

Künzle, J.: Chrut und Uchrut, Wangs 1913

Lakhovsky: Das Geheimnis des Lebens, kosmische Wellen und vitale Schwingungen

Leclerc, H.: Cimicifuga racemosa, Deutsche Zeitschrift für Homöopathie 1936

Lettré, H.: Ergebnisse und Probleme der Mitosegiftforschung, Referat aus Pharm. Zentralhalle 8. Jahrgang 1949/VI

–, Mitosegifte aus dem Pflanzenreich, Die Pharmazie, Berlin, I. Jahrgang 1946/IX

–, Über Synergisten des Colchicins, Arzneimittelforschung, I. Jahrgang 1951/I

Lewin, L.: Gifte und Vergiftungen, Lehrbuch der Toxikologie, II. Auflage Berlin 1929

Lösch, Fr.: Kräuterbuch, Esslingen und München

Maclean: Zwei Fälle von Geistesverwirrung, Hufelands Journal Merck'scher Index

Madaus, G.: Lehrbuch der Biologischen Heilmittel, Abt. Heilpflanzen, Leipzig 1938

–, Medizinisch-Biologische Schriftenreihe Heft 13, Radebeul 1939

Marzell, H.: Geschichte und Volkskunde der deutschen Heilpflanzen, Stuttgart 1938

Matthiolus, P. A.: Kreutterbuch, Frankfurt a. M. (durch I. Camerarius) 1626

Meierhofer, H.: Biologie der Blütenpflanzen, Stuttgart 1926

Merk, E.: Jahresbericht über das Jahr 1900, Darmstadt

–, Jahresbericht über das Jahr 1904, XVIII. Jahrgang 1905

Mezger, J.: Homöopathische Arzneimittellehre, Saulgau 1951

Müller-Cuntz, Therapie der Gegenwart 1922

Müller, Fr.: Das große Kräuterbuch, Ulm/Donau 1937

Nash, E. B.: Leitsymptome in der Homöopathischen Therapie, Leipzig 1935

Noorden, von: Münchener medizinische Wochenschrift 1922

Olberg, G., und J. Zabel: Die Pflanze im Kampfe ums Dasein, Berlin 1943

Oltmann, Fr.: Pflanzenleben des Schwarzwaldes, Freiburg i. Breisgau 1927

Paech, K.: Bildung der Alkaloide in den Pflanzen, 18. 11. 1952. Vortrag im medizinisch naturwissenschaftlichen Verein Tübingen

Paracelsus, Theophrast von Hohenheim: Medizinische naturwissenschaftliche Schriften, herausgegeben von Karl Sudhoff, München und Berlin 1930

Paulos von Aegina: Des besten Arztes sieben Bücher, übersetzt von Berendes, J., Leiden 1914

Payne, William: Vergleichsbetrachtungen zur Sepia über Lilium tigrinum, 1876, Bata, Maine

Pelikan, W.: Giftpflanzen als Heilpflanzen, Das Bilsenkraut als Gift- und Heilpflanze, Weleda Nachrichten.

–, Die sieben Metalle, Dornach–Stuttgart 1952

–, Heilpflanzenkunde Band I, II, III

Quéné: Quelques emplois de l'adonis, concours médical 1928 (zitiert nach Referat der wissenschaftlichen Abteilung Hoffmann-La Roche.)

Rauh, W.: Unsere Pilze 1951

Reko, U. A.: Magische Gifte

Richter, A. G.: Anfangsgründe der Wundarzneykunst 1790/1806

Rippberger, W.: Grundlagen zur praktischen Pflanzenheilkunde, Stuttgart 1937

Rippel-Balden, A.: Grundriß der Mikrobiologie, Berlin–Göttingen–Leipzig 1952

Ritter, H.: Die Behandlung der Herz- und Gefäßkrankheiten, Berlin–Stuttgart 1947

Röseler, W. B.: Civcifuga in der Frauenheilkunde, Hippokrates 1953

Sankewitsch, E.: Die Arbeitsmethoden der Mitschurinschen Pflanzenzüchtung, Stuttgart 1950

Sieg, H.: Gottessegen der Kräuter, Berlin 1936

Stauffer: Homöopathisches Taschenbuch, Dresden 1938

Steiner, Rudolf: (G. A. = Gesamtausgabe, Nachlaßverwaltung CH-Dornach)
Die Geheimwissenschaft im Umriß, G. A. Nr. 13

–, Grundlegendes für eine Erweiterung der Heilkunst nach geisteswissenschaftlichen Erkenntnissen, G. A. Nr. 27

–, Grundelemente der Esoterik, G. A. Nr. 93 A

–, Der Orient im Lichte des Okzidents, G. A. Nr. 113

–, Der Christus-Impuls und die Entwicklung des Ich-Bewußtseins, G. A. Nr. 116

–, Die Offenbarungen des Karma, G. A. Nr. 120

–, Exkurse in das Gebiet des Markus-Evangeliums, G. A. Nr. 124

–, Eine okkulte Physiologie, G. A. Nr. 128

–, Christus und die geistige Welt. Von der Suche nach dem heiligen Gral, G. A. Nr. 149

–, Weltenwesenheit und Ichheit, G. A. Nr. 169

–, Das Geheimnis der Trinität, G. A. Nr. 214

–, Geistige Zusammenhänge in der Gestaltung des menschlichen Organismus G. A. Nr. 218

–, Erdenwissen und Himmelserkenntnis, G. A. Nr. 221

–, Die Impulsierung des weltgeschichtlichen Geschehens durch geistige Mächte, G. A. Nr. 222

–, Der Mensch als Zusammenklang des schaffenden, bildenden und gestaltenden Weltenwortes, G. A. Nr. 230

–, Das Initiaten-Bewußtsein, G. A. Nr. 243

–, Geisteswissenschaftliche Erläuterungen zu Goethes Faust, Band I, G. A. Nr. 272, Band II, G. A. Nr. 273

–, Wege zu einem neuen Baustil, G. A. Nr. 286

–, Geisteswissenschaft und Medizin, G. A. Nr. 312

–, Geisteswissenschaftliche Gesichtspunkte zur Therapie, G. A. Nr. 313

–, Physiologisch-Therapeutisches auf der Grundlage der Geisteswissenschaft, G. A. Nr. 314

–, Ansprache 21. 4. 1924 (Jungmedizinerkurs): Meditative Betrachtungen zur Vertiefung der Heilkunst, G. A. Nr. 316

–, Anthroposophische Menschenerkenntnis und Medizin, G. A. Nr. 319

–, Geisteswissenschaftliche Impulse zur Entwicklung der Physik, Band I, G. A. Nr. 320, Band II, G. A. Nr. 321

–, Geisteswissenschaftliche Grundlagen der Landwirtschaft, G. A. Nr. 327

–, Rhythmus im Kosmos und im Menschenwesen – Wie kommt man zum Schauen der geistigen Welt?, G. A. Nr. 350

–, Mensch und Welt – Das Wirken des Geistigen in der Natur, G. A. Nr. 351

–, Über die Bienen, Natur und Mensch in geisteswissenschaftlicher Betrachtung, G. A. Nr. 352

Stiegele, A.: Klinische Homöopathie, Stuttgart 1941

Stoll: Hydrierung des Mutterkornalkaloids

Strassburger, E.: Lehrbuch der Botanik, Jena 1911

Strauss, F.: Naturgeschichtsskizzenbuch, Leipzig–Wien 1931

Schlegel, E.: Religion der Arznei, Dresden 1933

Schmidt-Thomé, J.: Über die antibakterielle Wirkung der Silberwurzeldistel, Zeitschrift für Naturforschung, Tübingen 1950

Schnepf, W.: Grundlagen zu einem geisteswissenschaftlich orientierten System der Pflanzenwelt, 1951, Freiburg i. Breisgau (Privatdruck!)

Schröter, C.: Monographie des Bambus und seine Bedeutung als Nutzpflanze, Zürich 1885

Schulz, H.: Wirkung und Anwendung der deutschen Arzneipflanzen, Leipzig 1919

Schussnig, Br.: Vergleichende Morphologie der niederen Pflanzen, Berlin 1938

Tobler, Fr.: Biologie der Flechten 1925

–, Die Flechten, Jena 1934

Troll, W.: Vergleichende Morphologie der höheren Pflanzen, Berlin 1937

–, Allgemeine Botanik

Usteri, A.: Mensch und Pflanze, Basel 1937

–, Pflanzen, Mensch und Sterne, Basel 1927

Vogel, H.: Die Antibiotica, Nürnberg 1951

Voragine, Jakobus de: Legenda aurea, Jena 1925

Wachsmuth, G.: Erde und Mensch, Kreuzlingen–Zürich 1945

Wagler, P.: Die Eiche in alter und neuer Zeit, Berlin 1891

Warburg, O.: Die Pflanzenwelt, Leipzig 1926

Wegman, J.: Atropa belladonna, Natura-Verlag Arlesheim, Jahrgang IV

Wehmer, C.: Die Pflanzenstoffe, Jena 1931

Weiss, F.: Die Pflanzenheilkunde in der ärztlichen Praxis, Stuttgart 1944

Weiss, K. E.: Homöopathische Behandlung der Augenkrankheiten, Stuttgart 1937

Welten, H.: Die Königin der Nacht in «Wunder der Natur», Wien–Stuttgart 1912

Woods, E. L.: Am. journ. Pharm. 102/611, 1930 (Zitat nach Madaus)